NO TIME TO LOSE
A LIFE IN PURSUIT OF DEADLY VIRUSES

时不我待
追踪致命病毒的精彩人生

原著 [比] Peter Piot

主译 王奇慧 宋 豪 主审 孙业平 高 福

U0188889

中国科学技术出版社
·北 京·

图书在版编目（CIP）数据

　时不我待：追踪致命病毒的精彩人生 / (比) 彼得·皮奥特 (Peter Piot) 原著；王奇慧，宋豪主译．—北京：中国科学技术出版社，2021.1

　ISBN 978-7-5046-8719-7

　Ⅰ．①时…　Ⅱ．①彼…②王…　Ⅲ．①获得性免疫缺陷综合征－防治　Ⅳ．① R512.91

中国版本图书馆 CIP 数据核字 (2020) 第 114738 号

著作权合同登记号：01-2019-6923

策划编辑	焦健姿　韩　翔
责任编辑	孙　超
装帧设计	佳木水轩
责任印制	李晓霖

出　　版	中国科学技术出版社
发　　行	中国科学技术出版社有限公司发行部
地　　址	北京市海淀区中关村南大街 16 号
邮　　编	100081
发行电话	010-62173865
传　　真	010-62179148
网　　址	http://www.cspbooks.com.cn

开　　本	850mm×1168mm　1/32
字　　数	332 千字
印　　张	14
版　　次	2021 年 1 月第 1 版
印　　次	2021 年 1 月第 1 次印刷
印　　刷	天津翔远印刷有限公司
书　　号	ISBN 978-7-5046-8719-7 / R·2561
定　　价	98.00 元

有关本书的评论及赞誉

从发现埃博拉病毒到抗击艾滋病的斗争，彼得·皮奥特（著者）一直站在全球抗击传染病的最前线。在这部极富洞察力的著作中，皮奥特博士不断地提醒我们，在面对全球人道主义挑战时，团结一致、共担责任是如此重要。

—— 科菲·安南，诺贝尔奖获得者，前联合国秘书长

在人类的历史进程中，从未遇到过比艾滋病毒 / 艾滋病流行更大的威胁。我们对这一问题的关注不能因为看似更紧迫的问题而分散或转移。如果不能投入所有的精力和资源去对抗艾滋病毒 / 艾滋病，那么未来我们肯定会受到严厉的批判。

—— 第十五届国际艾滋病大会（泰国曼谷）闭幕式，
纳尔逊·曼德拉

书中的字里行间饱含着皮奥特（著者）的智慧、激情和喜悦……他在医学和政治两个领域留下了让人希冀变革的宝贵财富，并时刻提醒我们，两个领域的结合将挽救更多生命。

—— 《出版商周刊》，星级评论

这部回忆录充满了皮奥特（著者）的生动回忆，且闪闪发光。

—— 《波士顿环球报》，凯特·塔特尔

本书极富洞察力。

——《金融时报》，安德鲁·杰克

在这部充满真挚情感的回忆录中，皮奥特记述了他从埃博拉疫情早期实地考察到担任联合国艾滋病规划署创始主任的心路历程，凸显出"全球健康"面临的挑战。

——《科学》，杰里·C. H. 塔姆

皮奥特（著者）以幽默的笔法撰写了一部鼓舞人心的回忆录，这让人不禁联想起特雷西·基德的那部《爱无国界》。我强烈推荐本书给热衷阅读医学突破类题材回忆录的读者们。

——《图书馆期刊》，玛丽·奇蒂

适时的回忆录，读起来朗朗上口。面对汹涌而来的流行病，皮奥特（著者）与致命病毒赛跑，努力扭转局势。他的故事令人着迷，他的决心、努力和成就令人鼓舞。这是奋斗在一线的医生与艾滋病做斗争的第一手资料，具有极强的可读性，必然会吸引成长中的青年科学家。

——《推荐书单》，克里斯汀·亨特利，星级评论

这是一部引人入胜的回忆录，记述了著者对抗致命疾病、在国际政治舞台上不断斡旋的奋斗经历。

——《科克斯书评》

我们要对历史有所担当。在撰写艾滋病历史和全球应对时，我们最大的贡献很可能就是在疫情面前我们没有逃离、没有躲避、没有分离。

—— 乔纳森·曼

内容提要

　　本书不是自传，更不是引用数百篇文献的博士论文，而是科学家赌上性命的冒险故事。强烈的好奇心驱使作者皮奥特走上了一条常人无法想象的道路——追踪未知病毒。在机缘巧合之下，他成为发现"埃博拉病毒病"和"艾滋病"的特殊历史见证人。作者挑选了冒险旅途中诸多精彩的片段，向读者展示了在科学家、政治家和成千上万人的努力下，艾滋病疫情形势发生的巨变，展示了6000多万艾滋病毒感染者的境遇，让更多人认识到科学具有无限潜力，必将打破现实的局限。

皮奥特和高福中文版序

COVID-19（新型冠状病毒病，国内习称"新冠肺炎"）很特殊，但我们能从埃博拉病毒病和艾滋病中总结出哪些经验教训呢？

—— 彼得·皮奥特 & 高福

"Messieurs, c'est les microbes qui auront le dernier mot."
（"先生们，是微生物最后说了算。"）

—— 路易斯·巴斯德（Louis Pasteur）

本书最后提到，"毫无疑问，新的流行病仍将不断出现，可能通过食物链，也可能通过动物……不断投资、完善实验室的基础设施和监测体质，同时培训世界各地的相关科学家，这是早期预警和行动的最低要求，但这还不够，还需要在非常不确定新病毒的潜在传播能力时，就做出艰难的社会决定。"

如今，科学家们长期以来预测并担心的事情发生了：新冠肺炎，这个由新型冠状病毒（新冠病毒）引起的流行病疫情令全世界都陷入危机之中，全世界人民正在同舟共济，努力控制疫情。这个此前不为人知的病原体在短短数月时间内呈螺旋式暴发性增长，成为过去一百余年以来全球社会与经济面临的最大挑战。世界卫生组织（WHO）在 2020 年 3 月 11 日正式宣布新冠肺炎为全球"大流行"。

新冠肺炎席卷全球，数千万人感染，上百万人去世，众多家庭支离破碎，很多经济体严重衰退。但是，更可悲的现实是此次疫情很可能在全球和各国造成多次流行，而目前我们仅仅处于早期阶段。

这种病毒不仅会夺去人的生命，还会令人身体衰弱，就好像我们生了一场大病，病了1个半月甚至更久的那种感觉。新冠病毒感染会影响全身各个器官。毫无疑问，世界再也回不到疫情发生之前的情境，我们将长期处于这一状态，成为人类共同应对的一个"新常态"。

我们欣喜地看到，自中国开始，越来越多的国家，已经能够遏制新冠病毒的传播，尽管这些国家因大规模的社会封锁和公共卫生措施付出了巨大代价，但是这些举措挽救了无数人的生命。所有国家都在探索折中的办法，既能限制病毒传播、挽救生命，又能确保经济活动、创造财富，因为经济发展同样是人类赖以生存的关键。当代社会，没有哪个国家面临过这样的危机，所以没有统一的模式可循。未来很可能会因众多局部地区感染和"超级传播者"事件造成数波疫情，而周密的流行病学监测、检测、接触者的追踪及隔离，都将对遏制新冠肺炎非常重要。但是我们也不能自欺欺人，这些方法不可能将新冠病毒彻底消除。想要消除新冠肺炎，需要广泛地接种有效疫苗，或是大多数人感染产生"群体免疫"，又或是病毒发生突变致使病毒传染性或致病性降低。如果发生上述种种情况，我们又将如何调整适应呢？

即使如今这个时代，科学处于空前的进步与创新阶段，我们的认知能否超越路易斯·巴斯德在19世纪法国科学院演讲中说的"先生们，是微生物最后说了算"？而他到底说的对不对呢？

中国科学家检测到这次疫情的暴发，以创纪录的速度分离病毒、测序病毒基因组，并且公开序列与国际社会分享，使中国，乃至全球在最短时间内开发出诊断试剂，并很快开展了疫苗的研发工作。从鉴定到报告新冠病毒的基因信息仅花费了 1 周时间。相比之下，2003 年的 SARS 病毒花费数月，20 世纪 80 年代的艾滋病毒花费数年，这也证明了当代生命科学技术的力量。

尽管新冠肺炎得到史无前例的快速应对，但我们也看到这种新病毒的传播速度极其迅速。各国都在处理这一流行病造成的影响，但并非所有国家都受到相同的影响。我们最关注的是新冠肺炎对贫穷国家的潜在影响，以及它对生活在非洲或亚洲地区的拥挤城市和贫民窟的弱势群体所造成的潜在影响，联合国 17 个可持续发展目标个个都与健康、卫生密切相关，与中低收入国家的发展密切相关，是时候让我们高度关注新发传染病了。

政府强制企业和公民采取严格的公共卫生措施，以减缓病毒传播并挽救更多的生命。医护人员、科学家和其他重要工作人员也在非常困难的条件下，做出了巨大牺牲，坚守一线，抗击疫情。

疫情大流行造成的影响非常深远，对公共健康和人类造成的影响无法想象。世界各地人民的生计受到严重破坏。全球经济遭到剧烈冲击。卫生系统不堪重负。应对艾滋病、结核病和疟疾等疾病中取得的巨大进展面临逆转的风险。

许多国家政府拨出巨额预算以支持经济，帮助企业创造更多的工作岗位，同时维持各种社会服务。在我们写下这些文字时，美国自新冠肺炎封锁以来，已有超 3000 万人申请失业救济金。从长远来看，这将给许多国家造成巨额公共债务，并给子孙后代带来负担，防病、健康与经济、社会协调发展，是我们应该思考的发展平衡问题。

我们两人都曾参与过2014—2015年埃博拉疫情的应对工作，其中一人（高福）还在塞拉利昂度过了数月时间。那次疫情造成了1.1万余人死亡，之后几个专家评审小组提出了一系列强有力的建议以防止疫情失控，但实际上这种失控情况随时可能发生。这些建议涵盖了众多方面，包括投资加强国家检测、报告和应对疫情的能力；在需要时迅速动员外部援助；建立生产、筹措资金、数据和卫生技术共享的系统；加强预防和应对疫情的全球治理。在西非埃博拉疫情之后，特别是在20世纪最大流行病、1917—1919年大流感百年纪念日之际，我们就"我们是否已经准备好迎接下一次大流行"这一问题进行了多次讨论，但回答是"还没有"。

　　残酷的现实是尽管全球在近几十年取得了巨大进步，但尚未为这一次疫情大流行做好准备。新冠肺炎在全球舞台上暴露了各国对流行病，特别是呼吸道感染的流行病应急反应的短板，如何"补短板、强弱项"，需要政府与政治家的承诺，需要科学家的创新，更需要民众的理解与支持，这是一个系统工程。

　　显而易见，我们做得还不够，但自2014—2015年埃博拉疫情以来我们取得的一些重要进步在此次抗击新冠肺炎中发挥了一定的作用。例如，2017年启动了名为"流行病防范创新联盟"（CEPI）的全球多部门的伙伴联盟，旨在为几乎没有商业市场但却关乎人类健康的新发病原体的疫苗研发提供资助，并确保受影响人口在疫情期间能够通过公平的途径获得疫苗。另一个重要进步是建立了由非洲联盟主办的非洲疾病预防与控制中心，以支持非洲各国加强对传染病和更广泛健康问题的监测、预防和应对。世界卫生组织也制订了新的应对突发卫生事件的方案，以加强其运作能力、支持各国做好应对紧急情况的预案。2014年，启动了一项名为"全球卫生安全议程"（GHSA）的全球防控传染病计划，随后被七国集团采纳，旨在加强国际合作，提高各个国家对传染病的防范、检测和快速反应能力，共同促进全球卫生安全。又如，2018年成立了全球防范工作监测委员会（GPMB）。作为一个独立的监测和问责机构，它在敦促采取政治行动、防范和减轻全球突发卫生事件带来的影响方面，取得了重要进展。在世界努力应对新冠肺炎疫情之际，诸如此类的举措已经发挥了关键作用。

然而，我们必须在防疫方面投入更多，包括加强公共卫生系统，强化监测和应对能力，严格控制感染以防止卫生保健机构内的传播；加大研发力度，特别是疫苗、治疗和诊断方面的研发工作。现在必须采取行动来终结此次危机，并为下一次危机的到来做好准备。

所以，问题是我们从其他流行病中学到了什么，又可以做些什么？

第一，越早采取行动，产生影响的可能性就越大。不能浪费任何时间！最初对艾滋病及埃博拉疫情的缓慢反应看起来无比失败。迅速和及早行动可以防止大范围的死亡和悲剧。

第二，我们必须利用各种科学工具来为决策提供信息，并大力资助研发工作。疫苗是对抗新冠肺炎大流行唯一正确的解决策略。现实情况是，除非病毒发生突变致使病毒传染性或致病性降低（但没有迹象表明病毒会如此变化），只有两种方式能使新冠肺炎得到控制。一种方式是全球大多数人被感染，以期获得"群体免疫"，但这种方法造成的死亡人数和发病率将高得让人无法接受。另一种方式是比以往任何时候更个更加依赖科学与探索，来摆脱这种病毒造成的危害，包括开发诊断方法、治疗策略，以及疫苗。然而，这些技术与工具需要大规模地制造，以便所有需要的人，特别是易感人群，都能从中获益。正如我们从艾滋病防治工作中得到的教训，我们努力的核心是这些技术与工具的可及性和可负担性。数百万人因无法公平地获取挽救生命的抗逆转录病毒药物而丧生，而我们绝不能让这一悲剧在新冠肺炎疫情中再次出现，任何新产品都应尽快提升其普及性，设法让全世界共享！

然而，只有人们对政府和科学有信心，有效的对策才能发挥作用，而全世界因不愿接种疫苗而不断暴发的麻疹疫情证明，现实并非总是如此。对疫苗的犹豫是全球健康的重大挑战之一。我们必须及时发现公众不信任的早期信号，分析原因帮助公众加强对免疫接种和遵循科学的信心。正如我们从埃博拉疫情和艾滋病中吸取的教训，必须确保我们以社区为指导，他们的需求和权利是应对措施的核心，这也正是在中国抗击这次新冠肺炎中提出的"人民战争"的概念，公众的理解、积极地参与是战胜流行病的基础。

第三，不断强调各级政治领袖的重要性。在新冠肺炎等大流行状况下，我们需要得到国家最高层领导的支持。这一点尤其重要，因为必须做出非常困难的决定，将整个经济体的公共卫生需求和切实的生存、人民以及家庭的生计结合起来，做出艰难的权衡，而这种权衡是没有模式可循的。我们从艾滋病防治工作中了解到，从建立全球防治艾滋病、结核病和疟疾基金到确保联合国安全理事会的关注，政治领袖对紧迫感的形成和围绕艾滋病施加的关注、投入的资源都至关重要。

第四，在预防和应对疫情方面，协作和信息透明至关重要。建立多部门伙伴关系的重要性是艾滋病防治工作的一大标志，中国施行的"联防联控、群防群控"的措施是行之有效的。此外，在近期的埃博拉疫情临床试验中，通过多部门伙伴关系，我们成功研发了一种埃博拉疫苗并已获得上市许可，另一种疫苗及有效的治疗药物也有望很快获得上市许可。这些进展哪怕是在五年前都是无法想象的，这为研制有效新冠肺炎疫苗提供了宝贵的经验。

为了对抗新型冠状病毒，我们需要汇集和吸引来自学术界和工业界最优秀的人才，不仅要开发产品，而且要确保我们能够以足够的规模生产这些产品，同时确保全世界每个需要产品的人都能获取到。这项工作需要新的协作方式，不受跨越边界、部门和规则的限制，并确保开展的工作完全透明。世界卫生组织启动了"新冠肺技术获取池"与"获得抗击新冠肺炎工具加速器"，以推动共享科研成果。

第五，不能仅仅在一个国家抗击疫情，全球团结至关重要。毫无疑问，新冠肺炎疫情是我们这个时代面临的最大挑战。只有所有的国家疫情都结束了，它才能真正结束。这就是为什么我们必须以最好的科学和创新来武装自己，在斗争中作为一个整体，团结起来。

第六，十几年前，SARS 流行期间提出的"信息流行病"（infodemic）防控在今天新冠肺炎的防控工作中意义更大，全球互联网时代带来的各种便利也为信息流行病的流行提供了"难得的机遇"，正确的信息与谣言"混杂"在一起，让公众难以判断真伪，这已严重影响了新冠肺炎的防控。毁誉科学家、攻击政府和各种组织成了严重的社会问题，我们必须清醒对待。

事实上，我们现在就应做好长期准备且必须做好准备。此次疫情将从根本上改变我们的社会。尽管新冠肺炎是独一无二的，但我们从抗击艾滋病和埃博拉疫情的斗争中学到了很多，这些将有助于指导我们应对这一流行病。我们期待从这场危机中也能汲取教训，并为持久解决疫病大流行防控和应对问题铺平道路。虽然无法阻止疫情的出现，但我们有能力阻止疫情升级为全球紧急状态。我们现在比以往任何时候更需要团结起来，一起阻止大流行，确保灾难不再发生。不要浪费任何时间。学习经验，汲取教训，正是我们推出本书中文版的初衷。只有团结，唯有合作，才能战胜新冠肺炎这样的大流行。

原著者寄语

　　本书追溯了自 1976 年我在中非扎伊尔［现为刚果民主共和国，简称刚果（金）］调查首次暴发的埃博拉疫情开始，至 2008 年担任联合国艾滋病规划署主任为止的一段经历。这些文字讲述了人类、政治、科学以及这一时代最致命的两种病毒——埃博拉病毒和艾滋病毒。本书的中文翻译版即将面世，我感到非常荣幸。我衷心感谢高福教授及其同事的鼓励和出色的翻译，感谢他们在促进公共卫生和防治传染病方面的引领作用。

　　1995 年，我有幸成为联合国艾滋病规划署负责人，当时我曾访问北京，与中国专家讨论如何开展抗艾滋病工作的国际合作。接待我们的工作人员对这次访问感到惊讶，因为当时中国的艾滋病问题尚未显露出来，他们不明白我为什么会到中国来寻求国际合作。当时我的回答是"可能目前还没有。然而，随着国家的快速发展，情况可能会发生变化，因此进行前瞻性布局非常重要。而且我认为联合国相关组织应成为真正的多边机构，受益于所有成员国的经验。此次前来，就是为了学习中国在传染病控制方面的成功经验"。当时接待我们的卫生部领导还赠给我一幅精美的画作，上面画着一只大老虎，并题词"联合国艾滋病规划署不是纸老虎"。直到现在，这幅画仍悬挂在英国伦敦卫生与热带医学院我的办公室里。

　　2005 年 6 月，我再次来到中国。在与中国相关领导会晤交谈后，我发表了演讲。演讲中提到"毫无疑问，在一段时期内，艾滋病的风险将持续存在。如果不加强应对艾滋病的措施，中国将无法实现和谐、平衡的小康社会。现在，为了子孙后代，需要进行批判性思考和大胆的行动才能控制这场流行病"。2008年，在另一次演讲中，我曾提到"我对中国在许多问题上的国际引领作用表示认可，中国有可能成为应对艾滋病工作的全球领导者"。如今，中国将公共健康融入经济伙伴关系，通过"一带一路"倡议促进公共健康，并在应对2014—2015年西非埃博拉出血热疫情方面发挥了关键作用。中国俨然成为全球健康领域的领导者。在日益全球化的当下，全球公共卫生关系已成为国际关系的核心组成部分。因此，选择在这样一个重要且意义非凡的时刻出版本书的中文翻译版，我感觉"压力山大"。

自本书2012年出版以来，全球健康中最严重的公共卫生事件之一就是2014—2015年西非埃博拉疫情，这次疫情夺走了11 300条生命，有超过28 600人感染。此前，埃博拉出血热疫情通常仅限于中非的农村地区和小城镇，持续时间较短。然而，2014年的病毒传播地区发生了出人意料的改变，开始在西非的城市中心蔓延。这次疫情对所有受影响的家庭、地区和国家来说都是一场悲剧，暴露出社会的某些短板。它向我们展示了贫穷、脆弱的卫生条件和不稳定的政治环境是如何成为"东风"助长大规模流行病的"火势"，提醒我们公共健康是由社会、政治、文化和经济等因素共同决定的。

虽然在应对2014—2015年的疫情中，当地和全球都存在诸多不足，在媒体上我对此也直言不讳，但最终我还是感到一丝慰藉，也是几个非常重要的"第一次"。例如，中国派遣了迄今为止最大规模的海外人道主义救援队。当时，中央电视台在晚间新闻中报道了一架搭载志愿者的飞机奔赴西非时，我就在北京。这

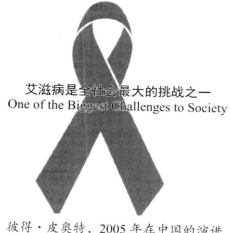

艾滋病是全社会最大的挑战之一
One of the Biggest Challenges to Society

彼得·皮奥特，2005 年在中国的演讲

也是中国第一次在其他国家建立高度隔离的传染病医疗中心，建立生物安全三级实验室。另一丝慰藉来自于疫情期间首次进行的生物医学和社会科学研究，包括试验性疗法和疫苗。让我感到无比自豪的是，在短短几天内，英国伦敦卫生与热带医学院（我很荣幸出任该院院长）的 400 多名工作人员响应我的号召，成为志愿者为控制埃博拉病毒提供援助。我们在西非开展了相关研究项目，现在我们已拥有针对埃博拉病毒的有效疫苗，这为我们提供了宝贵的生物防线，以控制埃博拉病毒暴发，保护医护人员和其他奋斗在一线的护理人员。

令人鼓舞的是，自 2014—2015 年暴发埃博拉疫情以来，我们似乎看到了全球卫生领域的一次重大思考模式转变。2018 年 5 月，刚果民主共和国政府宣布在赤道省（Équateur province）暴发埃博拉疫情。由于诸多影响因素，此次疫情尤其让人担忧。值得庆幸的是，刚果民主共和国卫生官员在控制埃博拉疫情期间进行了严谨的跟踪记录，国际社会对疫情也做出了迅速且严密的反应，使得此次疫情得到迅速控制。针对埃博拉病毒的疫苗也在此次疫情期间首次投入使用。尤其令我感到自豪的是，我的朋友让·雅克·穆延贝（Jean-Jacques Muyembe）教授（金沙萨国家生物医学研究所所长）在疫情期间发挥了重要作用。1976年，在我所在的国际救援部队进驻扎伊尔之前，穆延贝教授是第一位在亚布库（Yambuku）地区为埃博拉病毒感染患者进行检查的医生。他是一位德高望重的非洲科学家，亦是公共卫生领导者之一。

在为本书中文翻译版提笔寄语之时，刚果民主共和国北基伍省（North Kivu Province）和伊图里省（Ituri Province）暴发了另一次埃博拉疫情。这次疫情仍然令人担忧，已有约300例病例，超过150例死亡。此次疫情的暴发地点位于冲突地带，长期存在武装斗争和人道主义危机，这给疫情的控制造成了障碍。其他一些因素，如群体不信任、出现未知流行病学关联的新病例等，为控制疫情带来了更多挑战。这些都在提醒我们，未来传染病仍将是重大挑战，我们必须保持警惕，努力做好预防，以便更好地控制未来的疫情。

自20世纪70年代末以来，埃博拉出血热疫情多次"回归"，除此以外，虽然艾滋病研究取得一些成就，但是疫情仍在继续。尽管联合国表示有决心，也发表过乐观的声明，但现状是这一流行病仍在众多人口中持续肆虐，并且预计2030年结束艾滋病疫情几乎是不可能的。许多国家，包括中国，在防治艾滋病中取得了显著成就，这在很大程度上要归功于抗逆转录病毒药物的大规模生产。2017年，接受治疗的人数达到了前所未有的2170万人，死于艾滋病的人数也大大降低，与2004年的峰值相比，下降了51%。这一成就非常卓著，也印证了在政治、科学和计划协调一致运作后，将产生巨大的可能性。比如，在向国民普及抗逆转录病毒药物方面，中国一直是引领者。这些成就并非一蹴而就，而是通过共同执行众多大大小小的政策，才能针对不同人群（如性传播人群或毒品注射者等），解决艾滋病毒的感染问题。我在书中曾多次提到这些，还多次描述了与艾滋病毒感染者访谈的情形。2000 年，北京的艾滋病患者李某写了一首诗赠给我，现在仍悬挂在英国伦敦卫生与热带医学院我的办公室里，这让我每天都会想起与中国的合作及许许多多的艾滋病毒感染者。

2017 年，近 100 万人死于艾滋病相关疾病，同年新增 180 万艾滋病毒感染者。这意味着每天都会出现大约 5000 名新的艾滋病毒感染者。这些数字掩盖了地区间的重大差异，即全球 66% 的新增感染病例发生于撒哈拉以南的非洲地区，在不到 20 年的时间里，我们目睹东欧和中亚的年新增艾滋病毒感染率翻了一番。尽管现在已有可以救命的抗逆转录病毒药物，但我们仍看到中东和北非地区的艾滋病相关死亡人数不断增加。

最脆弱和最边缘化的地区仍受到艾滋病毒的巨大威胁。2017 年，全球 47% 的新增艾滋病毒感染者出现在高风险人群及其性伴侣之间，而在东欧、中亚、中东及北非地区，这一数字高达 95% 以上。令我感到沮丧的是，人们仍然羞辱和歧视艾滋病患者，这也助长了疫情的扩散，更阻碍了人们获取艾滋病预防、检测和治疗的机会。这是全球范围内的难题，包括中国。

这些现实给了我们哪些启示呢？在预防方面，我们失败了。正如中国古代军事家孙子所说的那样，"不战而屈人之兵，善之善者也。"撒哈拉以南的非洲地区拥有数量最多的一代年轻人，因此加强预防尤为重要。2017 年，此地区的青少年女性和年轻女性

（15—24 岁）仅占人口的 10%，但这一群体的新增病例占总新增病例的 75%。

现在，中国在应对艾滋病毒 / 艾滋病方面的作用比以往任何时候更加重要。在诸多国家出现资金停滞、全球决心减弱及向内向型政局转变的大趋势下，考虑中非合作及中国与日俱增的健康卫生活动，中国将有机会在全球艾滋病应对和全球健康方面发挥更重要的领导作用。

未来几年，我们仍将面临艾滋病毒和埃博拉病毒的挑战，因此保持长期的战略性应对至关重要。当今，其他紧急问题也未能获得应有的关注和政治承诺，如肥胖症、心血管疾病、糖尿病和癌症等。这些疾病现在也如瘟疫一样蔓延，这些慢性病和非传染性疾病已成为全球健康的威胁。仅在中国，非传染性疾病引起的死亡人数目前占总死亡人数的 85%。应对艾滋病的成功经验告诉我们，当政治意愿、科学依据与具体行动步调一致时，将会产生巨大的可能性。我相信从应对艾滋病中汲取的经验与教训，将指导我们应对非传染性疾病，并在疾病的早期诊断与治疗方面、在处理健康问题时对社会决定因素的重视程度方面，以及各层次的政治家们、行动主义者和社会团体的投入等方面给予宝贵见解。

全球健康行动为数百万人创造了更好的生活，但新旧挑战要求我们要加倍同心协力。我很荣幸担任英国伦敦卫生与热带医学院的院长，这里的工作人员和学生一直在与其他机构保持合作，不断拓展解决方案以改善人类健康。中国已成为这场全球运动的重要一员，我希望 *No Time To Lose：A Life in Pursuit of Deadly Viruses* 的中文翻译版能为更多读者带来一些启示。

原书前言

对于撰写回忆录而言，62岁的年纪可能还早了些。然而，我觉得事情发生的时间与写作的时间间隔已经足够，而且我的记忆还算比较清晰。我要讲述那个时代我经历的两次最奇特的冒险故事：埃博拉出血热与艾滋病的发现，以及各个国家对这些疾病的应对。我是两种未知病毒的发现历史中一个特殊的见证者，在其中也扮演了自己的角色，因此才有足够的素材撰写回忆录。非洲首次暴发的埃博拉出血热疫情是我的"启蒙老师"，启发我进行科学探索甚至危及生命的冒险，引领我进入现在的全球健康领域；艾滋病疫情迫使我面临极端复杂的健康和疾病问题，督促我学习大小政治事务的残酷现实。孩提时，我曾想探索外面的世界，对各种科学调查充满强烈的好奇心，这驱使我最终走上了一条曾经无法想象的道路，甚至在这条道路上旋风般的飞速前进。

埃博拉出血热与艾滋病凸显了科学技术在解决当今健康问题时的巨大潜力和现实局限，如发现了可以挽救生命的抗逆转录病毒药物，但在鉴定出艾滋病毒25年后的今天，我们仍未能制造出疫苗。无论是埃博拉病毒和艾滋病毒等传染性疾病，还是目前的肥胖、糖尿病和心血管疾病的暴发，我们始终要牢记社会决定因素和生活方式在其中发挥的重要作用。在医学领域认为病原体和流行病完全处于掌控之中时，至少在世界上较富裕的地区如此，谁又能预测下一个世纪结束时会出现哪些新的病原体和流行病呢？埃博拉病毒感染和艾滋病毒感染持续存在，可能会影响几代人。与一些过于乐观的观点形成鲜明对比的是，我不相信艾滋病即将终结。新病毒的故事也没有结束，稳妥的预测是更多的病原体会以更快、更广泛的方式出现并影响全球。

借用比利时超现实主义画家勒内·马格里特（Rene Magritte）的惯例——他曾将自己的一幅烟斗画作命名为 *Ceci n'est pas une pipe*（法语，译为"这不是烟斗"），我要说 *ceci n'est pas une autobiographie*（法语，译为"这不是一部自传"），因为我的旅程还没有结束，当然这也不是一篇引用数百篇文献来研究两种流行病历史或政治的博士论文。这是一本关于发现的回忆录，以我的亲身经历为视角，向读者展示了某些精心挑选的片段、人物及其发展，而非浅显地描述整个事件经过。或许，没有像我这般置身于其中的学者更适合撰写自传类著作。

有时我是疫情侦查员，调查非洲中心地带的流行病；有时我是科学家，研究细菌的耐药性和艾滋病毒的遗传多样性；有时我是绝望的临床医生，在没有抗逆转录病毒药物的情况下照顾患者；有时我是研究人员和公共卫生从业者，构思疾病的预防和治疗方案；有时我是联合国官员，领导数十个国家参与的多边组织和联合国改革；有时我是耐心的外交官，协商政治决议和降低抗逆转录病毒药物的价格；有时我是顽强的活动家，触碰世界强国并将艾滋病意识带到对此浑然不知的地区；有时我是沮丧的官僚斗士，……而事件伊始，我便是一个活动家，前面所提及的各种身份往往与众多其他身份交织在一起。在书中，我所有的身份均有体现。

本书也是现代最具破坏性且仍在蔓延的流行病——艾滋病的疾病编年史，叙述了在科学、政治及成千上万人的努力下，艾滋病的面貌发生的巨大变化，让人们了解 6000 多万艾滋病毒感染者或因艾滋病丧生的患者的痛苦。书中呈现了联合国机构日常生活和斗争的内部视角。我作为联合国艾滋病规划署负责人，曾在3位风格迥异的联合国秘书长下任职。我既见证过在面对具体的项目（如艾滋病）时，联合国如何发挥最大优势，以最有效的方式召集了多个国家和参与者，也见证过在190多个成员国或其组织或公职人员以流程为借口不愿采取行动时，联合国如何成为低效率的代名词。

也许最重要的是，我越来越认识到诸如艾滋病这样的灾难如何激发了整个人类的善与恶，无论他（她）是否受过良好的教育。拒绝照顾艾滋病患者的医生、拒绝艾滋病患者进入教堂或反对使用安全套的神职人员、反同性恋政客和公共卫生官员、向吸毒者而非毒品宣战的药物管制机构、只对自己领域感兴趣的联合国中层官员等，我不得不与这些人沟通。然而，更重要的是，我遇到了极度热情和富有同情心的人们，他们尝试挽救生命、争取正义、寻求科学的解决方案。我有幸和许多与艾滋病斗争的无名英雄一起工作，有艾滋病毒感染者、有远见的政治家、慷慨的慈善家、医药创新人员、博爱的神职人员，以及不知疲倦的科学家同行、活动家、医生群体和全球众多项目的管理者们，这些人构成了过去30年我的国际社会人际关系网。这些经历在很大程度上弥补了我在联合国艾滋病规划署任职期间不得不忍受的无数次会议，这些令人头痛的会议教会我不受现代流行病观点（如季度结果、短期观点等）的牵制，而始终以挽救尽可能多的生命为目标。在此过程中，我不断地探索自己，收获了巨大的财富。这就是为什么这部回忆录最关注的是人类、机构和运动，而不仅仅是病毒。

目　录

PART 4　第四部分

PART 1

第一部分

我们必须在防疫方面投入更多，包括加强公共卫生系统，强化监测和应对能力、严格控制感染以防止卫生保健机构内的传播；加大研发力度，特别是疫苗、治疗和诊断方面的研发工作。现在必须采取行动来终结此次危机，并为下一次危机的到来做好准备。

—— 彼得·皮奥特＆高福

第 1 章　装满病毒的蓝色瓶

1976 年 9 月的最后一个星期二，我所在的微生物实验室的导师收到通知，一个特殊的包裹正从扎伊尔 [①]（Zaire）运到这里。这个包裹从金沙萨（Kinshasa，扎伊尔首都）起飞，装有非同寻常的流行病的血液样本。这一流行病似乎正沿着刚果河流域，引发遥远的赤道省（Équateur）地区的混乱。

2 年前，我来到位于比利时安特卫普市（Antwerp）的一个实验室，从事初级工作。迄今为止，我从未遇到过类似的事情。但是，我知道这是我工作的一部分。有时，我们会拿到一些奇怪的体液样本，然后努力弄清样本是什么。我们实验室具有诊断各类病毒的资质，包括虫媒病毒中的黄热病毒。目前初步认为这次流行病是"伴有出血症状的黄热病"。

我从未真正处理过任何可疑的黄热病样本。我们并不是每天都能收到远至赤道附近的扎伊尔样本。然而很明显，这次的样本非比寻常，已经发生了一些非常奇特的事情，几个比利时修女虽然接种的疫苗绝对没有过期，但是她们还是死于这种疾病。

第二天，也就是 9 月 29 日，包裹到了。这是一个廉价的、闪闪发亮的、蓝色塑料保温瓶。我同吉多·范·德·格伦（Guido Van Der Groen）和勒内·德尔加迪略（René Delgadillo）一起将包裹放到

[①] 扎伊尔［作者注，译者修：曾经是比利时殖民地而称为比属刚果，该国于 1971 年被命名为扎伊尔，1997 年更名为刚果民主共和国，简称刚果（金）］

实验台上打开。吉多·范·德·格伦是一个有些害羞又幽默的比利时老乡，大概 30 岁，比我年长几岁。勒内·德尔加迪略是一位来自玻利维亚的博士后。如今，每次回想当时的情景，我都会后怕。当然，我们都戴着乳胶手套——老板坚持要求我们在实验室佩戴手套。除此以外，没有实验服也没有口罩，更没有其他防护措施。

我们根本就没有意识到当时所处的情况有多么危险。只用一个简易的保温瓶运输这些血液样本，而没有其他任何防护措施，这的确是非常危险的行为。或许是因为当时世界环境还相对简单、纯净，也或许这就是一次极其鲁莽的行为。

拧开保温瓶，我们发现瓶里的冰融化了一半。很显然，温度没有一直维持在零度以下。保温瓶本身也遭受多次撞击。其中一只样品管保存完好，另一只已经碎掉了，里面的致命成分已经和冰水混合在一起。瓶里还有一张手写的便条，因为浸了水而变得字迹模糊。

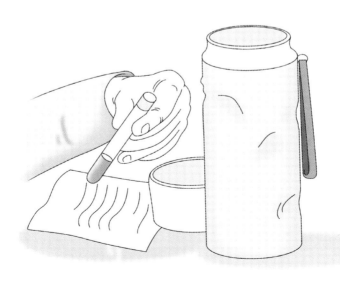

雅克·库尔泰耶（Jacques Courteille）博士是一名内科医生，比利时人，在金沙萨的恩加利埃马诊所（Clinique Ngaliema）工作。便条就是他写的，他说保温瓶里有 2 管样品，每管含有 5ml 凝血后的血液样本。这些样本取自一位弗拉芒修女。这位修女身患未知的传染病，可能是黄热病，并且已经病危，无法撤离出扎伊尔。

当时的我，就像身处传染病的迷宫一样，仍在苦寻出路。这个样品让我心跳加速。我在位于荷兰和法国之间的弗兰德（Flanders）长大，弗兰德是平坦的海岸平原上的一个村庄。那时，我经常沉浸在远方的异国冒险故事里，比如《丁丁历险记》的连载漫画。斯蒂芬·斯皮尔伯格（Steven Spielberg）拍摄的电影使得有着一小撮卷发的比利时小男孩丁丁和他的狗闻名世界；卡尔·梅（Karl May）的以美国远西部为背景的异彩纷呈的大冒险系列故事；还有朱尔·凡尔纳（Jules Verne）活灵活现的科学幻想系列。我贪婪地阅读着 19 世纪伟大探险家们的传记，例如探索非洲的亨利·莫顿·斯坦利（Henry Morton Stanley），19 世纪 60 年代带领骆驼探险队横穿澳大利亚的罗伯特·伯克（Robert Burke），赶赴非洲大湖区探寻尼罗河源头的理查德·伯顿（Richard Burton）和约翰·斯皮克（John Speke）。

童年时的我有些孤僻。我生活在一个被称为凯尔伯根（Keerbergen）的小农村，有关这个村庄的记载最早见于 1036 年。虽然这里的人都讲着弗拉芒方言，但是父母坚持要求我们在家要讲标准的荷兰语——弗拉芒人眼中这是"文明的荷兰人的普遍标志"。父亲是弗拉芒民族主义坚定的拥护者，他认为放任不同方言的发展会分裂弗拉芒民族，阻碍弗拉芒的复兴。我们应该团结起来，像讲法语的比利时人一样精明。自 1830 年独立以来，这个国家就被讲法语的比利时人主宰着。只有极少数人从小就讲标准的荷兰语，这些语言仅是书面用语和官方用语，只在学校使用。这虽然有利于我学业进步，但也意味着我和兄弟姐妹在成长中与同龄人格格不入。

我经常独自从凯尔伯根骑行 3 英里到特雷梅洛（Tremelo），那里有一个由农场改建而成的带绿色百叶窗的白色 L 形小博物馆，同时也是天主教传教士达米安神父（Father Damien）的出生地。19 世纪，达米安神父在夏威夷岛上照顾麻风病患者的英雄事迹被广为传颂，使得这个小镇闻名遐迩。当时，人们认为麻风病传染性极强，并且无法治愈。成千上万的患有麻风病的夏威夷人被转移到莫洛凯岛（Molokai）的一个与世隔绝的半岛上，他们在肮脏和痛苦的环境中苦苦挣扎。达米安神父自告奋勇地去岛上照顾麻风病患者，尽管这相当于被判了死刑，但是他义无反顾，最终也死于麻风病，去世前达米安神父送回了数百件的手工制品和照片。我在很多个寒冷的下午，听着窗外蒙蒙细雨敲打着田野，凝视着照片上麻风病患者变形的脸、双脚和双手。我为他们受到的排挤和歧视而愤愤不平，同时也对达米安神父置生死于不顾，勇于面对社会偏见，照顾麻风患者的英雄主义行为仰慕万分。虽然我在天主教家庭中长大，但是我并不想成为传教士，然而不断地独自思考这个被遗忘的疾病，感受社会的不公，手握来自遥远文化的迷人的小装饰品，这一系列行为敦促我渴望帮助穷人和探索世界。

这就是最终我选择了医学的原因。在此之前，由于喜爱数学，也希望解决实际问题，所以大学时我的最初志愿是工程学，并且在根特（Ghent）学习了数月。我的两个最主要的人生目标是促进社会公正和游历各地。医学与我童年时对科学的热爱相契合，医学学位也是在世界各地工作的通行证，同时疾病与健康又是最不公平的，所以，医生的职业可以帮助我实现人生目标。在根特医学院学习了 7 年之后，我提出了专门从事传染病研究的想法。我的老师们一致认为，只有傻瓜才会这样做。虽然周围存在一些传染性疾病，并且在一些遥远落后的地方，还会有新的传染性疾病暴发（例如：1956 年发现的刚果－克里米亚出血热，1969 年首次出现的拉沙热，尽管我从未听说过它们）。但是总的来说，1974 年时人们认为传染性疾病不受关注，也不属于研究的前沿，同时还认为由于抗生素和疫苗的巨大进步，几乎所有的传染病都能被攻克。

社会医学的老师牢牢地抓住我的肩膀，以确保我在认真听他讲话，他语调平缓，却带着无可质疑的语气。他说："传染病研究没有前途，它们都已经被解决了。"

但是我想去非洲，我想治病救人。虽然传染病研究对我而言，也许只是进入非洲的门票，但是也有很多悬而未决的科学问题。所以，我无视了老师的劝阻。

事实上，我也不知道为何对非洲如此着迷。我的父母都是勤劳的人，父亲是一位经济学家，在新兴欧盟组织中担任高级职员，负责推进比利时农业出口；母亲在外公的建筑公司任职。他们都来自乡村，是受尽刁难的农民，不是弗拉芒行会的银行家，也不是银匠或纺织工，这些行会使这一地区在中世纪很闻名。在一个自古以来就被其他国家侵扰、纠缠的地区，我们栖息在一个狭小、昏暗、粗野的微小世界里。8 岁以前的童年时期，每个周日，父母都会带我们去相距 4 英里远的祖父母家里。我的亲戚中，女性都是烹饪大师，父亲那边的男性都有严重的酗酒倾向。

我的亲戚里还没有人去过比属刚果，即国王利奥波德二世（King Leopold II）的私有王国，独立后称为扎伊尔。父母和祖父母们目睹了殖民者的懒惰和一无是处，他们只会靠别人的劳动而生活。"一旦休息，就会生锈"是我曾祖父的工人骑行队，也就是"维格马尔速降骑手队"的标语，一枚制作于 1905 年的僵硬的纹章至今仍悬挂在我家中的书房里。

* * *

吉多和勒内从保温瓶中拿出那只保存完好的、装有血液样本的试管开始工作。我们需要检测黄热病毒的抗体，也要检测其他能引起出血症状或流行性发热的抗体，如伤寒等。同时，为了分离任何可能的病毒，我们需要用少量的血液样品感染 VERO 细胞，这是实验室中经常用到的易于培养的细胞系（译者注：于 1962 年在正常的成年非洲绿猴肾中分离获得。细胞经过转化，在实验室的培养条件下可以不断分裂）。我们还要向成年小鼠和新生小鼠的脑部注射少量血液样品。我非常不喜欢这类工作。有时我们甚至需要将患者组织打入大鼠的睾丸，来分离引起伯鲁利溃疡的溃疡分枝杆菌（ *Mycobacterium ulcerans* ），这让我感到畏惧。

这次样品的处理同以往操作常规样品，如沙门氏菌和结核杆菌时一样，并没有过多的防护措施。我们从未想过，更为罕见、危险的事物可能刚刚进入我们的生活。

可能是因为运输时没有维持零度以下的温度，样品被严重破坏了。几天后，黄热病毒、拉沙热病毒，以及其他几个病毒的抗体检测均呈现阴性。我们频繁地检查老鼠的状态，检查 VERO 细胞的频率也由每天 2 次增加到了 4 次。周末，我们又不约而同地来到实验室查看样品，我们所有人都希望能看到变化。

事情真的发生了！周一，也就是 10 月 4 日的早上，我们发现几只成年小鼠死掉了。3 天后，新生小鼠也死了。这意味着用于感染小鼠的血液样本中存在致命的病毒。

这时，我们的上司，斯特凡·帕坦（Stefaan Pattyn）也收集了更多关于扎伊尔流行病的信息。这次流行病的中心是一个叫亚布库（Yambuku）的村庄，那里有一个由弗拉芒修女创办的传教团前哨基地。这些修女来自位于格拉文希尔（s'Gravenwezel；一个位于安特卫普北部的小城镇）的圣母圣心修女会（the Sacred Heart of Our Lady）。这次流行病自 9 月 5 日开始，已经持续了 3 周，导致至少200 人死亡。虽然前往此地的 2 名扎伊尔医生都将其诊断为黄热病，但是患者出现了严重的出血症状，包括肛门、鼻子和口腔等部位，同时伴有高热、头痛和呕吐。

黄热病患者很少有出血症状。虽然帕坦教授有些专横，但他工作一直很努力，并且熟知自己的领域。他曾在扎伊尔工作过六七年，虽然他的专业是结核杆菌和麻风杆菌等分枝杆菌，但是他也熟知异乎寻常的病毒性疾病。我记得他跟我们说过，"这肯定是那种奇怪而致命的症状——出血热"。

当时，我刚从医学院毕业，从未遇到过罕见的出血热，医学培训期间也没有特别提到这一症状。所以，我迅速跑到研究所的图书馆，尽可能多地获取相关知识。这类病毒虽然少但是多种多样，有通过蚊子传播的登革病毒；也有最近新发现的分布在南美洲地区的通过啮齿类动物传播的病毒，如胡宁病毒和马丘波病毒。根据定义，所有这些病毒都会引起高热和大量出血，并且他们的病死率通常超过 30%。

之前，我对自己的工作感到兴奋，现在，则是热血沸腾。如果我们正在寻找出血热病毒的迹象，那么现在的疫情调查焦点就是最激动人心的多样化的病毒种类。我真的很喜欢传染性疾病研究带来的探索性刺激。遇到问题，解决问题。如果能够在患者死亡之前尽快研究清楚病原种类，那么基本上这个问题就解决了。正如医学院的老师所说，此时，几乎所有的传染性疾病都有应对措施。

20 世纪 70 年代初期，我还是一名学生。那时比利时的传染性疾病还不是一门单独的专业，我必须学习临床微生物学，这意味着要培养和分析细菌、病毒、真菌以及寄生虫，这其中任何一种微生物都可能引起疾病，我认为这样的工作很有趣。我对微生物非常感兴趣，而且，我不想把全部的生命都用于照顾个别的患者。作为一名医院实习生，我早已发现比利时医生的候诊室里有太多人因为普通的咳嗽就小题大做。患者绝大多数是心理原因、人际关系，或者是工作问题，他们并不需要看医生。

然而，有一个广阔的医学领域被大家忽视了，他可以确保人们，无论是群体还是个人都不生病，这个领域就是我的兴趣所在：研究致病因素——微生物。微生物通常相对简单，但也是容易使人生病的复杂的群体。我想把科学事业与发展中国家的临床和公共卫生工作结合起来，那里有很大的医疗需求，我可以真正的有所作为。

临床微生物学激发了我对科学的好奇心，流行病学则保证了调查和发现的惊险刺激。由于比利时对非洲长达一个世纪的血腥殖民占领，非洲的临床微生物学和流行病学有着丰厚的医学底蕴。位于安特卫普市的利奥波德亲王热带医学研究所（the Prince Leopold Institute of Tropical Medicine）成立于 20 世纪初，旨在为殖民地培训医务人员以及研究他国疾病，其中绝大部分是由寄生虫感染引发，如昏睡病、疟疾等，这对殖民者和被殖民者来说都是头号杀手。但是 20 世纪 70 年代，比利时的主流思想受到曾在比属刚果工作过的教授们的支配，他们的政治观极为保守，沉浸在种族优越感之中，这让像我这样，被社会正义和解放第三世界的梦想所激励的学生们感到沮丧。但是主任杨森（P. G. Janssen）教授和我的上司则是例外。

这就是毕业时，我申请帕坦教授实验室初级研究员的工作，希望在这获得博士学位的原因。帕坦教授对所有新生的态度是："厨房"是第一站。当时，实验室几乎没有塑料制品，因为塑料很昂贵。

所有的器材，甚至移液管，都是玻璃的，而且是可回收循环使用的。所有细菌和病毒的培养基都是由实验室人员亲自配制的。在今天，任何一个尊重自我价值的实验室，实验员只需要找到目录，然后下单就可以完成。所以，来到实验室的前 3 个月，我都在消毒移液管，准备固体和液体培养基。这好比梦想成为餐馆的大厨，首先得是助理厨师切洋葱；或者梦想成为中世纪的艺术家，首先得当学徒磨颜料。如果培养基出了差错，所有的实验都白费了。所以我需要从头开始，了解微生物实验中涉及的试剂成分和配制过程。

我喜欢这样的工作，我喜欢动手操作实验。我开始学习如何在显微镜下分辨细菌，是志贺杆菌，还是沙门菌，学习使用生物化学手段进行检测。我的第一份真正的实验内容是通过感染小鼠足垫，来培养引起麻风病的麻风分枝杆菌（*Mycobacterium leprae*）。这是临床试验的一部分，用来测试一种组合疗法的有效性，几个研究组已经报道这种疗法最终可治愈麻风病。帕坦的微生物学实验室位于热带医学研究所，但是他在医学院工作，偶尔也去安特卫普动物园工作。当有人或动物生病时，人们会将粪便样本、尿液样本、血液样本或是咽喉涂片送到实验室，用于分析。我将这些样本进行培养、观察，虽不能说是目不转睛，但也试图检测到一些不寻常、引人注目的东西。

1 年后，我对这些工作游刃有余。当时的技术，在现在看来原始得可笑。例如研究沙门菌，要先采集粪便样本，然后把稀释的样本涂布在含有培养基的琼脂培养板上，再将平板放到培养箱中培养。期间要等待，然后观察平板上出现的菌落，并且用肉眼辨别哪些可能是沙门菌。然后把可能的菌落转接到另一个培养板上继续培养，所以会有数量巨大的菌落。接着是一系列的生化检测，大概检测 5～6 种不同的化合物组合。根据细菌对化合物的反应确定是否是沙门菌。但是属于哪一型别呢，是引起伤寒的伤寒沙门菌，还是只能引起腹泻的普通沙门菌？

在帕坦的实验室里，在熟悉的显微镜的镜头下，我发现了大量奇怪的异常菌落。我从人、海豹、大象、火烈鸟和虾中首次分离出许多特殊亚型的沙门菌（似乎是这样）。这些并不是世界级的发现，但却验证了我的感觉，即我具备一些特质——微生物学所要求的那种特别的、略带强迫的、非常细致的技能，以及不轻易丢掉不符合预先设想的样品的习惯。

大概1年后，帕坦教授开始让我接触病毒。在前PCRs和DNA探针的时代，病毒检测技术是非常困难和严格的。正如荷兰语中所说的，操作病毒就如同"与蚂蚁鬼混"，而且要比操作寄生虫和细菌时更加小心翼翼，因为病毒需要特别注意细节。首先是分离病毒，比如小儿麻痹症，把患者的粪便样品稀释，接下来不是涂在琼脂平板上，而是接种到细胞上。这些细胞大多数来源于癌细胞，如VERO，因为癌细胞很容易繁殖。但是当时癌细胞还没有商品化，需要自己准备。样品接种后，每天在显微镜下观察两次。某些病毒会杀死细胞，细胞死亡后会从玻璃平皿上脱离，形成一个一个的孔洞。当出现孔洞时，就要从培养皿里取出一部分培养物再加到另一盘细胞上继续培养，以确定它是否源于传染性病毒。又例如鉴定疱疹病毒，需要把样品与用荧光染料处理过的抗血清孵育，或者在电子显微镜下观察，就可以亲眼看到这些病毒。

这是一项小而细致的工作，没有异国风情，也不涉及旅行，但是我很满足，甚至有些激动。我知道在去非洲并在那里工作之前，我需要用这些知识和技能来武装自己，才能在那里发现新疾病，并找到治病救人的新办法。

* * *

9 月 30 日，贡献血液样本的那位弗拉芒修女在金沙萨库尔泰耶博士所在的诊所病逝。库尔泰耶博士给我们寄了一些修女的肝脏碎片来做病理检查（这是样本第二次通过客机运往比利时）。显微镜检查结果显示肝脏组织样本出现肿胀的"康氏小体"（译者注：又称为嗜酸性小体，最常见于急性病毒性肝炎），这是典型的黄热病损伤症状，这给诊断增加了困难。然而，据帕坦所知，这也可能是拉沙热的症状。它主要分布在非洲，通过含有拉沙热病毒的啮齿动物的尿液和粪便进行传播，引起患者的出血热。所以帕坦设想，来自金沙萨的样本含有出血性病毒，虽然尚未得到证实，但是也没有被否定。

在这一点上，他让我们继续研究这些样本过于愚蠢，他知道我们没有能力安全地完成这项工作。1974 年，苏联境外只有 3 个实验室可以处理出血性病毒：第一个是德克里特堡（Fort Detrick），一个位于马里兰州隶属于军队的高级别生物安全实验室，可开展炭疽和其他高致命性疾病的研究。第二个是位于英格兰波顿唐（Porton Down）的陆军高级别安全实验室。第三个是位于亚特兰大的疾病控制与预防中心（疾控中心，CDC）的所谓明星实验室。

尽管如此，我们仍继续在棉质实验服和乳胶手套的保护下，像个业余爱好者一样忙碌地检查 VERO 细胞系。细胞开始脱离玻璃培养皿，这可能由毒性所致也可能是病毒感染。但是无论哪种方式，细胞毒性已经显现。这意味着我们向分离病毒又前进了一步，我们开始提取细胞培养物，将他们接种到第二批 VERO 细胞上。同时帕坦也接到通知，几天内我们会收到更多来自扎伊尔的样本。

但就在我们开始培养第二批 VERO 细胞时，帕坦介入了。他接到世界卫生组织（World Health Organization，WHO）病毒部门的指示，要将来自未知疫情地区的所有样本和生物材料运往英国的波顿唐。事实上，几天后，波顿唐将这些物品运到了亚特兰大的CDC，该实验室是世界上研究出血性病毒的标准实验室。

帕坦怒不可遏，我也很不高兴。看起来我们的疫情研究在开始之前就已经结束了。我们闷闷不乐地把所有东西装在密封的容器中，包括患者血清，接种的细胞系，以及尸检的小鼠脑和样本。但是帕坦告诉我们要保留一些材料。他声称我们还需要几天的时间来准备运输，所以我们保存了几管VERO细胞，以及几只奄奄一息的刚出生的小鼠。这也许是对整个比利时不断被迫向更大的权力屈服的历史的义无反顾地抗争。这些材料太有价值，太过耀眼，让我们欲罢不能。这些从未发现的样品让人兴奋，事实上，是太过兴奋，因而不能把它们拱手交给英国人，特别是美国人。

帕坦是一个有趣的人，头脑清晰锐利。他没有同时代诸多男性的那种沾沾自喜的殖民主义心态。他戴着时髦的眼镜，收藏当代艺术品。虽然他可能会表现出蔑视，但我从来没有觉得他的蔑视与肤色或社会阶层有关，他只蔑视愚蠢。同时他又超级自负。

第一批被接种的VERO细胞死亡后，我们又接种了第二批细胞。我们知道细胞里肯定有某种物质，而且是很麻烦的物质，但是我们还是把细胞培养架取出来，放在显微镜下观察里面的细胞。这不属于帕坦的工作范畴。他虽是一位事必躬亲的管理员，但他不是技术员，事实上操作起来可能还很笨拙。他冲动地拿出一管珍贵的细胞，想亲自在显微镜下观察，但是在他拿细胞时，培养管从手上滑落，掉在了地板上。

飞溅起来的细胞培养物落到了可怜的勒内·德尔加迪略的鞋子上。鞋子是完好无损的皮鞋，但是勒内仍颤声说道"Madre de Dios"（西班牙语，圣母啊），而帕坦则咒骂道"Godverdomme"（荷兰语，该死的上帝），有一瞬间我们因恐惧而大脑空白。随后我们立刻行动起来，将地板消毒，脱掉鞋子。这虽然只是一次小事故，却令我印象深刻。这个失误真的可能让人丧命，而我们在处理其带来的巨大风险时，又是如此的掉以轻心。

* * *

10月12日，半秘密状态下的第二批VERO细胞已经可以检查了。吉多取样并将其制作成超薄切片，用于电子显微镜观察。然后我们把样品交给了帕坦的朋友维姆·雅各布（Wim Jacob），他在大学医院的实验室管理电子显微镜。几个小时后，他带着照片来到我们的实验室。

帕坦问道："这究竟是什么？"

维姆·雅各布的目光游弋在照片、我们与走廊的墙壁之间，然后停顿了很长时间。越过他的肩膀，我看到了按病毒的标准来说是巨大的、细长的蠕虫状结构，没有任何黄热病毒的特征。帕坦激动和兴奋的情绪被调动起来。

"这看上去很像马尔堡病毒（译者注：一种致命性病毒，引起马尔堡病毒病。其可以通过体液，包括血液、排泄物、唾液及呕吐物传播。与埃博拉病毒病相似，患者出现高热、腹泻、呕吐，身体各孔腔严重出血。病死率为25%～100%）"，帕坦茅塞顿开。

我不了解马尔堡病毒。

实验室里的其他人似乎都知道马尔堡病毒。这件事若发生在现在，我只要到网上搜索一下就可以了，但当时我得去找传染病图集。于是我去了研究所的图书馆，果然我们的病毒看起来很像马尔堡病毒。

当时，马尔堡病毒是已知病毒中唯一一个细长的病毒——长度达到 14 000 纳米，也就是 0.000 014 米。很长！相比之下，脊髓灰质炎病毒仅是 50 纳米。当时距离马尔堡病毒的发现也仅过去 9 年。此前，德国许多制药工人被一批从乌干达进口的猴子感染。这一病毒极其危险，可以迅速夺去患者生命。与猴子直接接触而感染的 25 人中有 7 人死于出血热，另有 6 人在接触第一批患者后病倒。

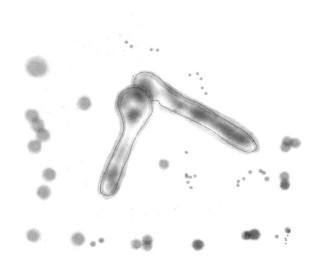

马尔堡病毒引发的马尔堡病毒病显然是一种非常可怕的疾病，由于没有特异性抗体，我们无法确定分离到的病毒是否是马尔堡病毒，也许这是一种与马尔堡病毒具有相似形态的不同病毒。

帕坦没有自虐倾向，一旦确定"我们的"病毒与可怕的马尔堡病毒是密切相关的，他就有责任暂停所有的工作，将剩余的样本直接送到 CDC 的高级别生物安全实验室。

这仍然让我非常兴奋。我觉得童年的探险幻想几乎触手可及。

我一直在争辩，提出我们必须跟进目前的工作，去扎伊尔调查疫情。我强烈地感到我们不应该把这个世界级的发现拱手让给其他团队。毕竟是我们发现了这种病毒，所以也应该是我们确定它的致命性，研究它在当地的实际影响。

帕坦自己对于这种论点也毫无抵抗力，但是我们的实验室没有任何预算可以支付像扎伊尔远征那样大胆又出人意料的活动。他去了发展援助署（Ministerial Department for Development Aid），得到的回复是他们资助援助穷人的提案，但不资助医学研究。这是我第一次遭遇筹款的严峻现实，我眼睁睁地看着危机爆发，此时筹款至关重要且困难重重。这也是我长期与官僚机构交锋的第一次，时刻激励着我。

虽然出于生物安全考虑所有的研究都必须在装备昂贵、安全性高的实验室进行，但是当地肯定仍然处于疫情之中，为什么我们必须要把当地流行病学的研究工作交给美国人和 WHO 呢？比利时一家小小的研究机构有多少机会可以书写医学历史？对于一位 27 岁的青年人来说，又有多少机会可以发现新病毒？然而，我们培养的病毒似乎可以让这些都变成现实。

10 月 14 日星期四，电传带来了答案，这确实是一种新病毒。CDC 特殊病原体实验室主任卡尔·约翰逊（Karl Johnson）陈述到，他的团队从金沙萨同一位弗拉芒修女的其他血液样本中分离出了类似的病毒。同时，他将我们的认知又向前推进了一步，他补充说这种病毒没有与马尔堡病毒抗体发生反应。因此它与马尔堡病毒不同，但是我们不知道区别有多大。

从中，我学习到两件事。第一，我所在的研究所（实际上是整个国家）的研究手段非常有限。第二，有一个全球科学家网络，可以立即解决几乎所有的问题。当时我们甚至没有传真机，只有固定电话和电传。但是这个科学家网络似乎无所不知，而且大部分都根植于美国。那时，我就告诉自己，我要前往美国，加入到这个科学家网络，学习如何成为世界顶级的科学家。

至于调查扎伊尔疫情的暴发，我认为这一无法实现的梦想已经结束了，该回去继续寻找非特异性腹痛患者粪便样本中的沙门菌了。为此我非常沮丧。

但帕坦不是坏人，我觉得他注意到我有多么的垂头丧气。10月15日星期五，他送我和我当时的妻子格蕾塔·吉姆克（Greta Kimzeke；我在医学院时遇到她。她是一名心理学学生，此时我们刚刚结婚6个月）去巴黎度周末。帕坦收到邀请参加由比切姆（Beecham）制药公司组织的关于他们新研制的抗生素的会议。帕坦讨厌这些会议，但他很善良，于是就将制药公司持续资助自己的旅行机会让给年轻的助手们。

然而，当星期五下午我走进日航酒店（Hotel Nikko）的会议室时，屏幕上写着我的名字，还有一条信息：我需要立刻拨打布鲁塞尔的一个电话号码。搞什么鬼？

我先拨通了仍在实验室的帕坦的电话。他说，来自发展援助署和外交部的电话一直响个不停，我们不得不去金沙萨。美国人马上出发，去调查那里发生的流行病；某个法国代表团已经到达当地；南非人也已经在路上了。此外，居住在金沙萨的比利时侨民开始恐慌，因为担心疫情而把孩子送到了欧洲。

"比利时政府迫于压力，需要有所行动。"他告诉我。我想这个"行动"肯定不仅仅只是我这个刚刚毕业的医学生，但我没有说出来。

"现在这是一项政治上的头等大事！"帕坦继续说道，我想若不是成了政治上的头等大事，这些官员又怎会在乎如何挽救生命呢。

"你知道的，刚果是我们的。"他说。我不明白这是讽刺的说法，还是简单直接。

所以我给发展援助署的一位基维斯（Kivits）博士打电话。我们只进行了简短的讨论。他说第二天我就要离开，参加为期10天的任务。我问星期天出发是否可以。基维斯博士同意了。就这样行程确定了。我不假思索地立刻征求格雷塔的意见，当时她已经怀有3个月的身孕，不过她同意了。

从某种意义上说，这将是一场探险与自我发现之旅。正如"伟大的旅程"（Grand Tour）节目中的经典方式，我在27岁的年纪离开家乡，开启了自我探索之旅。告别平凡、踏实，没有胡扯的弗拉芒世界——谦虚、谨慎、勤奋、低调，前往一个广阔的，充满灾难情绪的世界，这里充斥着绝望、狂躁、悲惨以及恐惧。这个世界已经分崩离析，即将发生的灾难更加雪上加霜。这是我的梦想：我要前往非洲的心脏地带——扎伊尔，探索新病毒的暴发。

第2章 如愿以偿的冒险

我和格蕾塔缩短了巴黎的周末之旅，并迅速返回安特卫普。基维斯博士，也就是布鲁塞尔发展援助署健康部部长，与帕坦和吉多一起，在实验室与我会面。我们用了几个小时的时间搜寻防护手套、面具以及一些基本的实验室设备。我努力记住在实验室和野外，最大限度地保护自己免受危险病毒侵害的操作规范，主要涉及保护眼睛、嘴、鼻子和手，此外还要避免被针刺伤。吉多还给了我几个摩托车护目镜，事实证明这些护目镜非常有用。

我也很快接受了血液学实验室操作和血液检测的培训。由于这是一种出血性流行病，根据定义，可以知道有出血症状，我需要监测各种血液参数，包括导致失控性出血的弥散性血管内凝血程度，血小板数量和细胞比容等。

然而帕坦最感兴趣的是教我如何捕捉蝙蝠。出于某种原因，他确信蝙蝠就是病毒库（病毒藏匿的地方或动物）。说实话，这是这次旅行唯一让我害怕的事情。即使蝙蝠没有爪子和牙齿，我也很难在恰当的时候捕捉到飞行物体。帕坦解释时我点了点头，但我当时就做出了决定，不去抓任何蝙蝠，我也确实如此。

与此同时，WHO 刚刚发布了苏丹南部暴发出血热的消息。恩扎拉（Nzara）位于亚布库以东 450 英里处，而扎伊尔疫情似乎集中在亚布库。WHO 宣称来自波顿唐的分析显示：发现了一种新病毒，形态上与马尔堡病毒类似，但抗原性质不同。这意味着截止到 10 月 15

日，已经有 3 个实验室——我们，CDC 和波顿唐，分别独立地鉴定出似乎是相同的新病毒，它可能是同时引发两起致命疫情的元凶。

WHO 的电传让我们第一次得知苏丹也暴发了疫情，这让我们大吃一惊。在两个不同的地方突然出现同一种病毒，这可能是灾难性的。接下来会发生什么呢？

我回到了图书馆。帕坦曾告诉我，美国 CDC 团队中有一位卡尔·约翰逊，他在玻利维亚发现了马丘波病毒。我影印了他写的所有材料。

我飞奔回家，打包了足够出差 10 天用的物品。帕坦坚持让我带一套西装和领带，因为我代表的是比利时政府，而且要和扎伊尔政府官员会面（当时，我对这些事情一点兴趣也没有。但随后的 20 年时间里，作为联合国艾滋病规划署负责人，我不断地重复这样的工作）。幸好我有一套西装，那是结婚的时候买来在婚礼上穿的。

然后我开始搜翻护照，这绝非易事。护照过期很久了，由于我是欧洲共同体国民（译者注：欧洲共同体，是个已不再被欧洲联盟官方使用的组织名称，使用于 1993 年至 2009 年），前往巴黎不需要护照。我甚至把护照上的照片撕了下来，就为了办一张急需使用的运动俱乐部的会员卡。当然，这本失效和残损的护照上面，也没有任何前往扎伊尔的签证。我知道帕坦已经决定和我一起奔赴金沙萨，并停留一周的时间，但我到现在都不知道他们是否会让我登上飞机。那一夜，因为担忧和兴奋，我失眠了。

基维斯博士让我放心，即便是只有残损、无效的护照，他也能让我登上飞机，事实也确实如此。星期天晚上帕坦的太太蕾妮（Renée）开车送我们去布鲁塞尔机场，正当帕坦滔滔不绝地描绘着各种各样的蝙蝠及它们的器官里潜伏的病毒时，讲着我们要警惕讨厌的美国人和法国人时，基维斯博士已经在候机厅面带微笑地等着我们了。

检票时，移民局的警察一言不发，并且充满敌意地示意我站到一边。此时基维斯博士走过来，出示某种官方的超级卡片之后，竟奇迹般地让我通过了出境检查。我离开了祖国，到目前为止还不错，可是没有护照，我又怎么入境扎伊尔呢？

基维斯博士似乎有些门路。他告诉我："去头等舱找一位叫保罗·勒列夫尔－达米特（Paul Lelievre-Damit）的人，他知道你也在这次航班上。到了金沙萨，你听他的指挥，按他的要求做就会顺利到达。"

我感觉自己就像连载历险记里的小英雄男孩丁丁一样。我好想大笑出来，这一点儿也不真实。

在飞机上，我仍然无法入睡。当 DC-10 飞机凌晨 4 时左右在雅典停下来加油时，只有 4 个人走下飞机伸展筋骨。我们 4 个都是男性，一起来到飞机餐吧，相互自我介绍。保罗·勒列夫尔－达米特，那个我要见的人也在其中。

勒列夫尔－达米特是位于扎伊尔的比利时发展合作组织的负责人，也是金沙萨最有权力的外国人之一。因为掌管着资金的使用，他可能比比利时大使还有权力。当弄明白我是谁时，他打断了我关于流行病暴发的蹩脚故事并开始咒骂。

"该死！布鲁塞尔的血腥官僚总是这样！我们面对的是一场可怕的流行病，他们找到的就是你？你多大了？ 27 岁？你还是一个毛头小子，甚至连行医资格都没有。你从未见过非洲……"

粗鲁的、形象的弗拉芒修饰词在他口中喷薄而出，这令我畏惧。不可否认，我不是专家，技能也很少，我可能和漫画男孩一样，拯救不了非洲心脏地带的人民，不能让他们摆脱神秘病毒。但是在喝了几杯茴香酒之后，我竟然发现，在我父亲和勒列夫尔－达米特还是鲁汶身无分文的穷学生时，他们一起打过牌，这帮了我很大的忙。

"到金沙萨时，要紧跟着我，"他说，"不要东张西望。机场很混乱，警察比罪犯还恶劣，你就像小狗一样无能为力，你会被生吞活剥的。落地时一定要跟紧我，不要左顾右盼，不要回答任何问题。最重要的是，除了我以外，不要向任何人出示你那本狗屁一样的护照。我们直接去贵宾室，我保证你能入境，听明白了吗？"

我点点头，无言以对。

第二天早上，飞行员顺利地将我们乘坐的 DC-10 飞机驶进金沙萨的恩吉利（Ndjili）机场，我们停靠在几架不幸的飞机残骸附近。窗外，机场大楼的露台上有数百人接机。他们等待着亲人或商业伙伴。飞机舱门打开时，桑拿浴室般闷热的空气扑鼻而来。我挤到前面，寻找勒列夫尔 – 达米特。依他所说，下飞机时我就像猴宝宝紧紧抓着猴妈妈一样紧贴着他。

说实话，我不仅茫然无措，还有点害怕。此时，阳光非常明亮，应该有 10 点了。停机坪上到处都是裹着衣服的女人和穿着阿巴科斯 [abakos，扎伊尔的长期独裁者蒙博托·西塞·塞科（Mobutu Sésé Seko）在访问中国后下令男士必须穿中山装] 的男人。他们大声喊叫着，拉拽着乘客。

随着练习流畅的动作，勒列夫尔 – 达米特和帕坦带着我一起进入了贵宾室。一位彬彬有礼的官员微笑着带领我们前往勒列夫尔 – 达米特的外交车，根本没有提到身份文件一类的形式化的事情。

* * *

金沙萨的道路令人难以置信，人和动物随意穿行，更不用说从四面八方冲过来的车辆。这里看起来混乱得一塌糊涂。我们直接驱车前往福梅特罗（Fométro）的指挥中心——热带医学研究所。这是一个非政府组织，负责管理比利时在中非医疗援助方面的大部分项目。他们告诉我们，由卫生部长主持的"扎伊尔国际出血热控制委员会"会议已经开始了。

我们发现，在雪茄和香烟的浓雾中，众多男士和一位女士围坐在一张桌子周围。我们进来时，讲话刚刚结束。他们扭转着头，几乎同时盯着我们。显然，他们已经听说了帕坦，也因为即将开始的地盘争夺战而蠢蠢欲动。

大家做了自我介绍。扎伊尔卫生部长恩格韦特（Nguete）教授是一位头脑清醒、体型肥胖的男士，大约60岁，嘴里紧紧地叼着一支抽了一半的雪茄。我很少看到他不叼雪茄。美国CDC特殊病原体实验室主任卡尔·约翰逊正抽着烟斗，他是美国人，留着薄薄的胡须，有一双小而锐利的眼睛。右手边是乔尔·布雷曼（Joel Breman），他身材更加高大强壮，笑容和蔼可亲，说着一口滑稽的法语，我立刻就喜欢上了他。帕坦和他们简单地握手示意。这时，唯一的法国人皮埃尔·叙罗（Pierre Sureau）介绍自己是WHO和法国巴斯德研究所的代表时，帕坦和他激动地握手。叙罗很瘦弱，一头银色的卷发，是一位真正的巴斯德人。他是穿梭在越南（Vietnam）与马达加斯加，研究异国流行病的退伍军人，同时他也即将成为我的导师或类似导师的人。

玛格丽特·艾萨克森（Margaretha Isaacson）是我们中唯一的女性，金边眼镜后面闪烁着她那双明亮的眼睛，深棕色的头发就像头盔一样，提醒着我们她的存在。她出生在荷兰，为了躲避大屠杀，移民到了以色列。她年轻时是以色列的一名战斗机飞行员，现在是南非公民。这在扎伊尔是难以置信的，至少理论上扎伊尔遵守禁令，禁止种族隔离政权的公民进入国内。但是1974年在约翰内斯堡的一家医院里，艾萨克森治疗了几位澳大利亚背包客。他们感染了马尔堡病毒，又传染给了医院的一位护士。澳大利亚男性患者病逝，但是2名女性幸免于难。因此，艾萨克森从被隔离的约翰内斯堡，带来了全世界仅有的微量的马尔堡康复病人血清。

尽管现在我们知道这个神秘的病毒不是马尔堡病毒，但我们都希望能证明二者之间有很高的相似性，这样就可以用来自南非的抗马尔堡血清来治疗这次流行病的患者。即便没有在临床上证实，我们仍然假设高水平的血清抗体会使患者血液中的病毒失活。

参会人员还有：让·雅克·穆延贝（Jean-Jacques Muyembe），这是一位年轻的、时尚的、富有才华的扎伊尔微生物学教授，他之后的成就让我对他敬意十足；扎伊尔法国医疗代表团团长杰拉德·拉菲亚（Gérard Raffier）；比利时福梅特罗的团长让·弗朗索瓦·鲁波尔（Jean-François Ruppol）和让·布尔克（Jean Burke）；金沙萨医疗服务中心的年轻医生安德烈·科特（André Koth），他长相纤细，戴着眼镜，看起来很恐惧。目前除了科特，我是这一队人中最年轻的。

卡尔·约翰逊提高嗓音以吸引我们的注意力，显然是他在主持会议。他首先总结了一下目前的情况，"我们正在处理一种在科学上全新的病毒，它可能在人群中传播，尤其可能感染医疗团队和护理人员，这非常危险。报告显示，超过80%的感染者在死亡的边缘挣扎。我们只有一种选择，用含有高浓度抗体的康复病人的血清进行治疗。但是我们要特别注意这样的个体，检测他们的血液样品，以确保不含有活的病毒，经过处理后将其中的抗体输给患者。这些测试由高级别的研究人员在极其安全的环境中使用非常专业的材料进行，"说到这里，他朝玛格丽特点点头，然后继续说道，"我们应该试着使用马尔堡康复血清。此外，由于死亡的直接原因是严重出血，考虑到凝血在失控的出血中可能发挥的作用，我们将试着用肝素（一种抗凝血药物）来治疗患者。"

他继续说道："对金沙萨地区疫情全面暴发的恐惧；混乱的城市；极差的基础设施；言而无信的政府，还有 300 万公民习以为常地藐视政府统治的行为，这些因素交织在一起，使我们正面临着最糟糕的情况。差不多 2 周前，亚布库的比利时传教团中有 3 人——2 名修女和 1 名牧师，被运往首都金沙萨接受治疗。现在他们都病逝了，而且至少有 1 名护士感染，她叫马英嘉·恩瑟（Mayinga N'Seka），正在住院接受治疗，情况危急。我们正努力追查金沙萨地区与她接触过的市民，并进行隔离。其中包括，约翰逊停顿了一下，美国大使馆官员。这名护士最近帮助一位学生准备材料，申请美国签证。"

"这会引爆金沙萨疫情吗？一旦这种致命的病毒被带到如此混乱的环境中，疫情可能失去控制。这对政府来说也是一个爆炸性的政治局面，而且从卫生部长躁动的情绪中可以看出发生疫情的消息已经传开，民众已经出现了恐慌情绪。当时我们没有证据显示疫情如何传播，只知道它似乎非常致命。"

卡尔不会讲法语，但是出于需要，法语是这次会议的官方语言。所以我和皮埃尔·叙罗为他进行英–法互译。我经常从事这样的工作，同时也因为译者是纽带，是关键的角色，而从中受益。这份差事迫使我不能走神儿，这非常重要。当我听到"这可能是过去 25 年中，对公共健康最严重的威胁"这句话时，我的内心变得异常平静。

于是金沙萨成了重中之重。会议决定，国际组织的大团队暂时留在福梅特罗，但是会派出一个小分队前往赤道省，进行 3～4 天的勘察，以了解物资基础，拟订全面调查计划的初步方案。

卡尔征集志愿者时，我是第一个举手的人。此外还有法国人皮埃尔·叙罗，有皮革般褐色肤色的乐观男孩鲁波尔，还有年轻的美国人乔尔·布雷曼。安德烈·科特后来被委派为扎伊尔的代表，加入了我们的小分队。

随后，帕坦随意地挥挥手说，"我年轻的同事会陪你一起去。"他主动提出让我陪同叙罗去探望被感染的金沙萨护士。

我们乘坐福梅特罗的四轮驱动汽车前往恩加利埃马诊所，途中突然下起了大雨，我还没有习惯热带风暴。恩加利埃马诊所实际上是一家富人医院，位于贡贝（Gombe）的刚果河（Congo River）附近，比邻殖民时期的白人社区，是城镇中较好的地区。但是，道路仍然坑坑洼洼，地上的土壤是红色的。即使是类似走路的地面这样普通的事物，在这里也是不同寻常的，这里更加生动活泼。

诊所的走廊里有一种非常可怕的气氛。接待我们的内科主任库尔泰耶（Courteille）博士首先向我们简单地介绍了安全预防措施。比利时的 2 名修女病逝前，还传染了马英嘉护士，我们焚烧了她们的床垫，锁住宿舍门，用甲醛连续熏蒸了 4 天，尸体也用浸泡有酚类消毒剂的棉布裹着，装在 2 个结实的大号密封塑料袋中，然后才放入棺材里。

库尔泰耶是 2 名修女和马英嘉的主治医生。他小心翼翼，不愿陪同我们到患病护士的床边，似乎所有人都与他们以前的同事保持着警戒距离。但叙罗之前就探望过马英嘉，他似乎很放松。尽管我们穿着笨重的防护装备——戴着巴拉克拉法帽 [译者注：发源于克里米亚（Crimea）地区的巴拉克拉瓦（Balaclava）。在克里米亚战争（Crimean War）期间，由于气候寒冷，当地居民都戴着这种帽子以保护脸和脖子不受到寒冷和强风的侵袭。后来英军入乡随俗，并且将这种帽子带回英国，Balaclava 成为这种帽子的名称。摘自百度百科]，穿着手术长袍，戴着手套、鞋套和护目镜，但显然他与这位年轻女士相处融洽。马英嘉的病情很重，她很绝望，并且确信自己快要死了。

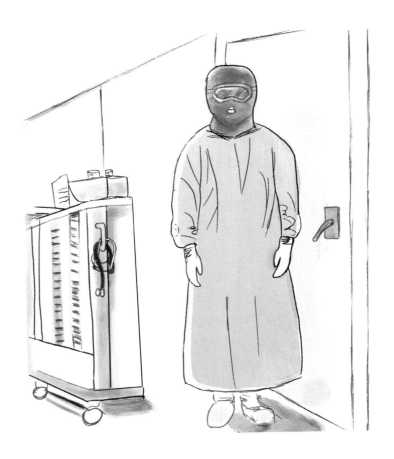

　　马英嘉于 10 月 15 日星期五住院。当时她高热，剧烈头痛。18 日星期一，马英嘉开始流血，鼻子、耳朵和嘴巴周围都有黑色黏稠的污渍，皮下出血形成了斑疹，还有无法控制的腹泻和呕吐。她紧紧地抓住皮埃尔。皮埃尔安慰她道，"玛格丽特·艾萨克森带来了血清，里面含有的抗体可能会提高免疫力，对抗病毒。"可悲的是，血清没有发挥作用，几天后马英嘉死了。

我们抽血做了一些血液测试。当时我们认为血管内凝血可能是出血热死亡的原因，所以这些测试结果将指导我们是否采用针对血管内凝血的支持疗法进行治疗。我们把一小管血液带到医院实验室进行镜检。能在自己工作的医院接受治疗，马英嘉是幸运的。恩加利埃马诊所是一家特权人士的私人诊所，有一些基本设备。但是医院实验室没有隔离设施，所以没有技术员或其他人愿意处理马英嘉的样本，这个理由也很充分。

我检查了她的血液样本，情况很糟糕，血液中血小板数量低得可怕。像我这样的菜鸟，同时还缺乏想象力的人，也逐渐意识到这种病毒的真正杀伤力。处理血液样本时，我的手也因此颤抖了一下。谁知道这种病毒是怎么传播的，昆虫、体液或灰尘？

我们还参观了5号帐篷的隔离病房。恩加利埃马诊所通过有篷的走廊把独立的帐篷连接起来，以最大限度地隔离传染病患者，并尽可能多地保持空气流通，这样就形成了帐篷群。当时大约有50人被隔离。他们要么是照顾了亚布库传教团中的2位比利时修女，要么是与马英嘉有过密切接触。其中有一名14岁的女孩，在马英嘉发热当天与她食用过同一个盘子里的食物；甚至还有一位孕妇，距离分娩只有几天时间。

我们对这些人进行了简单的检查。他们明显受到了惊吓，情绪也很沮丧，但身体看起来很正常。隔离了近1个月之后，没有人患病。

在参加国际委员会当天的第二次会议之前，我们赶回到福梅特罗，快速地冲了凉，然后再次鱼贯而入，进入一个大型会议室，讨论着我和叙罗、布雷曼、科特即将进行的考察的细节。我注意到一个身份高贵的白人已经坐在墙边的一把椅子上。他留着修长的灰色胡须，面无表情，也没有记笔记。他看上去甚至有点漫不经心，我很快忘记了他。但在会议尾声，他开始发言。

"所以我们需要一架 C-130 运输机，"他用带有浓厚美国口音的法语命令道，"我们需要一辆带有汽油储备的路虎……"他列出了多到不可思议的设备和用品。

在未可察觉的指令下，一个助手拿着木箱走进了会议室。盒子里面是我见过的最酷的装置——一部手机，这在当时只能在电影中看到。比尔·克洛斯（Bill Close）拿起听筒，用有趣的口音说："我要和奔巴将军（General Bumba；扎伊尔空军的总司令，他的姓氏与我们前往的城镇相同）谈话。"

"Mom vieux（法语，老头）"他懒洋洋地说，"明天我需要一架C-130，在早上 4 时整运送一支队伍到奔巴，好吗？ Merci（法语，谢谢）！"

然后，他没有等待答复，就直接挂断了手机。他的助手合上盒子。所有人瞠目结舌。

比尔·克洛斯［顺便提一句，他是女演员格伦·克洛斯（Glenn Close）的父亲］，尽管他是一名训练有素的医生，但是在刚果独立之前他是作为传教士来到这里的。不知怎的，他成了蒙博托总统的私人医生，也出任了这个国家最大的医院——金沙萨玛玛·叶莫（Mama Yemo；以总统蒙博托的母亲命名）医院的院长。但这也不能完全体现出他在扎伊尔的权力和影响力。他是一个神秘的人，非常讨人喜欢。他对扎伊尔了如指掌，建立了连接社会各个层面的庞大的社交网络。1 年后，由于对蒙博托政权的幻想破灭了，他离开了扎伊尔。我们一直保持联系，直到 2009 年他于怀俄明州过世。

* * *

会议结束后，夜幕突然降临，突如其来的赤道落日对我来说是另一种新奇的、充满惊喜的经历。因为没有吃午饭，我饿极了，所以几位比利时侨民带我到镇子上过了一晚。他们给我讲述了许多有关流行病的事情——飞行员拒绝飞往奔巴的原因是感染神秘疫情的鸟儿从天而降；扎伊尔国民相信病毒是由巫术制造的，并且无人可以逃脱。

总而言之，这些侨民迫切地给我这个初出茅庐的毛小子讲述所有关于"最黑暗的非洲"的现实。当然也有例外，但我不太喜欢他们的故事，里面有太多不尊重和嘲讽扎伊尔人的内容。

但我立刻喜欢上了金沙萨的夜景。优雅、多样、精美的伦巴式音乐棒极了，舞蹈也非常迷人。扎伊尔人扭动着臀部，而不是双脚，在小小的空间里摇摆着，制造出一种微妙、复杂、撩拨人心的涟漪。此时此刻，我们以比利时的方式跳着迪斯科，热情而奔放。这太美了。

这是一个不同的国度，我感受到了它的另一面——一个完全自然的状态，不掺杂任何的恐惧与不安。身处异国他乡，对未知文化的轻微的恐慌也悄然消失，这让我感觉一切都会好起来的。

第 3 章　亚布库考察团

凌晨 4 时，在一片漆黑中，我带着宿醉的头痛，看见军事飞行员愤怒地在停机坪上来回踱步。很明显，一想到要飞往疫区，他们愤恨得要爆炸了。他们拒绝帮助我们把物品搬上飞机，虽然最终同意将按照指示把我们送到奔巴，但是不会停留，我们一下飞机他们就会飞走。

我们把一辆路虎开上飞机固定好，带了一些汽油、几箱保护装备和药品，还为比利时考察团准备了一些用品。沿着机舱墙壁的是军用座椅。我坐在上面，准备应付前往行政首府奔巴的颠簸旅程。

随着太阳升起，飞行员们的态度缓和了些，允许我们一个接一个地到驾驶舱内。在那里我们可以看到脚下那令人难以置信的热带雨林美景，就像一片巨大的绿色海洋，偶尔也有些小屋点缀其间。飞机基本上是沿着巨大的刚果河飞行。这条河两岸宽度可达 9 英里，无边无际，看不到对岸。我再一次听到了那个传说：飞到附近的飞行员看到亚布库森林上空的鸟儿，在半空中被神秘病毒击中而死亡，坠落下来。但是也有新故事：道路两旁，尸体横陈。

我们降落在奔巴，这是一个河边小镇，当时大约有 10 000 人口。奔巴是该地区的行政和贸易中心，面积是比利时的一半。大部分地区覆盖着茂密的森林，咖啡豆、可可、稻米和棕榈种植园散布其间，这些种植园绝大部分归联合利华公司所有。此时正值稻米和咖啡豆收获的关键时期，这是该地区唯一的，或者说是主要的经济来源。

大约 2 周前，整个区域被划归成隔离区和军事警戒区，断绝了与外界的一切往来。这对生活在这里的居民，以及苦苦挣扎的少之又少的企业来说真是糟糕透了。

C-130 飞机停稳后，我立刻向后面的舱门走去，急着开始工作。面对开放式的装卸码头，接下来看到的景象永久地印在了我的脑海中：数百人，有可能是整个镇子的人都聚集在此，在烈日之下，站在红色土壤的跑道上，盯着我们看，一会儿又开始大声呼叫，"Oyé! Oyé!"（法语，耶！耶！）

当鲁波尔驾驶着路虎，驶离这架巨大的飞机时，人们欢呼着，同时小声议论起来。这是几周内第一架降落的飞机，他们以为飞机上装的是食物和必需品，因而欢呼。然而当他们意识到我们不是来发放食物时，更绝望的人开始向前推挤，想登上飞机。但是军警把他们打了下去。

我们刚卸下最后一个箱子，飞行员们就带着一丝怜悯，如果我没看错的话还有嘲讽，向我们大喊"Bonne chance"（法语，祝你好运！），然后开足马力飞走了。现在在我们也成了被隔离的人群之一。发动机的噪声一消失，鲁波尔，这个在扎伊尔长大的男人，带着天生的统治者的威严用林加拉语向人群发表讲话。

"奔巴的先生们、女士们，早上好。我们知道你们饱受可怕的亚布库出血热疫病的折磨，我们也知道你们都在忍受被隔离的痛苦。我们受命于总统蒙博托·西塞·塞科，来到这里就是要帮助大家消灭疫情，解除隔离，收割作物，运到金沙萨。我们希望大家对隔离给予足够的配合，一旦发现任何患者就立刻隔离，并向政府汇报。"

人们积极地回应，呼喊着"Eh"（啊）和"Oyé"（耶）。

一位自称卡洛斯神父（Father Carlos）的坚定的弗拉芒男士出现了，他来自朔伊特修会（Order of Scheut），是亚布库死于流行病的天主教传教士的同事。神父可能比我年长 10 岁，戴着深色眼镜，穿着用非洲蜡布制成的当地衬衫，这让我震惊，因为我印象中的牧师都是年迈的、穿着长衫的人。卡洛斯开着车，带着我们去了传教团。一面荧光色的绿墙上悬挂着蒙博托的照片，旁边是一个小的木制十字架。我很快就发现，鲜绿色是蒙博托"人民革命运动"（译者注：人民革命运动，始于 1967 年 5 月，由当时任扎伊尔总统的蒙博托·西塞·塞科创建，蒙博托任主席。1974 年，蒙博托修改宪法，规定扎伊尔实行一党制，人民革命运动具有至高无上的权力。1990年 4 月 24 日，蒙博托迫于国际压力，取消人民革命运动的唯一执政党地位，改行多党制）的颜色。我们面前堆放着牛排、炸薯条（出自传教团饲养的奶牛和种植的马铃薯）、威士忌、啤酒和雪茄，这可是在中午啊！

虽然卡洛斯神父主要负责家畜的健康，但他也是实干家，简单地向我们介绍了当地的疫情。亚布库发生的这一切都始于 9 月的第 1 周。当时，教会学校的校长在假期期间穿越北部旅游，返回亚布库时病倒了。他病逝后，人们参加了他的葬礼。几天之内，教会医院便挤满了患者，其中包括校长的妻子。他们都出现了高热、头痛、幻觉的症状，通常是流血而亡。亚布库教会医院的护理人员也一个接一个地病倒了，然后是他们的家人，其他几十位患者，还有明显没有关联的人。卡洛斯神父拿出记有患者名字的名单，出于本能地标记出其中死于流行病的比利时修女和牧师，医院的助产师贝娅塔修女（Beata）、马里亚姆修女（Myriam）和埃德蒙达修女（Edmunda），她们被送往金沙萨，并在那里病逝；还有奥古斯特神父（August）、罗曼娜修女（Romana）、热尔曼神父（Germain）。名单上每个患者的名字前面都用扎伊尔语列出了简单的家系，如"……的儿子"，所以我拿起一个笔记本记了起来。

没有人知道已经死了多少人，但是所有染病的人都活不过 8 天。虽然亚布库传教团中患病的几位修女还活着，但是人们确信她们也活不了几天了。已知痊愈的患者只有 1 位。至于目前的患者，有几位奔巴本地人，也有几位是从亚布库来到奔巴，现在都被关在隔离区。

午饭后，我和皮埃尔漫步到河边。这条河在奔巴境内长达 16 英里，这几乎是比利时整个海岸线的一半。河上漂动着蓝色风信子花瓣。整个奔巴镇的人都得到这里挑水以供吃用，虽然前殖民政府已经安装了水管，可以给部分房屋输送自来水，但奔巴已经独立了 15 年，管道系统年久失修，除了有私人发电机的几户人家以外，镇上其他人家都没有电力供应。

我们回到了葡萄牙人开的杂货店诺格拉（Noguera）。店里的货架几乎是空的，只有一点奶粉、盐、火柴、白面粉、食用油、煤气罐。还有一些沙丁鱼罐头和蓝色的工作服。我和皮埃尔心有灵犀，打算买下这些工作服。在这样难以忍受的湿热环境中，这衣服比我带的那几件看起来更实用。

是时候去拜访区专员（Commissaire de Zone）了。伊波亚·奥隆加公民（Citoyen Ipoya Olonga）在这个地方无所不能，地位仅次于军事指挥官和庄严的国家安全局局长。奥隆加公民还代表了无所不在的 MPR——Mouvement Populaire de la Révolution（法语，人民革命运动）。这是扎伊尔共和国唯一的政党，每一位新生儿都自动成为其成员。蒙博托总统访问中国后，扎伊尔共和国完全成了毛泽东主义的宣传员。这个国家官场腐败横行，公然建成封建主义经济体系，各个级别的税吏都可以从征收的赋税中抽成，然后把剩下的交给上级，直到上交至蒙博托总统。在这个国家，公民的大部分收入都存入总统自己的腰包，这简直是一个无底洞。

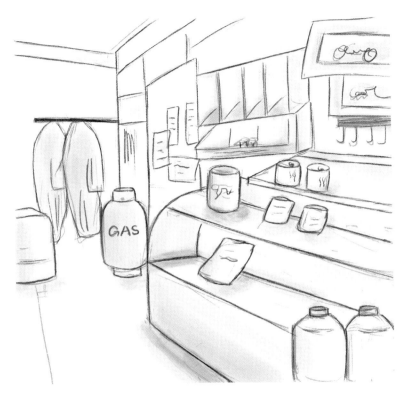

　我发现自己对这种极权主义，对近乎"奥威尔式"（译者注：起源于英国著名的左翼作家乔治·奥威尔，他的代表作是《动物庄园》和《一九八四》。在这两篇小说中，他以敏锐的目光观察和批判以斯大林时代的苏联为代表，掩盖在社会主义名义下的极权主义，以辛辣的笔触讽刺那泯灭人性的极权主义社会和追逐权力的人，而小说中对极权主义政权的预言在之后的50年中也不断地被历史印证。由其名字衍生出"奥维尔主义""奥威尔式"，用来形容极权主义）的组织一如既往地感兴趣，这种组织将恐怖主义、法西斯主义渗透到方方面面，这种统治本就可以归结为简单的强盗行径。每个人都要服从命令，互称"公民"，随时随处都透露着恐惧；在扎伊尔的各种层级中，你都可以闻到腐败和滥用权力的味道。

我们与奥隆加公民的会面虽毫无意义，但却十分必要。这是我第一次毫无章法可循的情况下拜访这些官员，而我今后的人生中要经历无数次类似的事情。他们强制我们等了几个小时，好让我们明白区专员巨大的权力。幸运的是，我们偶然遇到了伊邦达（Ebonda）地区联合利华种植园的园长和医生。伊邦达距离奔巴 10 英里，那里的种植园是周围主要的雇主。然而收获的作物无法运出，许多工人也逃离了这里，现在的疫情对扎伊尔的利华种植园来说是一场经济灾难。他们与传教团一道，成了我们在扎伊尔后勤基础的唯一依靠。他们来咨询我们如何安葬死于出血热的患者，同时也为 2 个病童担心，一个 3 岁，一个 5 岁。我们商定，第二天早上在去亚布库传教团的路上，去看看他们。

终于，我们获得许可，走进了办公室，但是还得忍受他们饮茶和喝咖啡的繁文缛节，以及虚伪客套的谈话。鲁波尔最熟悉这一套流程了，最终他向区专员提出，非常有必要资助我们开展短期考察，并资助整个团队进行更长时间的考察，也提出在交通运输方面要为我们提供援助。这一切他只用了三言两语和几个高度模式化的肢体语言就完成了。

"像奔巴这么贫穷的地方如何为你们提供所有的后勤帮助呢？我也没有这类服务的预算，我们都得在这里受苦，我甚至不能去金沙萨看望我的家人。"说话期间他似乎还在整理文件，时不时地皱一皱眉头，像发电报似的传递着忧虑，还摇着头表达极度的遗憾。

鲁波尔的脸上挤出更多同情的微笑，他的脸一定因此而酸痛。"啊，我们已经考虑到这一点，这里面装的东西会助你达成心愿。"突然，鲁波尔的手中提着一个闪闪发光的、中等大小的手提箱。

鲁波尔随身带着一个手提箱，里面装满了当地的货币，我从未见过如此多的钱。官方上，1扎伊尔币等同于1美元，但实际使用中，其价值不足1美分。不过，当他打开手提箱给区专员看时，就像是电影中的毒品交易。没有收据、没有详细的预算，也没有长时间雇用如此多人的借口，实际上，无论以后我们做什么，都必须再逐项付款。

但是手提箱打破了坚冰。奥隆加公民向我们讲述了对镇上食物供应的真正担忧，已经超过3周没有船只或卡车进入这个地区了，驻扎在奔巴的军队也已经断粮好几天了。

回到考察团后，我沉沉地睡了过去。安特卫普那一夜、飞往扎伊尔航班上的那一夜，以及在金沙萨酒吧的那一夜，我已经3个晚上没有合眼了。

第二天早上，我们去了奔巴一家小医院，那里隔离了十几位从亚布库来的人，还有一两例出血热疑似患者。如果与欧洲的医疗条件相比，金沙萨的恩加利埃马诊所确实有些脏乱，但已经相对不错了。在这里，我看到了真正的匮乏，这里的情况让人感到羞愧。少数疑似发热患者明显是患病了，但症状不显著，他们有高热和胸腹痛，但粗略的检查没有看到出血的迹象。他们躺在没有任何床垫的，裸露着金属弹簧的床上，用布（如果有的话）盖着。没有药物，墙壁和地板非常脏，实际上都碎裂了。所有这些在这里似乎都是"正常的"。这里粗鄙不堪的条件与突如其来的健康危机毫无关系，因为环境设施一直都是这样糟糕。

医院周围都是剃着光头的女人，有些在尖叫和哭泣着，还有一些在准备食物。她们缺乏基本卫生条件，这让我感到不安。患者嘴里渗着血，更是处于一种可怕的状态。

主治医生恩戈伊·莫索拉（N'goy Mushola）非常年轻，他已经习惯了在这种能让欧洲医生昏厥的条件下进行外科手术和剖腹产手术。但是显然，出血热让他感到不知所措和恐惧。他主治的几位患者都死了，他用一种世界末日的语气向我们描述了患者猛烈地、无法控制地出血。

我从恩戈伊医生的每一位患者身上都采集了血样，然后带回金沙萨做进一步检测。恩戈伊医生与马桑巴·马东多（Masamba Matondo）一起，基于他们对亚布库地区的考察结果，简单、清晰地概括了目前的疫情形势。马桑巴·马东多是附近利萨拉（Lisala）地区的首席医疗官，这里恰巧是蒙博托总统（他的照片挂在每一面墙上）的出生地。我们再一次看到了一连串的名字：X 患病，她的丈夫 Y，还有她的妹妹 Z，然后是照顾她的某个村庄的姨妈 Z……这太难记住了，所以我抓起笔记本，飞快地记录下来。亚布库方圆 60 英里范围内，至少 44 个村庄受到影响。这些村庄中，绝大多数的第一批患者都去过亚布库医院。但马桑巴说，也出现了非常多的第二批感染，换言之，没有去过亚布库的人也患病了。几乎所有患有出血热的人都在一周内死亡。

恩戈伊点点头："每个人都死了。"他只听说过 1 名幸存者，也许是 2 名，但他的患者都没有挺过来。

当我们前往亚布库时，听说死亡人数已经超过一百。我天生的怀疑主义精神开始土崩瓦解，我认为世界末日就要到了。卡洛斯神父和恩戈伊医生的经历，奔巴医院的报告，战战兢兢的飞行员，以及奔巴市民孤注一掷地逃离这个城市的行为，这次流行病显著的致病性、极高的病死率，加之扎伊尔特有的贫困和组织涣散，还有金沙萨疫情进一步扩散的可能性……所有这些拼凑出一幅清晰的图画。乔尔·布雷曼将之称为"这可能是 20 世纪最致命的流行病"。

"我们乘坐两辆路虎（其中一辆是卡洛斯神父借给我们的），沉默地穿过这片足有 30 英寸高，林深叶茂、无边无垠、生机勃勃的原始赤道丛林。不同色调的绿色洒在身上，浓密的树叶和粗壮的藤蔓，就像在《泰山》那部电影中一样。大自然的强大和无所不能，这是我以前从未感受过的，然而不知何故，这更加加强了我的预感——我们正走向可怕且不可控的境地。

我们在伊邦达的联合利华种植园停了下来。这里的工人很疯狂。他们对我们的到来期望过高，而我们的短暂停留显然让他们很失望，也让他们感到不安。女人们在小诊所周围大声唱诵，悼念刚刚死去的人们。已经死了很多人了。我们遇到了 3 名受到惊吓的和平队志愿者，他们躲在种植园里。其中一位金发碧眼的美国女孩，大约 20 岁，在恐惧之中她变得歇斯底里，泪流满面。我猜测即使没有神秘的致命的流行病，每天在伊邦达教授英语也是一件很不容易的事。我不知所措。乔尔安慰他们，保证只要有运输方式，会第一时间将他们带出伊邦达，送他们回家。

我随身带着在安特卫普用电子显微镜拍下的病毒粒子的照片，不知为何，我突然想拿出这张照片，让大家看看。这对大家产生了不可思议的安慰效果。我想这照片使得病毒看起来更加真实，而非超自然的事物，也许这种传染病也就没有那么可怕了。

驶出伊邦达市后，道路几乎无法通行，差不多就是泥和着水的泥坑，整个路面都被赤道的暴雨冲毁了。我们开车穿过一个又一个的小村庄，这些村庄仅有 10～25 个小屋。每个小屋像巢穴一样，依偎在高耸的热带树木脚下。目前在隔离期间，大约一半的村庄设置了限制人们活动的栅栏。老人们解释说，他们没有接到任何的官方指示，这样做是因为长辈们在天花流行时这样做过。我们询问村庄里是否有人生病，所有人都否认。我们无法核实这是否属实，但是告诉他们，如果有人生病，要尽可能地隔离患者，并且设法通知我们，也就是通知亚布库传教团。

4个小时后，泥土路突然变成了开阔的、清晰的道路，出现了几十间小屋，还有几间残存着油漆印记的红瓦屋顶的砖房。这里是这一地区的行政中心——扬敦吉（Yandongi）。这个沉寂的小镇大概有一千人，有几个殖民时期建造的砖房，还有几家几乎没有商品的商店。奇怪的是，扬敦吉差不多是比属刚果殖民地中唯一一个出现在弗拉芒文学作品中的村庄。20世纪60年代，殖民地官员耶夫·格瑞特（Jef Geeraerts）在书中云谲波诡地写到，这个地方充满令人狂喜的裸舞和原始狂野的激情，描写了一位地区官员助理在这个悲伤的小地方，发生的一系列隐晦的色情冒险经历。

接着，道路两旁再次出现了浓密的树叶，遮挡了视线。我们异常艰难地前进着，直到出现了一个咖啡豆种植园，然后是教堂和亚布库传教团红色的屋顶。在耀眼的阳光下，这景象看起来像是海市蜃楼。但是，干净整洁的院落，一棵棵皇家棕榈树和修剪完美的草坪，这一切看起来又是那么的真实。很难相信如此整洁有序，甚至是充满田园诗情般意境的地方就是亚布库，是神秘的致命病毒的传播中心。

小教堂右边的楼房是神父的住所，左边是修女们睡觉的修道院，然后是学校，后面是诊所。诊所和学校中间是一家宾馆。宾馆门前站着3位修女，年龄在40—55岁，还有一位留着白胡子的年老牧师，他们站在那里，好像等了一整天似地。

当我们几个人走上来时，女修道院院长玛塞拉修女（Marcella）喊道："别再靠近！待在封锁线外面，否则你们会死掉，像我们一样！"

虽然她说的是法语，但从她的口音中我能听出她是弗拉芒人，而且是来自安特卫普市附近的弗拉芒人。（我不是语言学家，但弗拉芒语方言非常独特，这位修女的口音带有这些特点。）我跳过用纱布绷带做成的、警告游客不要靠近的封锁线，和她握了握手。然后用弗拉芒语说道："你好，我是来自安特卫普热带研究所的彼得·皮奥特（Peter Piot）博士，我们是来帮助你们的，也帮助控制流行病的传播。你会没事的。"

随之发生的一幕催人泪下：玛塞拉修女、吉诺维瓦修女（Genoveva）和马里耶特修女（Mariette），她们紧紧地抓住我的胳膊，互相拥抱着，无助地哭泣。她们开始打破沉默说起话来。看着同事们一个接一个的死去，她们惊恐万分，现在如释重负似地喋喋不休。在我看来，她们认为我们是来拯救她们的，尤其是我，她们可以指望我。我很高兴懂得她们的方言，听懂她们的心声，了解她们此时的心态。

虽然这几位修女的年龄比我父母还小，但显得很苍老，声音也让我想起了我父亲的祖母——一位身材魁梧的圆脸女人。她在周围一带很出名，名叫莫·道尔夫（Moe Dolf），也就是妈妈道尔夫。（她的丈夫姓阿道夫，于1921年去世，所以她是阿道夫的孩子的母亲。）莫·道尔夫在鲁汶附近的维格马尔（Wijgmaal）村庄的一个农场长大，从未上过学。不过，她会算数，又很聪慧、顽强，是个很棒的厨师。她在维格马尔开了一家小酒馆，这家酒馆经过2～3倍扩建后，形成了一个包括舞厅、旅店、餐饮、便利店等的综合场所，成了附近雷米（Rémy）工厂男人们的社交俱乐部。雷米工厂加工淀粉，我曾祖父曾在那里做过机械师。邻居们在这里庆祝新生儿的诞生和新婚之喜，也悼念亡者。她的7个孩子和许多后代，包括我的父亲和父亲的母亲，他们从小就在店里端啤酒和招待客人，还要照顾后院的猪和鸡，打理菜园。

玛塞拉修女是一个身材矮小但意志坚定的女人，她应该是负责人，看起来有点像我的曾祖母，声音也有些相似。她有同样干练的双掌和宽宽的颧骨，但眼神里没有一针见血的洞察力，也缺少旺盛的活力。也许经过数周可怕的隔离后，这种筋疲力尽的状态也是情理之中的。很明显，对于她而言，我无论如何都是年轻而勇敢的救援人员的化身，一个离开家乡，可以将这里的生活回归正轨的人。虽然我是团队中最年轻、最没有经验，也很可能是最笨拙的一员，但是语言和相似的传统让我们紧密地联系在一起。

随后修女们说，她们看过书，如果发生流行病，必须建立防疫封锁线来控制疫情蔓延。她们真的这样做了，在避难的宾馆周围拉起了一根真的绳子。她们还在附近的一棵棕榈树上钉了一块警告牌，上面用林加拉语写着"任何通过这道封锁线的人都会死掉"。牌子上也指示来访者可以把留言放到树根旁，摇响铃铛。这些举动充分说明她们忍受着多么大的恐惧，这真是可怕又可悲。

在马里耶特修女为我们准备晚餐时，玛塞拉修女向我们展示了她的笔记本，上面记录了所有出血热死亡的患者，以及她认为与疾病相关的所有数据，例如最近的旅行情况等。17名医院工作人员中，有9人死亡。在传教团居住的60户家庭中有39人死亡，还有4名修女和2名神父。当描述患者的症状以及他们，尤其是修女姐妹们生前承受的巨大痛苦时，玛塞拉修女停顿数次。这几位修女都来自安特卫普东北部，在扎伊尔一起居住了6年多。在赤道森林附近的这个弗拉芒前哨基地里，她们自然而然地建立了深厚的情谊。

"我们已经做好了心理准备面对死亡，"她简单地说道，"我们整天祷告。"我知道对她而言，这只是简单地陈述事实，但这些朴实无华的话语让人感到窒息般的绝望，感觉一种看不见的疾病正在靠近人数不断减少的修女们。

玛塞拉修女继续读着她记录清晰的笔记，同时，我快速而潦草地记录下这些珍贵的信息。她记录了出现死亡病例的村庄的名字，以确定这种疾病是否与食用新鲜的猴子肉有关。村民经常在森林里寻找食物，而且校长，也就是我们的"零号患者"带回了几只猴子和羚羊尸体。她注意到在传教团诊所出生的新生儿死亡人数较多，还观察到他们的猪群死产率突然飙升。此外3个月前，扬敦吉地区的山羊也出现了疫病。

这些都是很好的线索。随后，我从猪的尾静脉采血，这对我而言是一种全新的体验。我们无法排除任何的可能性，但是玛塞拉修女的另一个假设随后被证实是完全正确的。"葬礼上一定发生了奇怪的事情，"她告诉我们，"我们一次又一次地观察到，参加葬礼的人会在1周后确诊患病。"

她显然是在向我们寻求答案，但我们也无能为力。我们的第一个任务就是提问。为了打破沉默，我给她们看了新病毒的电子显微镜照片，在随后访问的每个村庄我都展示了这张照片。修女们也被这蠕虫般的结构深深地吸引住了，这就是在附近造成极大痛苦和巨大破坏的元凶。

乔尔将我们带来的物品交给了修女们，比如汽油等必需品，还有一些安慰品，比如高达奶酪、啤酒、一些信件和弗拉芒报纸。虽然我们无权这样做，但我们一次又一次地告诉修女们，在流行病结束之前我们会陪着她们。尽管我们可能在金沙萨和奔巴间往返多次，但不会遗弃她们。

皮埃尔建议，从第二天开始我们分成3个小组，每个小组一辆车，并系统地访问尽可能多的村庄，进行初步的流行病学调查，找到活动期病例，向患者提供我们可以采取的所有基本护理，同时确保患者处于隔离状态，并在必要时不举办葬礼，直接掩埋尸体，以防止病情进一步蔓延。

然后，我们简短地参观了医院。这家医院是由几个带红色金属屋顶的小型方形帐篷组成，帐篷间通过有篷的走廊相连，就像恩加利埃马诊所一样。这里空空如也，大多数患者因担心被传染而逃走。几个照顾患者的修女去世后，这里最终被彻底地关闭了。房间很干净，几乎看不见血迹，但作为一个医疗中心，这里非常简陋。外科手术室更是简陋到无法想象的程度，只有一张高高的带着塑料床垫的床，我没有看到任何麻醉设备。不麻醉怎么做手术呢？

我们带来了柴油，修女们用这些柴油启动了传教团的发电机，所以在漆黑的热带夜晚里，我们有了一线光明。修女们准备了弗拉芒黑炭，晚上的大餐是传统的弗拉芒冬式啤酒炖菜。我们坐下来，在热腾腾的热带暑气中享受着美食。对我而言，这种效果略显可笑，但我也看得出对修女而言，这顿饭几乎带来了神奇般的安抚作用。我们带来了啤酒和葡萄酒，让·弗朗索瓦·鲁波尔给里昂神父（Léon）带来一瓶尊尼获加（Johnny Walker）威士忌，这瓶酒被沉默寡言的神父喝掉一半。修女们喝了几杯多宝力强化葡萄酒，她们小口地抿着，小心翼翼地控制着夜晚的饮酒量。这似乎是自1个月以来，也就是9月20日贝亚特修女（Beata）去世以来，她们第一次让自己放松下来，滔滔不绝地谈论着家人、宗教修会还有弗拉芒。

由于不知道病毒是如何传播的，也不知道病毒是否能以某种方式在床垫或亚麻等材料上存活，我们决定睡在女子寄宿学校教室的地板上。我们先用甲醛熏蒸，又用漂白剂擦洗。我筋疲力尽，但又再次无法入睡。有太多的景象和问题在我脑海中浮现。我们不知道流行病是否还在蔓延，蔓延得有多快。但我们正在接近它的核心，它很快就会出现在我们面前。我也想知道在扎伊尔人的葬礼上到底发生了什么，还有是什么激励弗拉芒修女与她的世界完全隔离，来到遥远的丛林中。在没有最基本的基础设施和沟通能力的条件下生活，在没有一位医生的情况下，如何经营一家拥有 100 张床位的医院？人们如何在这样的村庄生存？在这里，我如何能发挥最大的价值？

夜里，奶牛和其他动物的叫声此起彼伏。我走出门外，在最黑暗的夜幕中，没有了城市灯光的干扰，这里的星星看上去就像在我的头顶，几乎触手可及。我听到了独特而不祥的敲钟声。也许，人们正以这种古老的方式宣告着我们的到来。

第4章 埃博拉

当真相呼之欲出时，我开始兴奋——这有些像轻微地醉酒，让人激动。在距离家乡数千英里之外，没有任何一位家人到过的某个村庄中，在一间具有斯巴达式风格的简单而舒适的小女孩的房间里，我躺在地板上，意识到此时此刻将是我生命中的一个决定性的时刻，将在科学、地域，同时也将在情感和身体的各个维度中，对我起到决定性的影响。我面对的是完全未知的事物：全新的病毒，全新的大陆。在这里，即使是昆虫也极不寻常，蟑螂就像我的手指一样长，一样粗。但我没空去恐惧或担心，我感觉自己充满活力。

第二天早上，也就是 10 月 21 日星期四，修女们介绍了神秘流行病中仅有的 2 位已知幸存者。其中一位是已故的校长、传教团长老、也就是"零号患者"的妻子，名叫姆布祖·前－索菲（Mbuzu ex-Sophie；蒙博托总统禁止扎伊尔人使用基督教名字，强迫国家的每一位成员都改用非洲名字；那些继续使用以前名字的人需要加上前缀"ex"，即"前"字），是一位驼背而身材矮小的女人，她剃光了头发（我了解到在奔巴地区，通常悼念者们要剃光头）。虽然带着明显的病态，但她很健壮。她只是高热、头痛、疲劳、呕吐和腹泻，没有出血或其他内出血的迹象。另一位是医院的男护士苏卡托（Sukato），他报告了一系列类似的症状。虽然身体消瘦，但无法判断这是否与疾病有关。

如此迅速地找到 2 位康复患者真是一种解脱。如果能证实他们确实感染了这个神秘的病毒，并且说服他们献血，那么这 2 位幸存者就可以提供珍贵的血浆，这似乎是我们治疗其他患者的唯一希望。然而，问题是血浆分离设备在金沙萨。而且在此之前，我们还应该进行检测，确保血浆中没有活病毒。但是这些测试要在高度安全的环境中（如亚特兰大 CDC 的病毒学实验室）由高素质研究人员使用特殊材料进行。然而从金沙萨，或是亚布库，甚至是奔巴向亚特兰大运输有潜在致命性的物质非常困难，根本无法完成。换句话说，我们离开时，必须说服 2 位村民同我们一起返回金沙萨。索菲在这次流行病中，8 个孩子死去了 2 个，她的丈夫也死了。我们向她提出这个想法，她立刻拒绝了。虽然她愿意帮忙，但是她不愿意献血。

　　我们要在酷热的正午前出发，否则下午的暴雨会让行进非常艰难。从扬敦吉出发，有 4 条路（虽然从比利时的定义来看，这都算不上"道路"）。我们有 4 辆车：一辆是从金沙萨随我们空运而来，一辆是奔巴传教团卡洛斯神父借给我们的，还有 2 辆属于亚布库传教团。这意味着我们可以分头行动。我们的目标非常简单，了解流行病是否仍然活跃，如果活跃，那么活跃度如何，还有传播的地理范围有多广。掌握这些答案的唯一方法就是走出去寻找线索。我们还需要确定初步的可能风险因素，当然还有传播方式。由于到目前为止我们只有一个病毒样本，所以还应该从尽可能多的患者身上采集血样，进行确认。

　　我和皮埃尔·叙罗一起，女修道院院长玛塞拉修女开着她的老式路虎，我们组成一队向西出发。尽管没有任何通信设备，我们仍计划充当其他团队的"消防员"，在他们需要时随时支援。为了减少暴露在高危污染物的人数，从急性患者身上采血的任务就由我和皮埃尔完成。

　　当我们费力地沿着崎岖不平的道路蹒跚而行时，森林就像鲜活的生命一样发出了声音。一路上，我们在多个地方遇到路障——巨大的树枝和竹棍横跨道路。尽管整个区域应该处于官方隔离状态，但玛塞拉修女说村里年长的人决定建立路障时并没有收到医疗队或军事当局的命令，他们这样做是基于古老的认知和流传下来的应对天花疫情的经验。在1979年天花被彻底消灭之前，这个地区定期暴发天花疫情，遭受了毁灭性的打击。这些路障主要是由小孩儿和老人们把守，许多老人，不管男女都在抽着味道十足的大麻烟筒。在看到马塞拉修女时，他们默许了，放我们通行。

这些村落由几座紧密相连的村庄组成，村庄里的泥屋屋顶用香蕉叶搭建而成，屋外，在干叶遮阳篷下，细细的灶火整天燃烧着。我们很快就被村民们包围了。毫无疑问，我们去过的每个村庄，见到的每一位村民都听说过这种致命的流行病。几乎每个村庄至少有1人病死。我们尽可能多地搜集这些患者信息以及他们接受过何种治疗，我们注意到几乎所有的尸体都被埋在自家屋后。此外，除了路障之外没有任何隔离或预防措施，显然只有路障是不够的，因为人们不经意地提到家人可以自由跑到其他村庄，照顾亲人。

但是在最初走访的几个村庄里，村长们报告说没有活跃的病例。虽然我对此有些怀疑，但也认为他们没有理由隐藏一个垂死的患者。

走访了大概五六个村庄之后，村民把我们带到一个小屋里，里面躺着2名患者，他们是一对夫妇。村民告诉我们，这对夫妻已经病了许多天。我们站在小屋的外面，穿好护具，戴上手套，套上长袍，戴好摩托车护目镜和纸质外科口罩，我们还戴上了全面罩式呼吸机，这可以将空气完全隔离，对预防通过空气传播的病毒非常有效。但是在炎热的正午，我们戴着这些设备简直是一种煎熬。这是我第一次走进非洲村屋，而我们那一身宇航员似的装备给村屋主人带来的震惊，不亚于他们带给我的。

生病的夫妇躺在酒椰垫上，垫子下面是用树枝堆成的矮平台。

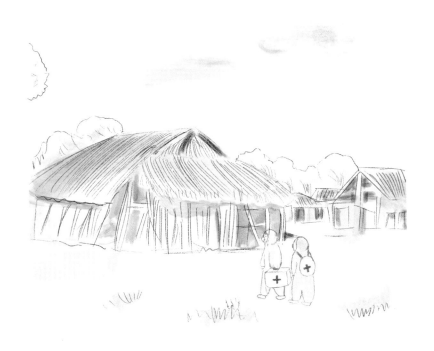

他们的嘴角、鼻子和耳朵周围都是黑色结痂的血渍，几只苍蝇一直趴在上面。身上也是深色的斑点，眼睛里充满了血丝。他们几乎无力移动。丈夫开始时断时续地吐血，痛苦极了。两人的眼睛与我随后熟知的艾滋病患者相似，但当时我从未见过，那是空洞的，如幽灵般死亡的眼神，有人将其形容为"玻璃眼"（glassy-eyed）。

　　凭借简单而巧妙的护理方式，皮埃尔·叙罗溜到床边。他向妻子点点头，让她放心，然后将一支注射器插进她的胳膊。我就那样呆呆地看着，不知道该如何帮忙。我知道我们无法给患者提供任何治疗。虽然我们有广谱抗生素四环素，有强烈止泻药洛哌丁胺，但这些都没有用。

　　当皮埃尔从妻子胳膊抽出血时，她的丈夫最后一次因窒息而挣扎，最终停止了呼吸。

我见过死人，在医学院时，我解剖过尸体；在医院实习时，我所在的病房偶尔会有患者病逝；在比利时根特的急诊室工作期间，我也遇到过死于暴力攻击的患者。我原本以为我已经习惯了，但是去世的人大多数已经被注射了镇静剂，他们是安静地离开人世——虽然很不幸，但却是在干净的环境中，大家也有心理准备。然而现在眼睁睁地看着患者在我面前死去，这于我而言是从未有过的。

我和皮埃尔都僵住了，其他村民会有什么反应？他们会认为是我们穿戴着可怕的装备，杀死了这个年轻人吗？我瞥了一眼皮埃尔，看到他也在颤抖，同样的想法在我们脑海闪过：如果这个人在皮埃尔抽血的时候断气，村民很可能会杀了我们。我们向村民们解释了刚刚发生的事情，告诉他们要立刻掩埋尸体，而且要戴着手套进行，不要做任何的清洗，也不要举办任何葬礼。我们给村民留下了几副手套，然后迅速地离开了。

那天早上我们见到了8位患者，但没有一位像第一对夫妇那样生命垂危。所有人充血的眼睛都是呆滞的，有几个还有严重的腹痛和七窍流血。我们还看到一些人声称也染病了，不过症状比较轻，只是面部肿胀、头痛、高热及胸腹痛，没有出血症状。我们征求他们的同意，采集血样进行抗体检测。但这很困难，他们似乎认定这次的流行病与某种巫术有关，说服他们的任务落到了马塞拉修女身上。

虽然他们不愿意在马塞拉修女面前讨论这个问题，但大多数人将康复归功于恩甘加·基西（nganga kisi），也就是草药师或巫师。我和皮埃尔都注意到这一点，随后我们讨论了获取信息面临的难题，即出于宗教或医学原因，翻译人员很可能会不认同某些答案。

一路的瓢泼大雨，我们颠簸着、艰难地行进在丛林小路上，此时我们仍处于错愕之中。就这样我们返回了传教团。修女们已经准备好了下午茶，我不记得到底吃了什么，但是修女们主要吃非洲食物：富富粥（foufou porridge，译者注：在非洲和加勒比海地区是许多国家的主食，通常用木薯粉制作，也可以用粗面粉或玉米粉代替）、当地的大米、山羊肉或鸡肉，或是森林里的野味。有一次我们甚至吃了猴肉——啤酒炖猴肉，用新鲜的猴肉做成的典型的弗拉芒式炖肉。我们吃完才知道吃的是一只小猴子，可能是非洲绿猴（*Cercopithecus aethiops*，译者注：生活在靠近河和溪流的热带草原地区，产自东非苏丹、埃塞俄比亚）。考虑到猴子可能是这次疫病的传播媒介，这样做非常不明智。但我们对修女们难于启齿，于是我安慰自己，猴肉经过烹饪，肯定不会有活的病毒了。

当天下午晚些时候，马塞拉修女用一台老旧的无线电与位于利萨拉的修会传教团联系，虽然这部无线电支零破碎，却是亚布库与外界联系的唯一方式。她在利萨拉的同事替金沙萨的卡尔传口信给我们：马英嘉，也就是那位我们曾拜访过的恩加利埃马诊所的护士已经病逝了。换句话说，玛格丽特·艾萨克森从南非带来的马尔堡康复患者血清对患有这次流行病的患者无效。

那天晚上，我们对局势的严重性有了新认识，一种真正的患难真情在我们心间涌动。CDC的乔尔·布雷曼是我们的队长。他非常幽默，是一位经验丰富的野外流行病学家，也是应对天花的老手。皮埃尔·叙罗是我真正的灵感来源，50岁，烟不离手。他走过的桥比我走过的路还多。尽管如此，他从不会挖苦或轻视我们，而是温柔礼貌地对待每一个人。在奔巴加入我们的公共卫生地区主任马桑巴博士是一位出色的组织者，他似乎无所畏惧。比利时人让·弗朗索瓦·鲁波尔负责后勤工作。他的父母在扎伊尔有一个养牛场，他在那里长大，会讲林加拉语和刚果语。危难关头，他们会伸出援手。

那天晚上围坐在灯火通明的宿舍附近，我有些愕然，眼前的景象让我联想到比利时人、美国人、法国人和扎伊尔人去酒吧的那些笑话。

* * *

接下来的2天里，我们每天早上都去村庄巡视，尽可能多地采集血样，记录下获取的每一个可能有用的细节和数据。我们看到患者口腔周围有血痂，或是牙龈肿胀渗血，耳朵、鼻子、肛门和阴道也在流血，他们无精打采，毫无生气。

去到的每一个村庄，我们都同村长和年长的人会面。大家仪式性地传递饮用同一杯经粗糙蒸馏的阿拉克香蕉酒，但是皮埃尔勇敢地拒绝了（也或许是出于常识）。在此之后，我们让他们描述对这次流行病的认识，患者和死亡人数、日期，以及据他们所知现在是否还有人病着。我们遇到的每一位村民，都会询问他们的日常行为，与动物的异常接触，森林的新开垦区，食物和饮水，旅行，与商人的联系等。

我们了解到，许多家庭被迅速传播的病毒摧毁。其中一个家庭，患者是一位产妇，她在亚布库分娩，几天后就病逝了，紧接着是她刚刚降生的婴儿。她13岁的女儿前往亚布库照顾新生儿，在返回家乡的几天后也病逝了。在这之后是照顾产妇的婶婶、叔叔，另一位是照顾叔叔的女性亲戚。病毒在人与人之间传播的能力极强，令人毛骨悚然。

我们熟记这一阶段的使命，只能在这里停留3～4天。作为先遣部队，我们要为后面大团队的行动做准备。大团队会努力建立控制疫情的体系，并为进一步的研究奠定基础。我们的工作是记录事实，掌握基本的疾病流行趋势，采集急性患者样本。如果可能的话，找到康复患者。他们可能会献血，来帮助治愈患者。

我们正在执行采集样本，收集数据，并且列出大团队可能需要的基本的后勤设备的工作。但我们知道，从人性的角度，这还远远不够。我们要阻止病毒传播，阻止它夺去更多人的生命。

神秘出血热的流行病曲线开始显现。典型的流行病曲线非常简单：以新增病例的数目和时间作图，最简单的暴发模型是，受感染的人数缓慢增加，然后迅速增加，在图表的正中央达到峰值。一旦病毒感染了所有的易感染者（体弱者或易接触的人），新增患者的速度开始下降，直到不再有新的感染者出现。

我们所有人都知道现实生活中有许多例外：不可预料的异常数值，新增病例数突然增加或是延缓降低，流行病传播中二代感染和三代感染造成的复杂性等。但是每到夜晚，当我们抄录数据，并且根据探访的结果和笔记作图时，我们发现尽管看起来死亡人数仍在增加（死亡过程非常恐怖），但我们很可能已经非常接近亚布库传教团附近的新增病例的最高点，至少目前看来是这样的。

这是一个巨大的安慰。但另一个结论也初具雏形，并且应对起来让人更加的不安。这次神秘流行病中几乎每一位患者都可以通过两个因素联系在一起。其中一个因素是葬礼：许多病逝的人曾参加感染者的葬礼或是与死者有过亲密接触。另一个因素出现在亚布库传教团诊所：几乎每一位早期患有此流行病的患者都在病倒的前几天在这家诊所的门诊就诊过。

一天晚上，当我和乔尔画图分析不同地点、年龄、性别出现的新增病例数时（与乔尔一起工作就是真正的学习，这简直是超级棒的流行病学速成课程），我们对疫病的传播方式有了近乎确定的推断。从当时掌握的数据来看，流行病似乎不是依靠气溶胶传播。但是尤其突出的是，在 18—25 岁年龄组，女性的死亡人数至少是男性的 2 倍。我们知道在医院和葬礼上发生了可疑的事情，但死亡人数的差别才是真正的线索。这个年龄段的男性和女性有什么不同呢？

我们这一群男人真的花费了一些时间才找出答案。女人会怀孕！而且确实，几乎所有死去的女性都已经怀孕，尤其是在这个年龄组，他们都曾参加过亚布库传教团的产前护理。

马桑巴和鲁波尔是第一个弄清背后原因的人。注射维生素通常毫无意义，但是许多非洲村民认为维生素至关重要，对他们来说，用注射器注射的行为是西方医学的象征。因此，在这个地方，有 2 个词语形容西医。任何口服的东西都是"阿司匹林"（Aspirin），这个词语的象征意义比较弱；另一个词语就是注射的药物都称为"达瓦"（Dawa），象征着对症药，也就是强劲有效的药物。

应该再去一趟亚布库医院了。

明确此行的目的后，传教团医院里空空荡荡的房间和金属床架似乎更加令人忐忑——冷酷无情的杀手。快乐年轻的准妈妈们来到医院接受关爱，却带着致命的病毒离开。我们来到储藏室，在大包装、多剂量的抗生素和其他药物中寻找。这些药瓶的橡胶塞上有多个注射器的针眼。有一些药瓶已经没有了橡胶塞，只用一个简单的绷带堵住。旁边是几个大号的玻璃注射器，大概有五六个吧。

我们礼貌地向修女们了解情况。吉诺维瓦修女很随意地告诉我们，每一位患者都是重复使用这几个注射器。她告诉我们，每天早上，这些注射器都在开水中迅速煮一下（这过于简单、草率），产房里使用的产科器械也是这样处理的。然后一整天，她们会反复使用这些注射器，中间也只是用无菌水简单地冲洗。

她确信修女们给所有关爱中心的孕妇都注射了维生素 B 和葡萄糖酸钙。葡萄糖酸钙是钙和葡萄糖酸形成的盐，这种盐在怀孕期间基本没有医学价值，但是能提供能量，而这种短暂的"能量"使得葡萄糖酸钙在患者中非常受欢迎。

换句话说，护士们在系统地向每位接受产前保健的妇女注射无用的物质，并对前来寻求帮助的患者也是如此。为此，她们使用未经消毒的注射器，这助长了病毒的传播。因此，几乎可以肯定，她们无意中杀死了很多人。看起来唯一对这次流行病的传播有阻碍效果的就是村民的智慧，他们看到许多患者来自医院，因此逃离了这里。他们知道至少要设置一些通行路障，建立起形式上的隔离。

修女们是完全忠诚的女性。她们很勇敢，在处于无法想象的困境中，尽可能地适应和应对。她们也很友善，和我们同吃同住，时间似乎比4天要长得多。每天晚上，她们一边小口品着苦艾酒，一边给我们描绘童年的村庄。每天晚上，最后讨论的内容都围绕着同一个主题——这次的流行病。谁最先染病，什么时候发生的，如何发生的。还有对感染的恐惧，以及患者和同事死亡时的可怕景象。我认为，在流行病形势变得可控或不那么恐怖之前，她们会一直思考这场令人恐惧的流行病的全貌。她们就像是故事中的英雄，当然也是殉道者。

现在在某种意义上来说，她们也成了恶棍。我不知道如何开口向修女们说明，病毒的扩散和传播极可能是由于她们的操作和缺乏训练造成的。最终，我认为我们可能还是太过礼貌了，因为当我们委婉地告诉修女们初步的结论时，我完全不确定她们是否真正地理解了我们的意思。

* * *

保温瓶里装满了血液样品，我们要把这些样品送到实验室进行分析。经过大量的劝说工作，2名幸存者，苏菲和苏卡托答应和我们一起到金沙萨做进一步的检查。如果血液中确实含有病毒的抗体，他们也同意我们提取血浆。是时候返回奔巴了，我们和飞行员约定在奔巴汇合，他们会带我们返回金沙萨。

我和皮埃尔·叙罗一致认为没有必要全员返回。我们认为应该派人长期驻守在这里，哪怕只是起到安慰的效果。我们在这里，会减少修女们孤军奋战与疫病斗争的恐惧感（某种程度上，对村民也会产生同样的效果）。目前在亚布库仍有活动期病例，我们无法预知流行病会不会再次猛烈地暴发。然而，尽管皮埃尔通过无线电对卡尔·约翰逊苦苦相劝，我们接到的命令仍是全员返回。

但是当我们返回奔巴时，根本没有飞机。1天后，当飞机发动机的轰鸣声划破天空时，我们匆忙赶到机场。然而，飞机在我们头顶盘旋，没有着陆就飞走了。日子一天接一天的过去。我们收到通知，原因是飞机没油了，然后是全国性的节日，再然后是天气不好。就在此时，我们带来的制造干冰的二氧化碳压缩罐也用光了。我们得把干冰放到血液样品周围，因此不得不从暂住的奔巴传教团开车前往伊邦达，去说服联合利华种植园的官员允许我们将这些小型的传染性"炸弹"放入冷冻室，还要祈祷再祈祷他们的发电机不会停止运转。

在非洲，你得学会等待。最初你会被烦躁的情绪困扰，但是几天后，与绝大多数情况一样，这种情绪会逐渐消失。你学会了坐在阳台上或是树荫下聊天，或是点头示意，也学会了安慰自己，飞机来时我们会听到的。这是一堂美好的人生课程。

我和康复患者苏卡托相处了很久，他懂一些法语，也可以为苏菲翻译。苏菲已经想念留在亚布库的孩子们了，他们都没去过奔巴。特别是苏菲，她是一个非常谦虚和虔诚的基督徒。对他们2人来说，这个破败不堪的小镇似乎代表了大城市里可怕的诱惑和腐败。每次，当地人像看森林野人一样地上下打量他们，并显露出嘲笑时，2人都会感到羞愧。我和皮埃尔从诺格拉杂货店给他们买了些衣服，这样他们会感到安心一些。但当想到他们要如何应对真正混乱的大都市金沙萨时，我有点焦虑。

我也和卡洛斯神父聊天，他真是一个怪人。现在，他仍住在奔巴，我们通过电子邮件联系！他当时30岁出头，比我年纪略大。尽管他喝啤酒，穿耶稣式凉鞋和用当地蜡布做成的短袖衬衫，但他看上去像是完全不同的一代人。他继承了西弗拉芒家人的财产（我听说他父亲是银行家），并把钱都用在了奔巴。他支付项目费用，帮助人们摆脱困境。他完全适应了环境，用看似流利的林加拉语讲经，掌握了真正令人钦佩的外交和谈判技能，他几乎是一个可以与当地专员平起平坐的权威人物。

同卡洛斯相处，就像和修女们相处一样，我感受到了浓厚的比利时文化，远比在家乡时的感触更加深刻。尽管闷热，但我却乐在其中地享受着气味浓厚的传统冬季美食，还有他们的方言。所有这一切看上去都是20世纪50年代的比利时风俗，它们相互交织，散发出浓郁的比利时气息。每天工作结束后，他们一起吃饭、祈祷，然后围坐在一起，小口喝着 Elixir d'Anvers 等古老的弗拉芒利口酒。他们边喝边聊，幻想着在古老的弗拉芒村庄发生的奇妙故事。对于他们来说，对家乡的记忆定格在了自己以及父母的童年。我知道他们眼中的家乡部分源自于想象，但其中一部分也构成了生我养我的地方。这就是我的同胞们思考和认识世界的方式。

我知道我已经离开了家乡。我与修女们的共同点远不及与这一群随机拼凑起来、来自不同地方的科学家们多。我们这支科学家队伍将联合起来，共同对抗无人知晓的病毒。

* * *

4天后，我们终于等来了飞机。然而飞行员拒绝让2位康复者登机，也不让我们带上病毒样本。他们带着一堆的建筑材料，给驻扎在奔巴的将军，以便他们在附近村庄建造别墅。他们也计划打破隔离禁运，希望可以运回一大堆当地的产品。值得庆幸的是，似乎还没有让·弗朗索瓦·鲁波尔解决不了的后勤问题。最终飞机带着所有人员，在倾盆大雨中起飞了。一路上，我们在上下颠簸中飞过一排排的树林。

抵达金沙萨后，我们护送苏菲和苏卡托到恩加利埃马诊所。在那里隔离的人没有出现症状，但这也意味着到目前为止，我们没有在任何一份血液样本中检测出抗体。苏菲和苏卡托的血液，就像我们带来的小瓶一样，异常珍贵。

恩加利埃马诊所的医务人员仍然高度恐慌。让气氛更加阴郁的是，世界上仅有的2～3个负压隔离床从约翰内斯堡运到了这里。这是一种密封的帐篷，由于是负压环境，基本可以保证病毒不会扩散到帐篷外。这台负压隔离床就冷冷地放置在恩加利埃马诊所的一个特殊房间里，准备在国际队员发生感染时使用。一般如果团队中有人感染了病毒，感染者就会被包裹在这台机器里接受治疗，或度过为数不多的日子。这台超级复杂的机器需要经验丰富的专业人员操作，而且很难说机器会按设定的方式运行。

盯着这台设备，我想起了幼年时的记忆：人工呼吸机。1958年，当时我9岁。那年比利时举办了世界博览会。我的父亲曾在比利时农业和园艺促进局工作。博览会期间，他负责监管其中一个展厅。从4月到10月，每个星期天下午父母都会带我们到博览会。这毋庸置疑地成为我童年时期最兴奋的事情。我的弟弟妹妹们太小，还不能自己随意地参观，但爸爸妈妈允许我在这1平方英里的未来展厅中自由漫步。

这里有色彩缤纷的玻璃缆车，就像《杰森一家》（*The Jetsons*）动画片里的一样。一座闪闪发光的纪念物原子球塔（the Atomium）

展示出分子的化学本质。这座原子球塔位于悬臂式展馆之上，转角、球体和弯曲的钢板若隐若现。巨大的露天广场每天开放到凌晨4时。我们可以搭乘火箭，从展览馆的一边穿过未来城市，这里有装饰着奇妙的小玩意儿的屋子，再飞过银河系来到火星，最后返回地球。这里有分发巧克力棒的机器人；有制造和分装可乐的机器；有带手推车的矿井；有炼油厂的模型。这里还有拥有奇怪肤色和稀有瞳色的不同人种。有塑料展馆、爆炸物展馆、化学展馆、摄影展馆、玻璃展馆，以及可以想到的每个国家和国际组织的展馆。

但是只有两个展馆吸引我不断地前往那里，驻足参观。俄罗斯馆内有一颗人造卫星，就是一个小银球，悬挂在一副巨大的、眉头紧锁的列宁雕像下面。当时，距离俄罗斯第一次太空飞行仅1年之隔，而这里就成了探索外太空，探索另一个世界的真实象征。

在隔壁的美国馆里，有一个人工呼吸机。这是一个可怕的、密封的玻璃容器，可以帮助人呼吸。在某种程度上，我认为这丑陋的圆柱形笼子对我的生活产生了深远的影响。当时，每个人都害怕脊髓灰质炎病毒，直到1962年才出现口服疫苗。如果感染了这种病毒，患者可能会瘫痪，也可能无法自主呼吸。借助人工呼吸机可能是患者长期生存的唯一希望。我想，可能就是这种像被囚禁在笼子里度过余生的噩梦般的景象，促使我照顾患者。我陷入沉思。难道就没有其他更好的办法吗？我不安地离开了负压隔离床。

* * *

现在很明确，这次流行病的元凶不是马尔堡病毒的亚种，事实上这是一种新病毒（致命性可能更强）引发的出血热。更多的国际人士飞到这里，加入我们的队伍。我的朋友吉多·范·德·格伦也带着充足的设备来到恩加利埃马诊所，用于建立野外病毒学实验室。几天来，他一直在塑料隔离器里工作，这种隔离器就是在实验工作台上罩一个塑料帐篷，然后通过向内伸出的塑料手套操作，内部用一台小型电动泵维持低压环境。他微笑着递给我一张纸条，上面是我们的老板斯特凡·帕坦写的临别嘱托。他再一次催促我要竭尽所能地抓捕尽可能多的蝙蝠，并告诫我要警惕美国队员和法国队员可能会给我设下的陷阱。而帕坦自己则回到比利时，继续他在医院和学校的工作。

另一个新加入的成员是年轻的 CDC 职员——乔·麦考密克（Joe McCormick）。他戴着眼镜，穿着保罗·麦卡特尼式的流苏衫。他中断了在塞拉利昂对拉沙热的研究工作，计划从扎伊尔东北部的伊西罗（Isiro）前往苏丹南部地区，那里正在暴发另一种神秘的、同此处十分相似的传染病疫情。

我们向国际委员会提交了全面的报告，包括初步的结论和绘制的流行病学曲线草图。这次疫情很有可能已经达到感染人数的峰值，但亚布库周围仍有至少十几人患重病。那里几乎没有隔离检疫措施，所以再次出现较大的突发事件或是另一波感染疫情的可能性仍然存在。此时，即使我们对亚布库的疫情判断正确，只要有感染者来到金沙萨或其他任何主要的城市，那么疫情肯定会暴发。而且，亚布库的物资情况非常艰难，一切都要靠飞机和直升机运输。

卡尔订购了无线电和实验室设备。他开始筹划在亚布库和其他重要村庄附近建立一个特殊的医疗中心，以便将患者与家人隔离。这个医疗中心必须有高度安全的住院病房、配备有离心机和其他血液分析设备的高度安全的野外实验室、分离疑似样品的隔离区，还要有可以获得血清捐赠和患者就诊的门诊病房。此外，重症患者需要从村庄转移到这里，这意味着每天必须有直升机随时待命。

可以推算，建立这样的一个治疗中心最快需要几周的时间。在此期间，我们每天都在开会，我讨厌这样。我一点也没有意识到开会将成为我今后生活的一部分。在每一次没完没了的会议尾声，我和皮埃尔都提出要迅速回到亚布库。我们答应修女们和奔巴的人们，会回去的。我们与修女们无法直接沟通，唯一的媒介就是朔伊特修会位于金沙萨总部的无线电话务员，他们不定期地转达利萨拉传教团传递的信息。话务员收到的每一条来自那里的信息，结尾都是修女们请求我们返回奔巴。

　　就这样几天过去了，我们所有人仍住在福梅特罗办公室外搭的帐篷里，仅玛格丽特·艾萨克森有自己的房间，这对于一群争强好胜的男人来说可不是一件容易的事。一天深夜，我们喝着卡尔的肯塔基波本酒——酒瓶带有把手，大概有半加仑，讨论着新病毒的命名。皮埃尔提议为"亚布库病毒"，这个名字简单，而且我们大多数人已经这样称呼这个病毒了。但乔尔提醒我们，以地名命名如此致命的病毒可能会抹黑这个地方。拉沙热病毒就是于 1969 年在尼日利亚（Nigeria）的拉萨小镇上被发现的，而这个命名给当地人民带来了无尽的问题。卡尔·约翰逊喜欢以河流的名字命名病毒，他认为这样可以避免地理上的相互指责，如 1959 年在玻利维亚发现的马丘波病毒。很明显，那天晚上他也想在扎伊尔如此操作。

　　但是我们无法将新病毒病名为雄伟的刚果河，因为当时已经有一个病毒被命名刚果–克里米亚病毒（Congo–Crimean virus）。亚布库附近还有其他河流吗？我们集体聚到一幅钉在福梅特罗走廊上的不太大的扎伊尔地图的周围。在这张地图上，距离亚布库最近的河流似乎是埃博拉河（Ebola），也就是林加拉语中的"黑河"，但这似乎有些不恰当。

　　实际上，出血热与埃博拉河之间没有任何联系。而且，埃博拉河甚至都不是距离亚布库传教团最近的河流。但是，在完全疲惫不堪的状态下，我们最终称这一新发现的病毒为"埃博拉病毒"。

第 5 章　一场虚惊与直升机

有一个直接的方程式，决定着流行病的生与死。当然，也因此决定着人类的生与死。之后在罗伯特·梅（Robert May）和罗伊·安德森（Roy Anderson）的经典著作中，我学习到了这一方程式。罗伊·安德森在疫情发生的 30 年以后引荐我来到伦敦的帝国理工大学工作，当时他已经是这所大学的校长了。这个方程式的变量是 β，毒力（virulence，病毒传染的能力，也就是在被感染个体和易感个体的接触中，病毒传播的可能性）；c，接触（contacts，平均每个被感染个体每天的接触数量）；以及 D，持续时间（duration，具有传染能力的天数）。这 3 个变量结合到一起就可以得出一个数字，也就是基本传染数（Basic Reproductive Rate），用 R^D 表示。这一数值决定了传染病的传播速度，以及它是否会自行消亡或发展成为长期的流行病。

$$R^D = \beta c D$$

如果 $R^D < 1$，流行病会逐渐消失；如果 $R^D = 1$，将会变成地方流行病；如果 $R^D > 1$，可能会发展成不受控制的大范围的流行病。问题是埃博拉病毒属于哪一种呢？

在最初随访的 21 个村庄中，我们发现有 148 位患者死于埃博拉病毒病，12 位患者出现抗体。换句话说，有 12 人被确认为幸存者。这表明埃博拉病毒的病死率是天文数字一般的 92.5%。尽管我们还没有在人群中进行血清学调查，不能排除存在类似其他病毒的无症状感染者。我们怀疑至少在某些家庭中埃博拉病毒具有高度传染性，但还不知道传染是如何发生的，传染性又有多强。但它的潜伏期非常短，而且在极短时间内导致患者死亡（从最初接触到死亡仅14天），因此，具有传播能力的时间不长。

虽然 β，也就是毒力对我们非常不利，但是极快的死亡速度 D，从流行病学的角度来看是有利的。尽管这很矛盾，但是由于患者的死亡速度过快，根本没有太长的时间传播病毒。当然，我们仍要想办法提高患者的存活率，还需要降低每个患者与外界的接触次数 c。

在这方面，我们非常幸运，埃博拉病毒还没有在金沙萨暴发。金沙萨是一个庞大的、四通八达的大城市，这里人与人之间的接触几乎是无法控制的。目前埃博拉病毒仍然仅在偏远的亚布库地区流行，并且得益于村里老人们自行建立的隔离措施，我们希望流行病会自行消亡。

我在卡尔的命令下，被迫留在了金沙萨。我喜欢金沙萨，这座城市很大，远大于布鲁塞尔。这里也极富激情，可以包容一切，并且到处充满喜悦，整个城市也因此而熠熠生辉。晚上没有工作的时候（大多数日子都是如此），我和吉多会去吃烧烤马鲅（Capitaine，一种白色的河鱼），还要配上最辣的非洲霹雳辣椒（pili pili），一起食用当地称之为"cossa-cossa"的大虾。然后我们会乘坐出租车来到位于玛同格（Matonge）的酒吧，沉浸在这座疯狂大都市的浓郁氛围中和刚果人民美好而欢快的韵律中。我们一边喝着当地人酿造的称之为"Primus"和"Skoll"的啤酒，一边与扎伊尔人和外国人谈论着当地和国际的政治。我学会了在巨大的镜子前（通常是舞厅的特色）与一群开怀大笑的女人们扭动臀部跳舞。她们用同情的眼神看着我这个可怜的、四肢纤瘦的外国人。

但是我来到扎伊尔不是为了学习跳舞。

我在金沙萨的 3 家主要医院花费了非常长的时间，包括以蒙博托的母亲命名的玛玛·叶莫医院（后来我才注意到独裁者们对自己的母亲有多么的尊敬）、恩加利埃马诊所和山上的大学医院。抛开名字的差别，后者在基础设施和设备方面是最差的，但却拥有非常称职的医生。在过去的 1 周里，除了皮埃尔·叙罗之外，在金沙萨我诊治的出血热病例比其他任何人都多，这可能就是这个领域的世界级"专家"在一无所知中的必修课！这也是一个学习更多的中非医学知识、向机智的扎伊尔同事学习的好机会。他们中的许多人都非常聪明，但又不得不同时从事几份工作，还要经营副业，才能养活庞大的家庭，以及送子女去优质的学校读书。

我和恩加利埃马诊所临床实验室的负责人弗里达·贝赫茨（Frieda Behets）成了朋友。她很年轻，是实验室技术员，曾在安特卫普的实验室接受过培训。她是我在非洲工作期间遇到的最踏实、最有活力的人之一，并且无数次地在后勤和政治方面帮助我走出困境。（后来，她在非洲和其他地方的艾滋病研究中发挥了重要作用，现在是北卡罗来纳大学的教授。）她当时的丈夫，一名兽医，向我介绍了两个重要的地方：巴拉利马（Bralima，喜力啤酒）啤酒厂和位于恩塞莱（Nsele）的总统农场。啤酒厂不仅有受人欢迎的冰镇啤酒，更重要的是那里有大量的二氧化碳，可以用来生产干冰，这是运输病毒样本的必需品。农场则是另外一种更为珍贵的物品——液氮的来源。液氮主要用于保存奶牛人工授精所使用的精液，这也成了在 $-170℃$ 保存病毒的最佳材料。后来，在对蒙博托的鸡病和猪病进行微生物学研究中，我也帮助了恩塞莱的丈夫。

在此期间，在福梅特罗办公室，玛格丽特·艾萨克森快把我逼疯了。她坚持要求我们每天 3 次汇报测量的体温，因为发热是病毒感染的早期症状。虽然她是对的，但我早已不是青少年，我不堪其扰。

　　卡尔和皮埃尔·叙罗之间也有些争论，气氛比较紧张。我和皮埃尔想立即回到亚布库，而卡尔则认为为确保金沙萨的安全，等待设备的到来更为重要。这些设备已经打包在板条箱里，从美国发货，正在运来这里的路上。我当时沮丧极了。

　　就在这个时候我得了痢疾，开始发热。我感到头晕目眩，脑袋像缠着一圈老虎钳一样疼痛。作为团队中少数几个真正见过埃博拉患者的成员之一，我可能会过度谨慎，认为这与早期的埃博拉症状无异。在任何情况下，我们都严格地按照指示，报告所有类型的早期感染。但我知道，如果我真的这样做了，我会被塞进那个塑料包裹的隔离床里，由玛格丽特·艾萨克森照顾，并且一旦我的病情稳定下来，会被送往南非进行数周的隔离。

　　所以，我决定不告诉任何人，这一点是不可原谅的。我尽可能地隔离自己，但我太害怕了，害怕到无法向自己坦诚所冒的风险，以及置同事于何种危险的境地之中。不到 48 小时后，我退热了，我可能是随机感染了某种肠道寄生虫。我的自大收敛了一些，同时我也体会到了亚布库的修女和其他居民在这 2 个月内，在经历了一夜又一夜的发热，一个接一个的死亡后忍受的巨大恐惧。

　　然而一份报告指出，在距离金沙萨约 250 英里的基奎特（Kitwit）镇的一个监狱里也暴发了出血热。有 3 人死亡，据说还有 3 人患病。我自愿陪同经验丰富的扎伊尔雇员让·弗朗索瓦·鲁波尔前往那里。我们乘坐的飞机是扎伊尔航空公司的一架小型福克尔，我永远也不会忘记这次飞行经历。飞机上，只有我们 2 名乘客，飞行员告诉我们坐在飞机的两侧以保持平衡。我看着窗外的雨林，突然，福克尔开始侧向摇摆，我眼睁睁地看着其中一个发动机断掉，从飞机上掉了下去。我想这下完蛋了，但令人难以置信的是，飞行员安全着陆了。

基奎特也是一个悲伤而破旧的小镇，有一些陈腐的旧殖民时期的建筑和小屋。这里和奔巴一样脏乱不堪，甚至是有过之而无不及。这里同样没有电，也没有卫生设施。好多基础设施自独立以来不断地倒塌。

然而，这所医院却让我大吃一惊，这是我在扎伊尔工作的几十年里见过的最干净、管理最好的医院之一。这家医院由保罗·简塞格斯（Paul Janseghers）及其来自比利时发展机构的同事联合管理，并且配有合理的供给和积极的、称职的员工。可悲的是，后来比利时发展援助署调整政策，强调比利时人不能管理当地机构，因而撤销了对这家医院的资助。但是蒙博托政府的政策中不包括为其公民投资，改善当地服务。不出所料，这导致医院的基础设施和管理无法正常运行，随之而来的严重后果是院内传染病的暴发。1995 年基奎特终于还是发生了埃博拉疫情，造成 200 多人死亡。

1 小时内我们就确定了在这破败的监狱中没有发生埃博拉疫情。事实上，这些囚犯患有急性肝炎，伴有严重的肝脏坏死。由于有传闻这个国家正在发生神秘的、致命的流行病，这引发了当地人的恐慌。当地医疗机构已经进行了肝脏活组织检查，但由于通讯的不定时性，检测结果和样本还没有传到金沙萨。据说当时在扎伊尔，这个面积达美国一半的国家里，只有 600 英里铺设完好的道路，现在可能更少了。

我们驾驶着基奎特医院借给我们的汽车返回了金沙萨，在那里停留了一两天。最后，卡尔终于同意让我和皮埃尔返回亚布库。我们在 11 月的第一个星期离开了金沙萨，同时还带着美国陆军运送的大量食物（罐头和战斗口粮），来应付隔离带来的影响。虽然几罐腌制牛肉无法解决这里长期存在的饥饿问题，但无论如何，不管是奔巴还是亚布库都还没有到闹饥荒的地步。但是既然金沙萨收到了这些食物，我们索性就带了一部分到奔巴。

回想起来，这一切都非常不专业。自此，为了补偿，我变成了一个专业的人道主义援助者，这种个人慈善行为违反了所有的规则。事实上，我筹到的钱、雇佣的帮手还有建立的团队，对当地来说远比肉罐头更有用。

我负责后勤，再次为一个更大的国际团队，还有建立实验室做准备。扪心自问，虽然我确实有一些病毒学知识，但我真的没有任何能力组织这次长期的丛林探险。我的上一次的探险经历还是10年以前的童子军训练，还有高中暑期为土耳其和摩洛哥的旅行队准备专业的旅行服装。

离开金沙萨之前，我给格蕾塔打了一个电话，过程很曲折。即使是强大的福梅特罗办公室也没有国际电话线路，当地的电话线路也已经停用多年。但是，福梅特罗的一位行政人员认识电话公司的人，我去那里预订了长途电话。如果找对了人（而且恰好当时电话线路中的所有其他基站都匹配得当），在预定的时间，福梅特罗的电话就会奇迹般接通。然后接线员转接电话，但是无法预料通话会持续几分钟，然后线路又会断掉。随后，为你提供这项特殊服务的电话接线员会来到办公室，索要 matabiche，也就是小费。

格蕾塔很担心。比利时有少量关于埃博拉疫情的报道，所有来自扎伊尔的游客都必须接受体检。听到我要返回亚布库，并且要在扎伊尔再停留10天以上，她很惊恐。我感觉自己奇怪般的灵魂出窍了。对于她的焦虑，我很抱歉。让我欣慰的是，孕期她的身体正常，但是比利时的生活似乎已经离我非常遥远了。

我们再一次乘坐总统的 C-130 飞机飞到奔巴，飞行员也再次地在我们卸货期间没有熄灭引擎。货物刚刚搬离飞机，他们就飞走了。

注视着飞机从满是红色尘土的飞机跑道起飞时，我心里想，不知何时，以何种方式，甚至是能否再见到这架飞机。我们没有确定返回日期，而且离开奔巴的隔离区也没有别的交通方式。在前往卡洛斯神父传教团的路上，我大脑一片空白。

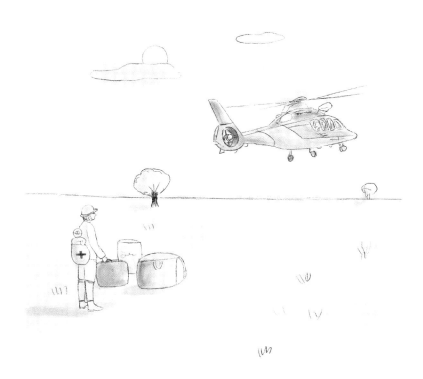

　　在恩戈伊·莫索拉博士的帮助下，我雇佣并培训了几个人，可以在奔巴城周围建立监控网络。他们寻找感染埃博拉病毒的患者，将出现症状的村民带到奔巴医院或是位于伊邦达的联合利华种植园的诊所。随后，我们抽血，检测埃博拉病毒抗体。加拿大疾控中心的帕特里夏·韦伯（Patricia Web）实验室快速地开发了检测埃博拉病毒抗体的试剂，随后吉多将其用在了金沙萨和亚布库的样品检测中。

我们还需要医务人员。恩戈伊告诉我们，当地的护士和医生已经几个月没有拿到工资了。他们属于政府雇员，工资来自于金沙萨。奔巴的医生和护士是巨大金字塔的底部，工资被一层一层发下来，同时也被一层一层（地区和地方）克扣，贪污的群体如此庞大，如此无耻，工资经常是所剩无几。

恩戈伊建议我们只需同意支付他们一段时间正常的全额工资。对我们而言这数目微乎其微，但对他们来说就是一份大礼。双方协商一致，公平地确定自己的酬劳，并且在实际中，可以获得预期的全部工资。

我们雇佣的移动监测网络人员都是男性。当时，我没有遇到要雇佣女性的特殊需求。我当时还未察觉，事实上我们去过的每一个村庄，遇到的都是男性。其中一部分原因是传统中，女人在田间干活并负担了所有繁重的工作。如果我们要求与女性，或某个特定的女人交谈，男人会说，"为什么？我可以告诉你你想知道的一切"。

我们在伊邦达的种植园，也就是我们上次来过的地方，建立了主要的后勤基地，因为这里有可以与金沙萨的联合利华办事处直接联系的无线电。因此，卡尔·约翰逊和其他人可以开车到联合利华总部直接和我们通话。这虽然是一件小事，但是相比于与利萨拉修女们时断时续地通话，这已经是一个巨大的进步了。

然后我们开车去了亚布库的传教团，现在这里每天都受到暴风雨的袭击。我们给修女们带来了包括信件在内的很多东西，这些都是我们在金沙萨的弗拉芒传教团的物流基地"Procure"收集到的。我还买了一个意想不到的小物件：弗拉芒语－林加拉语词典和语法书。我每天都要学习1小时，很快就记住了相当多的单词，可以进行非常基本的对话了。

几天后，一架美洲豹直升机，也就是蒙博托总统的另一架私人飞机，抵达这里听从我们调遣，随行的是 2 名飞行员和 1 名机械师。这位机械师是一名基班古教徒（Kibangiste）。基班古教属于基督教，由扎伊尔先知西蒙·基班古（Simon Kimbangu）创立。这位创立者于 1951 年在比利时殖民地监狱中过世。因此，这位机械师不喝酒，不吸烟，也不和女人厮混，但是 2 名飞行员却正相反。他们习惯了陪同总统蒙博托，在高度奢侈和毫无监督的情况下，周游国家。因此，他们对为我们办事深感不满，没有香槟，没有乐趣，也没有油水。在接下来的 6 个星期里，他们时不时地驾驶着大型的美洲豹直升机从一个酒吧飞到另一个酒吧，给女人们留下了深刻的印象。而我每天还要支付他们在酒吧的花销和燃料费用。出于已根植于心的弗拉芒人传统，我对此非常憎恨。

某些我们计划进行调查访问的地区，四驱车也无法到达，尤其是在雨季，所以我们需要美洲豹直升机。现在许多村庄道路完全不通，而且河水上涨，也无法蹚水而过。我们计划从乌班吉河（Ubangi River）向北前进，虽然这段路程在地图上显示只有 60 英里，但是陆路行驶会异常艰辛，可能需要一天或更长的时间。

这是我们第二次随访亚布库地区的每个村庄，一路向西依次是耶杭堡（Yahombo）、亚帕玛（Yapama）、扬邦佐（Yambonzo）、杨沟（Yaongo）、杨东迪（Yandondi）、耶堪戛（Yaekanga）、亚里塔库（Yalitaku）、亚弥萨库（Yamisako）、亚力康比（Yalikombi）、亚动杜（Yaundu）和扬古玛（Yanguma）。向东依次是亚利孔迪（Yalikondi）、亚莫列卡（Yamoleka）、亚蒙兹瓦（Yamonzwa）、亚里塞伦格（Yaliselenge）、亚速库（Yasoku）和亚莫蒂利（Yamotili）。这一座座的小村庄，像极了一个个小珠子，依偎在泥泞的小路上，蜿蜒穿过茂密的森林，消失在尽头。

进入村庄，我们坐在遮阳篷或大树下，周围的村民迅速地包围过来。孩子们的小肚子鼓鼓的，闪着明亮的眼睛；年轻的女孩们挺着丰满的乳房；40多岁的女人则乳房下垂；还有吸着大麻的年老的男人和女人们。我们尽量在早晨，赶在他们开始田间劳作前到达村庄。

随后我去参观酿酒厂，这些工厂为了防止偷盗，都隐藏在森林里。许多村庄都有简陋的酿酒厂：把香蕉扔到掏空的树干中发酵，然后依据当地的喜好用树叶或树皮调味，再把这些混合的东西放到盖有叶子的搪瓷罐中慢慢蒸煮。挥发的蒸气跑到空心的竹棒里冷却，再经过精心设计的自行车轮胎样的弧度，引导已经冷凝的液体。刚果的月光情人（译者注：酒的名称，类似威士忌）。我最喜欢的地方就是用一个小的矿泉水瓶来接住蒸馏出来的酒液（只有上帝知道瓶子是怎么到这里的）。

酒是盛在一个大家共同使用的烧酒瓶里，但是出于礼貌，我还是从中小口喝着。我偶尔会收集大家共同使用的大麻烟管样品。然而，我从未在盛有棕榈油炸过的毛毛虫或白蚁的盘子里取样，也没有收集村民熏制的猴肉样品。野味（松鼠或猴子）是最常见的蛋白质来源，村民们会用烟熏制，然后挂起来晾晒，直到肉变黑，变腐烂。这气味差极了，吸到喉咙里会让人窒息。

我和皮埃尔一家接一家地走访，询问了几乎所有与出血热有关联的人，并且在笔记本上记录了所有的细节。我们只在一个村庄里发现了几位死于埃博拉病毒病的妇女和儿童，却没有和医院或是葬礼建立联系。直到第二次走访那里，我们才找到其中的关联。我遇到一位幸存下来的女性，注意到她的额头上有划痕。我问她是不是最近划伤的，如何划伤的。她说："我们患有头痛，所以巫师做了这样的治疗。"

事情的经过是这样的，一位年轻女子去了亚布库的产前诊所，回来时出现了埃博拉病毒病的症状，包括典型的剧烈头痛。于是巫师用刀割开她额头的皮肤进行治疗。安全起见，作为预防措施，巫师用同一把刀，对村里其他几位出现头痛的女性也进行了割伤治疗。

随后我见到了这位巫师，他是位彬彬有礼之人，在一个与其他村庄小屋类似的房间里接待了我们。虽然破败不堪的泥地面上浸渍着不同的液体，但没有明显的神像或是面具之类的物品。我们询问他是如何治疗感染埃博拉病毒的患者，又是如何保护自己的。他礼貌地向我们展示了一件物品——家用漂白剂，购买于奔巴的诺格拉商店。虽然他把这作为传统药物用于村民们的治疗，但显然消毒剂就是他的药水和药膏中用于伤口消毒或患者治疗的主要成分。

这种做法毫无神秘色彩，只是一种普遍接受的常识。他是否还使用了其他传统的方法，或刻意隐瞒了魔法的部分，我们不得而知，但使用漂白剂可能确实挽救了许多生命。然而可悲的是，他并没有想到用消毒剂来给刀子消毒。

* * *

亚布库地区的最后一位埃博拉患者于疫情暴发的 2 个月后，也就是 11 月 5 日死亡。皮埃尔也在 11 月 9 日离开亚布库，返回了巴黎。这一流行病的高潮阶段结束了，疫情接近了尾声。但也可能会死灰复燃，这无法预测。我的工作是保持警觉，时刻监测着新病例，我们不想冒险。

国际团队仍然计划将血浆分离设备和实验室设备带到亚布库，我们计划进行详细的流行病学调查，以确切了解埃博拉病毒的传播方式。我们知道血液传播参与其中，但是否存在母婴传播和性传播？我们还应该调查病毒的天然动物宿主，是蝙蝠、蜜蜂、啮齿动物，还是烟熏的猴肉干？最后，卡尔还计划进行一项血清学调查。虽然我们锁定了病情严重或病死的人，但埃博拉病毒也完全有可能已经感染了一半的居民，只是部分患病而已。

皮埃尔离开了，我独自一人与里昂神父和圣母修会的修女们在一起。我们每天主要谈论的事情就是工作和弗拉芒。尽管经受了巨大的创伤，但他们似乎已经恢复了艰苦的工作和正常的生活，没有创伤后压力（后来出现了）。即使我们都讲述了各自的家庭背景，但由于我们的世界相差太大，所以很难进行更多的个人对话。只有和大约45岁、幽默的吉诺维瓦修女在一起时，我们才能进行一些讨论。有一次，她说了一句类似于"上帝会保护我们"的话，但却面露厌色。我说："你真的相信这个吗？"她坦诚她很怀疑，这是我所珍视的，这使她看上去更加真实，也充满了悲情色彩。这种怀疑，在后来的修道院院长特蕾莎（Mother Teresa）的信件中也有所表达。

我最喜欢的修女是吉诺维瓦修女，而我最喜欢的村庄则是亚莫蒂里·莫克（Yamotili Moké），也就是小亚莫蒂里，林加拉语的含义是这个村庄的居民已经从亚莫蒂里村中分离出来。这里没有什么特别之处，只是村民更加开放，他们对物品（食物、物资、现金）的需求，可能比其他村庄要少一些。此外，这里靠近亚布库。几乎每天晚上我都会带些啤酒、沙丁鱼罐头或小块布料作为礼物，去那个村子。如果有村民向我寻求医疗帮助，我会给他们一些阿司匹林或抗疟药，或是其他我有的东西，但是绝对不会给他们注射药物。我怀疑他们中大部分人发热等症状是由疟疾引发的，并且怀疑他们每个人都有寄生虫。不久后我们做了部分实验室检测，发现他们的血液和粪便中都有丝虫和变形虫，还有其他各种各样的东西。

但出于某种原因，我认为自己不必扮演那种调查疾病并拯救世界的高大的白人医生形象，这让我感到欣慰。大多数时候，我和老人们坐在一起，他们抽着烟管，我们甚至用他们部落的布加语（Buja），而非林加拉语互相交谈，我感觉他们接纳了我。有一位年长的男人（也许只有45岁，但几乎没有了牙齿），我不记得他的名字了，和大多数的扎伊尔男性一样，他比我更了解比利时的足球，这要归功于神奇的收音机。当时比利时国家队的守门员是克里斯蒂安·皮奥特（Christian Piot），他和我同姓，因此会有一些评论和有趣的联系。但大部分时间我是安静地坐在那里。

没有妇女参加过这样的活动，妇女们要打扫、做饭、捣碎或磨碎木薯根，木薯根是他们的主食。基本上，除了与亚布库传教团的老乡们待在一起，我就是与亚莫蒂里男人们坐在一起。

我正试图解答第一次来亚布库时心中的疑问。这些人的生活更接近中世纪，而非2000年。他们是如何生存的？他们不害怕吗？对我来说，不管是抵抗自然界的力量——动物、病毒或是气候，还是士兵军队，他们似乎都非常脆弱。他们讲述在多次纵横交错的叛乱中，疯狂而残忍的故事。距离卢蒙巴在独立会议上发表演讲刚刚过去16年，这里就已经发生了多次战争，大量的杀戮、抢劫和强奸。即使在和平时期，蒙博托的士兵也会偷走他们微薄的财产，强奸妇女和孩童。即使是现在，一想到村民是如此的脆弱，我就会感到很痛苦。他们的故事，以及随后在扎伊尔的许多经历，都让我心怀感恩。感恩我的祖国运行良好，感恩国家的法治旨在保护，而非剥削国民。

此外，通过与人们闲聊，喝阿拉克酒，谈论足球，我对当地文化的认识从最初的支离破碎拼凑成了一幅完整的图画。我坚信一点，日后我才知道这一点被称为"定性"研究。当然为了进行定量分析，我们还应进行标准化的流行病学调查。但有时也要培养一种不那么系统化的感觉，这种感觉会引导你追根寻底，产生出人意料的效果。

例如，通过这种方式我拼凑出了葬礼上发生的事情的完整影像。同许多文化一样，葬礼是布加族的一件大事，会持续几天，也轻而易举地花掉一整年的收入。让葬礼成为致命杀手的原因，除了长期和频繁的接触之外，还有对尸体的处理。尸体都要经过彻底地清洁，这个过程通常要几个家庭成员一起徒手进行。因为尸体上布满血液、粪便和呕吐物，所以清理人员会接触到大量的埃博拉病毒，尤其是在清洁所有的腔道时，包括口腔、眼睛、鼻子、阴道、肛门。清洁尸体是这里的习俗。

人们不会直接告诉你这些事情，你需要一点一点地试探。例如正在讨论清洗尸体，你说，"那么，当然还要清洗肛门吧？"有人说"当然"，有人说"不会"，很长一段时间你都不知道该相信谁。一位妇女说会舔尸体，但其他人都不同意这一点。但当时我们谈论的是她年幼的、差不多是刚出生的孩子的尸体，所以这也许是一个特例，而不是常态。然后尸体被一块布包裹起来，埋在自家门外的地里。我常常在屋外看到一排土墩，这就是家人的坟墓。

修女是一个信息来源，虽然人们宣称自己的行为符合基督徒，但他们还有一个隐藏起来的、独立的宗教信仰。

我开始融入当地的文化，真正地尊重他们的传统。我想，我正在成长，并且正在解开心中的疑问。我不想念比利时，但我担心怀孕的妻子，特别是在晚上，在那简陋的小屋中，面对钉在砖墙上的十字架时尤其想念。但我该怎么办？

也许我还发现了自己的能力比自己认为的更加强大。我不是一个很自信的男孩。当时的比利时、弗拉芒式教育中没有对自信心的培养（幸运的是我的孩子与我不同）。你学会谦虚和沉默，然后努力工作，从不认为自己比别人更好。优点是可以保护人们不受势利和权力的侵蚀，缺点是这意味着你的格局很小。

现在我是国际委员会的"运营主管"。一架装满食物和设备的C-130降落在奔巴,我得组织分发。我雇佣当地人,支付他们酬劳,与区专员协商(他非常希望美洲豹直升机可以供他私人使用),确保资金不丢失,组织收集样本,还要建立一个体系,以便25人的团队可以从金沙萨抵达这里,在诊所和实验室工作。

* * *

第二架直升机抵达亚布库,这是由法国总统吉斯卡尔·德斯坦(Giscard d'Estaing)捐赠给蒙博托的,名叫云雀(Alouette),以换取只有上帝才知道的利益。这架直升机给我的生活带来了喜剧的味道。我没有要求,也不需要直升机,但是比尔·克洛斯把它指派给我,这时候我开始发现这一切正常了。需要直升机吗?这有2个!人道主义领域的人们通常都是这样的,这种心态在某种程度上不是非常成熟,掺杂了牛仔精神和童子军精神。

实际上,美洲豹和云雀都是难以管控的麻烦。飞行员不断地向我要钱,还给整个地区造成了严重的破坏。他们吹走了小屋的屋顶,还频繁地和一群女孩儿们鬼混。女孩儿们贫穷,需要钱。某些飞行员的性欲显然得不到满足,村里的男人也对此表示不满。甚至是孩子们也对直升机着迷,开始用铁丝制作直升机玩具,现在仍有一架直升机玩具摆在我的办公室里。

一天下午,飞行员驾驶着云雀直升机从奔巴飞到亚布库,告诉我卡尔希望我同他们一起飞回奔巴,与美国大使及从金沙萨飞来的美国国际开发署(USAID,译者注:是承担美国大部分对外非军事援助的联邦政府机构)金沙萨办事处负责人见面。这位负责人想听一听流行病的简要介绍。

然后飞行员就消失了,他们总是做很多生意,在村里买东西然后带回奔巴去卖。由于隔离，奔巴人仍然缺乏物品。

坐在亚布库传教团的阳台上，我气愤不已。我认为如果这些大人物想要了解疫情，他们就该来到亚布库，来到疫情暴发的地方。飞行员回来时，要求我请他们喝啤酒。我已经从他们呼出的气体中闻到了酒味。

天空变得黑暗，就像风暴形成时的每一个下午一样。我不喜欢坐飞机，老实说，坐在本应该是我掌管的直升机中，我有点害怕。我知道美洲豹的飞行员是拒绝在这种天气起飞的，所以我为什么还要乘坐更小的云雀呢，而且还是在飞行员明显喝酒的情况下？

所以我对自己说："见鬼去吧，我才不去呢。"

我告诉飞行员我不回奔巴。这时，一个扫院子的中年男子开口说道："老板（很久以前我就不再拒绝别人如此称呼我了），我在奔巴有家人，我从没有坐过直升机，我可以去吗？"

"当然"，我告诉他，"玩得开心。"他们离开了。不久之后，赤道暴雨席卷而来，此时我很庆幸，不用坐在直升机中上下颠簸，然后我就回去工作了。

第二天早上，我打开军用无线电，这是云雀带过来的，我每天都与金沙萨联系。里面卡尔大吼起来。

"你这个臭小子，你到底在哪儿？那该死的直升机在哪儿？你让大使等了好几个小时！也让美国国际开发署的家伙等了好几个小时！他们是我们的金主啊！"

我说："直升机昨晚就返回了，下次你的大使来，他完全可以来亚布库。"我们都很生气，但马上又都意识到直升机和机上的人失踪了，我们沉默了。我有一种不祥的预感，飞机可能在暴风雨中，在某个地方坠毁了。

我周围的死亡信息太多了，人们或是出于照顾患者，或是要求注射维生素，或是帮助埋葬亲人，而丢掉了性命。尽管我假装不为所动，但此时我一定是接近崩溃的。在与患者的接触中，在管理扎伊尔的令人抓狂的方方面面中，我知道我在承受巨大的风险，虽然这些风险是计算出来的，但却是真实存在的。尽管我对这一切假装有极大的信心，但在内心深处，我知道这是多么的危险。现在，我两次死里逃生，一次是在金沙萨那令人恐惧的发热中，这次是坠毁的云雀。我被剥夺了与正常社会的联系，也称得上是与世界其他地方的联系，同时也拒绝面对自己的脆弱，一直被压抑的情感终于爆发了。想到那个坐在我的位置上的年轻的清洁工可能已经死去，我僵在那里，被击垮了。

我切断了无线电信号，走回房间，躺在金属床上。我开始想念格蕾塔，我们的孩子可能成为遗腹子。我不禁自怜，但随后又自我纠正，多愁善感是不会起到任何帮助的。我找到了传统弗拉芒式的应对方式，即克制和工作。把一切的烦恼扫到地毯下面，最重要的是，完成工作。与此同时，我意识到了自己的新个性，那就是不畏惧权威和实时的风险评估，这实际上让我死里逃生。相信自己的直觉是人生宝贵的一课。

2天后，美洲豹直升机从奔巴飞来这里，命令我返回，会见区专员。飞行员非常不高兴，因为他们是坠毁的云雀飞行员的同事。现在，在他们的护送下飞往奔巴，我真的很害怕。美洲豹是一架战斗机，它可以在不关舱门的情况下飞行，以便进行射击，只有一条织带将乘客固定在座位上。

奥隆加公民恐吓我，大体就是他指责我提前知道坠机事故，甚至可能是我制造了这次事故，所以我才没有登上飞机。在扎伊尔民族的观念中，任何事的发生都不是巧合。如果出现事故或疾病，那一定是有人利用魔法或魔药促使其发生的。他说一名猎人在森林里发现了坠毁的直升机，由于我是负责人，我必须去那里收尸，并向死去的年轻人和飞行员的家属支付赔偿金。

我去拜访了卡洛斯神父，跟他说："我现在遇到麻烦了。"我必须在第二天早上之前准备好3个棺材，可现在已经是下午了。我们在诺格拉买了木板、消毒剂和装满杀虫剂的熏蒸剂。在这样炎热的天气里，3天时间足以让尸体面目全非。我还带上了从亚布库拿来的呼吸面罩，这不是外科手术用的那种纸面罩，而是类似防毒面具的东西。

在把从诺格拉购买的东西带回传教团的路上，我们发现道路旁边有一队犯人在干活，我突然想到一个方法。我请求监狱指挥官借给我6个犯人帮助我24小时。我没有贿赂他（我从未在扎伊尔行贿），但他同意了我的请求。虽然事情结束时，我确实为他们忍受的痛苦支付了一点佣金，可监狱指挥官可能知道了这件事，拿走了他们的全部酬劳。那天晚上，我们在传教团的院子里叮叮咣咣的制作棺材。能亲手做一些事情真是一种解脱，所有人在炎热的夜晚，赤膊上阵，一起干活。

第二天早上，美洲豹飞行员将我和6名犯人带到森林深处的另一个联合利华种植园。一大群人聚集在那里，我不知道在这样一个偏远的地方会来如此多的人，但我想可能是直升机发动机的噪声吸引他们来到这里。飞行员们大步离开，去找啤酒喝，他们没有表现出任何想要和我们一起去寻找同事的尸体，给他们一个全尸的意愿。我、猎人以及6名犯人走进了森林。犯人们用藤蔓把棺材挂在大木棍上，然后抬着木棍前进。猎人走在前面，用砍刀砍掉灌木丛。我在后面磕磕绊绊地跟着。我穿着蓝色的工作服，把袜子提到了大腿上，以保护自己不会被蛇、蜘蛛、巨型蜈蚣或其他昆虫咬到，这些生物在中非雨林中非常多，我甚至不敢想象。

这绝对是原始森林，比我在亚布库周围看到的任何植被都浓密。

这里的赤道高温令人窒息，而我也满怀怨恨和愤怒，这一切让我汗流浃背。我知道可能有上百个村民在远处跟踪着我们，虽然无法看到或听到，但我能感觉到。虽然扎伊尔的热带雨林中光线不好，但我知道他们就在那里。

我们在这片原始森林中走了 1 个多小时。由于昨晚熬夜制作棺材，我几乎没有合眼，此时已经非常疲惫了。这时，我突然闻到了一些确切的气味。我戴上面具，当看到坠毁的直升机时，犯人们放下棺材逃跑了。我猜他们并没有走得太远，但现在我究竟该怎么办呢？猎人只是好奇地注视着我，我们没有说话。

直升机安安静静地躺在那里，没有燃烧也没有爆炸。我登上去，看到飞行员和副手仍坐在座位上，全身浮肿，我轻轻地推了一下，但无法把他们拉出来。这感觉就像 B 级片 [B-movie，译者注：20 世纪 30 年代美国经济大萧条时期，为刺激到电影院观影的人数，推出的一个促销活动，就是观看一部大卡司、大制作的大片（A-movie），搭配一部小导演执导、预算成本较低的小片（B-movie），但是只需付一部影片的价格] 中的场景。我用在金沙萨购买的一次性柯达相机记录下了这恐怖的一幕。然后，为了给自己更多的时间思考，我开始对着尸体狂喷杀虫剂来消毒。天气太热了，我戴着口罩感到窒息，又试着摘下口罩，但尸体的气味几乎让我晕厥。

这里除了我没有其他人，所以如果我做不到，那就永远也无法完成了。同样的，如果我在这里遭遇不测，也不会有人知道。此情此景，即便我自怜，即便我哭泣和颤抖，也不会有任何改变，因为我是独自一人。

其中一名飞行员的腿以不正常的角度伸出舱门外，我注意到他脚上穿的是新款意大利皮靴。我突然想到一个令人极其不安的办法，我大喊道："第一个帮我拖出这个男人的人将得到这双靴子。"我用法语说了一遍，又尽可能地用林加拉语说了一遍。这时附近观望的年轻人现身了，犯人们也从灌木丛中钻了出来。其实这些犯人无处可去，只能和我们一起返回奔巴，他们不属于这里。最终，通过一些令人作呕的动作（我情愿自己忘记这些情景），我们把尸体抬出来塞进了棺材里，并在尸体下面铺上了防水塑料布。尸体肿胀得太厉害了，我们不得不跳上棺材盖子，就像对待塞了过多东西的手提箱那样。这一幕不堪入目。

用藤蔓缠紧棺材后，我们开始返回。2个小时后，我们穿过了难以穿越的雨林，犯人们在负重和难以忍受的恶臭中蹒跚而行。当我们离开时，藏匿的村民们现身了，他们开始拆卸直升机。多年后，他们的小屋仍然装饰着云雀的残骸！

我们把棺材抬上了美洲豹，然后我和飞行员一起喝了一杯温热的啤酒，我们没有说话。我盯着杯垫，那上面是蒙博托那堕落得令人难以置信的人民革命运动标语，是一句完全虚伪的口号"Servir oui, Se Servir non."（坚持奉献，决不利己）。我把杯垫塞进我的口袋作为纪念品，付了啤酒钱后，我告诉飞行员我已经完事了，他们可以把我送到亚布库了。但是他们不能，他们接到命令，要把我带回奔巴再次接受训斥。

同时，我犯了一个错误，刚才由于太过紧张，我忘记了稀释消毒剂。换句话说，我把纯的滴露（一种基于氯二甲醇的强效消毒剂）喷在了尸体上。幸运的是直升机舱门是敞开的，但即便如此，降落时我们的眼睛里都布满了血丝。我没有去见区专员，而是直接去了传教团卡洛斯神父那里。我告诉神父："我需要把自己灌醉。"我的生活中从未有过这样的感受，事实上我再也没有体会过那种冲动。

我逐渐意识到我并不是生活在漫画中，我不是丁丁。事实上，是我自己在亲手"绘制"这本漫画。我将自己置身于一个孤立的、偏远的、完全依靠于陌生人的境地之中，他们可以轻而易举地将我从高空抛下，就像他们没有这样做一样简单，他们也没有任何理由以任何方式帮助我。从非洲人的角度来说，我还是个孩子，因为此前我从未真正理解过生命不是永恒的，有一天我也会死去。

卡洛斯站了起来，事实上我看见他转变成了他的专业角色——牧师。至今我还记得，他称呼我为"我的孩子"，并说了一些关于生命的苦难和来生的事情。

我说："卡洛斯，我不需要这个。"然后我穿过街道，来到了奔巴市中心的一个小型地下酒吧。在喝了几杯啤酒之后，一个说着林加拉语的白人走了进来，他叫西蒙·范·纽文霍夫（Simon Van Nieuwenhove），是一位年轻的弗拉芒男子，棕色头发，肩膀宽阔，眼睛不停地扫视着房间，随行的还有在金沙萨时见过的美国人乔·麦考密克。西蒙陪同乔前往苏丹南部，在那里一同确立了当地疫情与其他埃博拉疫情的关联。乔带着血液样本乘飞机返回扎伊尔首都，西蒙则是经由公路刚刚从苏丹边境返回奔巴。在这个酒吧，我们不期而遇。

西蒙大概 34 岁，是一名医生，曾在伊西罗的比利时发展合作机构工作。他在扎伊尔生活过多年，会讲当地的几种语言。他是一位真正的享乐主义者，比我更了解如何在扎伊尔的酒吧里应对自如，而我身处其中，是男男女女们的啤酒钱和其他现金的来源。他出现在如此完美的时刻，几乎很难相信这是巧合。

周遭皆是气泡，仿若沸腾之物，杯中酒、心中事皆是如此。当然，我们谈到了埃博拉病毒，他向我简单地介绍了苏丹的疫情，我们为酒吧里的每个人买了饮品。我沉浸在那样的情绪里，我想要伟岸的姿态，还有戏剧一般的效果，那一刻的兄弟深情让我们成了终身的朋友。

第6章 大 团 队

11月底，当大团队来到亚布库时，一切都变了。此前，我一直是负责人。现在，从伊邦达种植园开来的卡车卸下了发电机、温度维持在 −170℃的液氮罐、实验室设备、无线电设备及视频设备。来自金沙萨大学的两位年轻医生米亚图伊拉（Miatudila）博士和姆布依（Mbuyi）博士也加入了团队，还有来自亚特兰大的CDC流行病学家麦克·怀特（Mike White）以及2位法国人。其中一位法国人是血液学家，他组织了用血浆分离设备，从埃博拉幸存者中提取超免疫血浆；另一位是昆虫学家，他计划在当地的昆虫种群中寻找可能的埃博拉病毒库或传播媒介。然而，昆虫传播的假设似乎已经不太可能了，因为埃博拉病毒的主要传播途径已经非常清楚。最后，一位在金沙萨英国大使馆工作的年轻英国女士也加入了团队，负责管理行政事务。甚至还有两位扎伊尔电工，他们的工作是为发电机安装额外的电源，并重新连接亚布库医院的电网。

这些行动给传教团带来了沉重的负担，涉及从餐饮到厕所的使用等方方面面。由于所有这些都得管理，同时还要照顾到每个人的需求，我有些退缩。这些人希望进行再一次的流行病学调查，并且是在高度结构化的问卷调查基础之上。卡尔和乔尔提出要在尽可能短的时间内收集尽可能多的埃博拉疫情信息。这是一种非常可怕的病毒，最好在人们对这一流行病的记忆还清晰时，就完成这样的工作。几个月过后，人们可能就忘记了。这非常正确。

因此，我们重复做了我和皮埃尔之前已经完成的工作。但是这次我们做得更加彻底，进行了更加合理的病例对照研究，回顾性地对患者和健康人进行比较，以确定影响因素。基本上我们每研究 1 位患者，会同时调查 2～3 位没有患病的人，然后通过对比，试图找出所有的差异。

此外，我们绘制了扬敦吉和亚布库周围村庄的每个房屋的地图，并组织了一次大样本调查，随机抽查数千名村民，检测他们的埃博拉病毒的抗体。这样做的目的是评估这一地区埃博拉病毒感染的程度，并确定是否有人已经感染病毒但是没有表现出任何症状或者感染病毒但存活了下来。我们确实发现偶尔有患者曾经感染过，但主要结论是埃博拉病毒幸存者以及无症状感染者非常罕见。直到 1986 年，也就是 10 年后我才充分认识到这次随机调查所采用的精确的、规范的调查方法的价值。由于我们的记录保存完好，还有 CDC 完备的样品储存体系，使得我们可以用这批血液样本，检查在艾滋病毒被鉴定之前它的流行状态。

乔尔·布雷曼是我的导师。在安特卫普完成理论课程之后，我终于在实践中学习流行病学。乔尔教会我一项强有力的设计病例对照的禅宗，让我明白精确的病例定义和精心选择的对照组会创造也会破坏研究价值。乔尔是非洲地区拥有丰富的健康经验的一本行走的百科全书，他有僧侣般的耐力，金子般的善心，他还会以睿智和幽默的方式用英语和法语讲述犹太人的笑话。

我们一直在追踪虚假的传言和死亡信息。某个星期天，我和乔尔、迈克·怀特、吉多逆流而上来到一个只有独木舟才能到达的村庄。这些独木舟相当不稳定，双人独木舟中，其中一人要用木棍划船。船的水位线离水面只有几英寸，只有上帝才知道河里究竟有什么寄生虫或鳄鱼。也有单独的独木舟运送鼓手，在大家划船时鼓手敲打着鼓点。

桨手们经常停下来，每到此时都会有人爬上树，取出存放在树上发酵了的棕榈酒（类似于橡胶树，棕榈树的树干被切开后也会流出汁液，把这些汁液收集起来，放在掏空的葫芦中，在暑气里发酵，产生不同酒精度的昆虫酒或月光酒），这酒的味道很难闻，但是显然桨手们越喝越兴奋。河岸上有各种各样的猴子和鸟儿，村庄看上去也像《国家地理》上展现的一样。我们到时，所有村民都站在河岸上，敲鼓、跳舞和唱歌。许多男人缠着腰带，女人们则袒胸露乳。

我们再一次很快地确认这里没有人生病，埃博拉的谣言就是这样。所以我们付了一顿大餐的费用，每个人都很开心，然后撑着木棍，尽我们所能地弯弯折折地回到了亚布库。途中吉多的船翻了，每个人都开怀大笑，当然除了吉多自己。那是我记忆中唯一轻松的一天。

吉多建立了一个非常复杂的便携式实验室，配有封闭式工作台、荧光显微镜、流式检测机器、电子血液检测设备和冷冻离心机。这意味着除了检测人体内的抗体外，我们已经具备了检测家畜和啮齿动物的埃博拉病毒的抗体的条件。由于我有处理猪和山羊的经验，采样的事情交给了我。为了让孩子们高兴，我抓住这些瘦小的半野生状态的猪，从尾巴上切下一小块。

我们成了紧密配合的团队。吉多开始摆弄送来的视频设备，用亲自拍摄的有趣的视频——"来自亚布库广播公司的YBC新闻"来逗队员和村民们开心。当地人都没有见过电视，所以在我们看来有趣的事情，在他们眼中就是强大而迷人的。

所有这些听起来都相对轻松，但我们都知道赌注是致命的。在大团队离开金沙萨之前，他们听说在英国高安全级别波顿唐实验室，病毒学技术员杰夫·普拉特（Geoff Platt）在将我们提供的血液样本注射入啮齿动物时，刺到了自己，随后出现了埃博拉病毒病的症状。他被安置在重症监护室隔离，他的家人和其他接触者也被隔离了。幸存者亚布库的护士苏卡托的超免疫血浆被紧急送往英国。当大团队到达亚布库时，普拉特的病情仍然非常严重。他最终自我痊愈了。

由于在普拉特的精液和血液中都检测到了埃博拉病毒，所以我们决定也要从当地男性那里采集精液样本，特别是那些感染埃博拉病毒的幸存者的精液样本。实际上在金沙萨大团队到来之前，我已经在尝试做这件事了，但是沟通上有些微妙。显然，我不能让修女们帮我翻译，而且在我的弗拉芒语－林加拉语词典中也找不到"masturbation"（自慰）这个词。几次对话中，我挥舞着我的胳膊，觉得自己非常愚蠢，在我看来当地文化中根本不存在自慰的行为，似乎没有人明白我的意思。

所以我要求乔尔和卡尔从金沙萨来这里时带上大量的安全套。无线电的那头沉默了很长时间，然后狂笑起来："你究竟认为自己是什么样的超级猛男，需要如此大量的避孕套？"但我的想法是用它们来收集精液。事实上，这确实更容易沟通。我用棍子解释如何在阴茎上戴上安全套，然后男人们就去找妻子和女朋友，之后带着我需要的物品——使用过的、还带着体温的安全套回来。我在想如果一位非洲科学家在比利时要求我这样做，我是否会同意。很显然，正如我不熟悉亚布库人民一样，他们也不熟悉我，而且对他们来讲我可能更陌生。

随着友情的深入，我开始对美国的科学、管理和开拓进取的精神产生了极大的钦佩之情。最初我也和当时许多的欧洲人一样，有反美主义情绪，但现在我基本摆脱了这种想法，并且告诉自己，欧洲人应该停止抱怨美国，要和他们团结起来，学习他们的长处。我还决定去美国进一步学习美国科学的第一手经验。我决心将我的余生都用在非洲的健康事业上，我见到非洲极度贫困的状态还在不断地恶化，给人们带来了难以忍受的痛苦和疾病，这使我终生难忘。但为了更好地实现这一想法，我首先要接受更多的培训，学习更多的知识，还要掌握更多的技能。

12月初，一位和平组织志愿者德尔·康恩（Del Conn）病倒了，出现了发热和皮疹，他在金沙萨加入团队，并为我们提供了宝贵的后勤支持。在金沙萨我也经历了2天严重的腹泻，但德尔没有那么幸运。他被放入塑料隔离器里，同玛格丽特·艾萨克森一起飞往约翰内斯堡。幸运的是，他没有得出血热，我不知道他实际得的什么病，但在那个塑料帐篷里，由玛格丽特照顾，他一定感到非常孤独和害怕。

德尔离开后的某一天，斯特凡·帕坦突然拜访了我们。现在我觉得自己有足够的能力，和他保持平等的关系。

12月22日，我们终于飞离了疫区，由来自CDC的年轻的美国人戴维·海曼（David Heymann）接替我们，继续进行为期2个月的疫情后监测工作。我得向他移交工作，当时已经临近圣诞节，戴维不仅要做好无法参加常规的节日庆祝活动的准备，还得确保疫情高潮过后监测工作的正常进行。这意味着他既要确保流行病不复发，继续进行基本的流行病学调查，同时还要安慰修女，并向医院提供帮助。他在途中丢失了眼镜，然而方圆1000英里内都找不到配镜师。我衷心地祝福他好运。同最初埃博拉团队的众多成员一样，随后的几年内由于我们的发展道路再一次出现交集，我们的友谊得到进一步加深。最近他成为日内瓦WHO助理总干事，我也是WHO的一员，目前我们又都在伦敦卫生与热带医学院工作。

布法罗（Buffalo）飞机降落在亚布库，随后我们与飞行员们展开了另一场大战。奔巴的将军要求飞行员们带一箱藤制家具返回金沙萨，并且还有很多其他人贿赂，想搭乘飞机，所以没有多余的空间放我们的样品和实验室设备。（隔离已经解除，但是通行的船只尚未抵达。）我据理力争，信誓旦旦，也插科打诨，和他们开着玩笑。

不管怎样，他们最终承认我们有权登上飞机，并允许我们将路虎、箱子和液氮罐运上飞机。又一场风暴开始了。由于超载，机内也没有调配平衡，起飞时飞机斜撞在树上。我能感觉到飞机顶着风浪升起来，开始前进。由于没有安全带，我们被甩来甩去。有几个人被飞起来的重型板条箱击中了，流了好多血，尖叫声此起彼伏。我心里想，这次完蛋了，然而仅仅如此。

但奇怪的是，我不再考虑自己了。我看着用板条箱固定的液氮罐，这里面装着所有珍贵的血液样品，可以用于更多的分析和研究。我想：狗屁，如果这些样品被毁了，所有的付出都将毫无收获。

但是最终我们直起身，走出机舱，回到了金沙萨。

* * *

在离开 2 个月，而非原定计划的 10 天后，我终于赶在圣诞节前回家了。此时，我已经发生了巨变。我花了好长一段时间才适应家庭生活和日常工作，适应超市中多到荒谬的可选择的商品，毕竟比利时是一个运作良好的国家。每当听到有人说我们不需要政府时，我就会提醒他们在没有职能政府和法治的国家，生活和贸易是什么样子。

我很感激我仍然活着，而且意识到生活中任何事情都可能发生，无论好坏。然而，我学到的比想象的还要多。埃博拉疫情以惨烈的方式告诉我们，与 20 世纪 60、70 年代主流的医学观点截然不同的是，人类和动物似乎会遭遇一系列永无止境的新发传染性疾病。这个首次暴发的埃博拉病毒病疫情可能也是人类历史上国际间高度协作共同对抗疫情的首个案例。这是一次非正式的临时合作，由来自不同专业的科学家发起。他们致力于团队协作，热衷于解决问题（例如，我们很早就决定将研究成果以国际委员会的名义，而非个人形式发布，从而避免了研究人员之间由于作者身份而经常出现的矛盾）。这次疫情也是有限的几次没有受到全球媒体关注的重大疾病之一，1976 年，当时还没有出现美国有线电视新闻网络（CNN）和互联网社交媒体。1995 年基奎特暴发埃博拉疫情，也就是距离上一次的一场虚惊的 19 年之后，劳里·加勒特（Laurie Garrett）形象地报道称，现场的记者几乎与流行病学家和医生的人数一样多，这对于在基奎特工作的人来说喜忧参半，但肯定提高了全世界对人类不断受到新病原体威胁的认知。此后大约发生了 20 起埃博拉疫情，几乎全部集中在非洲医院周围，并且病死率很高。一般来说，只有在医院的基本卫生条件得不到满足时，感染才会形成流行病，而且实际上这类流行病的发生也是因为贫困和忽视卫生条件。亚布库地区，勇敢善良的修女们戏剧性地展示，只做好事是不够的，如果没有技术能力和合理的依据，她们的行为反而可能造成危险。健康、经济和社会发展无疑是相互影响的。

最终，在 35 年之后，越来越多的证据显示，当时我上司的观点是多么的正确：在人类和猿类暴发埃博拉疫情的间隙，果蝠可能是病毒的藏身之处。如果我当时听从了善良的老帕坦的建议该多好啊！他于 2008 年过世了。

PART 2

第二部分

从发现埃博拉病毒到抗击艾滋病的斗争，彼得·皮奥特（著者）一直站在全球抗击传染病的最前线。在这部极富洞察力的著作中，皮奥特博士不断地提醒我们，在面对全球人道主义挑战时，团结一致、共担责任是如此重要。

—— 科菲·安南，诺贝尔奖获得者，
前联合国秘书长

第7章 埃博拉、性行为与病毒的传播

返回欧洲时，我和吉多拜访了圣母圣心修女会的修道院，向修女们做了完整的报告。格拉文希尔是安特卫普以北的一个小镇。这座巨大的修道院是一个非常特殊的地方，正式而庄严，感觉就像是另一个时代的产物。我们在约定的时间到达，此时是1月份的下午，天空有些昏暗。要下雪了，我们敲响了大钟，沉重的修道院大门缓缓地打开。一位修女带我们穿过一排排冰冷的走廊，进入等候室。之后，我们受到邀请在修道院院长和在场的所有修女面前汇报疫情。

我几乎以为自己回到了过去，回到了那个用烛火照明的时代。我再一次对修女们被送到中非的一个小村庄后发生的一系列历史上真实存在的事情感到惊愕。在讲到4位修女如何过世时，修道院里安静得落针可闻。她们问了太多我们也无法回答的问题。我们还讨论了如何筹集资金来翻新医院。她们非常热切地希望可以招募医生前去亚布库。即使在我们讲述完之后，我也不确定她们是否真正地理解了在这场疫情中修女们应承担的责任。她们毫不吝啬地感谢我们，并说会为我们祈祷。之后我们集中地讨论了为亚布库筹集资金的事情。

坦率地说，这让我觉得没有完成任务。吉多坚持认为我们不应该过度强调她们的过失，他看到了修女们的勇敢、善良和奉献精神，并为此而喜爱她们。但我认为这是非常重要的一课，仅有善良是不够的，还要有能力，要知道自己在做什么，否则很有可能适得其反。平心而论，修女们获得的资助确实很少，接受的训练也极度贫乏，而且她们也无法支付任何一位在亚布库医院工作的医生的酬劳。因此，我们承诺帮助他们争取政府资助，以便可以支付传教团医生的费用。但我不禁又想，非洲有多少个传教团医院也像亚布库医院一样，设备不足，运行不好，而这些仅靠 1 位医生又能改变多少？

我对这趟扎伊尔之旅中的所有经历都异常清醒，这也许是一种战后抑郁症。我注意到在整个过程中我们是如此的不负责任。首先我们没有任何保险，前往疫区是一种"风险极高"的行为，研究所也没有为此给员工投保。其次也没有遗体遣送计划，但美国人有，我们所能做的就是依靠他们可能的帮助。事后，我对如此之高的风险感到害怕和恼火。

我也很愤怒，因为帕坦无意中剥夺了我的功劳。我亲眼见到了埃博拉患者，有如此经历的人不超过 10 位，并且我还参与了病毒的分离。一天下午，我走进他的办公室，在办公桌上看到了他写的文章初稿，报道病毒的发现过程，但是我和吉多的名字都没有出现在文章里。

从某种意义上说，欧洲科学界一直如此，年轻人埋头苦干，领荣誉的却是老板，这样的状态一直持续到 20 世纪 70 年代。帕坦所做的一切在当时看来很正常，但这真的快让我发疯了。我抓起文稿，去找帕坦，然后冷静地告诉他："我得是这篇文章的作者之一，吉多也是！"帕坦认输了，他眨了眨眼睛，小声嘟哝着："这只是初稿。"然后在我的注视下加上了我俩的名字。

这感觉就像是一场小小的胜利。然而，实验室的工作仍是按部就班。虽然目前的生活很舒适、友好而安全，但与那段埃博拉的戏剧性的生活相比，变得有些苍白。我们当中的许多人都有同样的感受。WHO 于 1977 年 1 月在伦敦的卫生和热带医学学院召开国际委员会会议，这是我第一次参加正式的国际会议。会上，扎伊尔团队和苏丹团队激烈地讨论着，气氛紧张，并且出言不逊。苏丹团队似乎对其所谓的研究对象过于情绪化，虽然每位起立发言的人都表现的彬彬有礼，表示要感谢所有人，但气氛仍然非常紧张。两个团队互相指责对方的统计数据不准确。埃博拉在苏丹的病死率大概是 50%，而扎伊尔团队报告的病死率是 80%，远远高于前者。后来研究才发现，原来这是 2 种不同的埃博拉病毒毒株，这真是令人难以置信。在方圆 500 英里的范围内，一种全新的病毒竟然会同时引起两起互不相关的疫情。同时我们也吸取教训：看起来完全不可能的，甚至是荒谬的事情，也有可能发生。

伦敦的这所学校矗立在大英博物馆附近，是一座雄伟的建筑，它几乎占据了城市一整条的街区。围绕着大楼的外墙上面，雕刻着热带医学领域著名医生的名字，它散发的光辉似乎象征着大英帝国所有的皇家威严。我根本不敢想象自己日后会成为这座庄严的研究所的所长。由于太过紧张，我没有过多地发言。同事们商定 WHO 的建议时，我静静地听着。主要提议包括建立机制，以确保出血热暴发时能够快速做出反应；鉴定病原，并强制向 WHO 报告所有新出现的疑似病例；设立灾害或疾病暴发基金；不断地更新经验丰富的、能随时加入应急组织的人员名单。我们还建议对组织探险的人员进行培训；拟订具体的实施计划，进行流行病的监控和调查；准备实验支撑和后勤保障，组织相互沟通和面向公众的宣传等；针对不同的检测列出所需样本类型和寄送地址；应准备的特殊物品的详细清单。基本上以上几点从未实施过。

几个星期后进入了 2 月份，帕坦接到一个电话，埃博拉疫情可能在亚布库再次暴发，并且可能已经扩散，甚至会蔓延到比利时。

几天前，亚布库医院里一位经营着一家小店的农夫生病了，修女们根据症状判断他是埃博拉病毒病。后来农夫死了，修女们开始惊慌失措，他们无法再一次忍受数周的隔离，也无法再次目睹不断的死亡。她们匆匆赶往金沙萨，登上了返回比利时的最早的航班。目前她们在修道院，但是个个惶恐不安。

我和帕坦去了格拉文希尔，修女们哭了起来。她们明白，在乘坐飞机的那一刻，她们不仅背弃了自己的职责，而且还可能危及他人。她们似乎有创伤后压力综合征，想想她们所经历的一切，这并不奇怪。

然后帕坦转向我，他想让我回到亚布库。他说："这次我们要在没有美国人参与的情况下完成这次任务，我们要去那里，找到病毒的天然寄主。"

我和让·弗朗索瓦·鲁波尔以及来自基诺伊斯（Kinoise）诊所的扎伊尔内科医生韦亚洛（Weyalo）博士一起飞到了疫区。韦亚洛博士很年轻，是一位勇敢而善良的同伴。我们降落在蒙博托总统母亲的家乡巴多利特（Gbadolite）。在这里蒙博托总统筑起 3 座大型宫殿——实际上就是整个凡尔赛宫——他和妻子 [他妻子的名字非常好听，叫玛丽·安托瓦内特（Mary-Antoinette）。译者注：法国大革命后被处死的法国王后也叫玛丽·安托瓦内特] 在宫殿里纵情饮用他最喜欢的粉色法国香槟。

在宫殿上向下俯瞰，采用意大利大理石工艺制作的人工湖泊和蜿蜒的栏杆奢侈得令人憎恶，还有一座夸张的迪士尼乐园，这些都是蒙博托盗取国家资源，无视人民需求的象征。我们降落的机场巨大而空旷，还配有洲际喷气式飞机。机场的另一边通向一条四车道的高速公路，道路的两旁种满了欧洲郁金香，沿途是许多别墅。据说这些别墅是为蒙博托的各种政权要人建造的，所有这些人都争相接近这位拥有最高权力的统治者。与这个令人讨厌的制度政权相比，殖民主义都坏不到哪里去。

我们驱车前往亚布库，整个地区都处于恐慌之中。虽然埃博拉病毒感染后的幸存者苏卡托护士仍在传教团医院，但是这里已经被遗弃了。我们在这里住了2周，也就是从2月7日到20日，试图了解事情的全部经过。我们所到之处暴发的更像是谣言而非疫情。虽然此时修女们已经使用无菌注射器进行注射，但我们还是尽可能地追踪每一位接受注射的人，似乎没有人感染。我们去过的每一个村庄，村民们都说他们那里没有死亡，同时又很肯定地告诉我们某某村庄有发热患者。但当我们前往他们所指的村庄时，又一无所获。

调查莫须有的事情比真实事件更加困难。你得证明这件事没有发生过。我们在猜测村民们是否隐瞒了病情，以避免再次隔离造成的严重经济损失。但如果是这种情况，那就必须隐瞒非常多的事情，而且还有其他许多线索。我没有看到剃光头的女人，这也就意味着没有发生死亡。人们也不会为了欺瞒几位医生，就放弃如此根深蒂固的传统。在此期间，既然医院还没有医生，我们进行了开门会诊，甚至还做了几例紧急手术。

最后由我和韦亚洛博士决定是否对这一地区采取隔离措施，我们的结论是没有这个必要。仅有一名男子因直肠出血而死亡，他可能是患有结肠癌。但是，经历过几个月前的那场血雨腥风的疫情袭击后，现在人们仍能感受到恐惧和紧张的气氛，而这名男子的死亡也足以掀起新一轮的毫无意义的恐怖浪潮。

* * *

我返回安特卫普，这是一座包容的城市。几星期后，也就是4月份我的儿子布拉姆（Bram）降生了。令我惊讶的是，我发现这个完全可以预见的事情突然改变了我对这个世界的看法。此前，我认为自己完全独立，现在有人依赖于我，某些随心所欲的自我放纵必须让步，我有责任肩负起自己以及我们的未来，我甚至为此感到焦虑。在亚布库漫长的夜晚中，我和乔尔·布雷曼探讨过我下一步的计划，我想到美国接受更多的训练。在那里，我认识到美国医学科学是如此得遥遥领先。尤其令我印象深刻的是，在解决问题时各学科间的协作，以及研究过程中对每一个步骤高度严谨的态度。在比利时有一个笑话：如果想畅游学术界，必须有 BTA（Been To America）文凭，也就是前往美国学习。

乔尔说，他会让我参加 CDC 著名的野外流行病学计划组，也就是疫情情报服务培训课程。在当时，学习这门课程的外国人很少。我知道他拿不出奖学金，学费必须由我自己解决。在此期间，帕坦催促我完成临床微生物学的专业训练。因此，在申请各种奖学金和赞助的同时，我还得继续在研究所工作。

那年的春天，一场新的探险出现了。安特卫普大学流行病学教授安德烈·梅赫斯（André Meheus）联系到我，他需要一个了解实验技术的人陪同他到斯威士兰（Swaziland）执行 WHO 的任务。我在根特医学院读书时认识了梅赫斯，当时我在社会医学系实习，他也在那里工作。他是一个随和又讨人喜欢的人，有很多社交活动。不知怎的，他说服了 WHO 资助一项为期 5 周的赴非洲南部的调查项目，让他消灭斯威士兰的性传播疾病（STD，性病）。

在听到这个荒谬的目标时，我差点噎到。但安德烈告诉我这种事情很常见。WHO 制定的条款非常不切实际，为了得到资助你必须承诺履行这些条款。但是没有人检查你是否完成了所承诺的无法完成的目标，只要你做了工作并且将事情向前推进一点点，所有人就很高兴。顺便说一句，今天的 WHO 在这方面已经发生了巨大的变化。

6 月份的斯威士兰很冷，此时的南半球还是冬天。这个国家与扎伊尔非常不同。这里没有繁荣的自然景观，没有绿色植被和野生动物。人们的穿着、行为和讲话的方式等也不如扎伊尔人一样鲜活。虽然扎伊尔人非常贫穷，但他们看起来色彩缤纷，他们优雅、发型精致、讲话时也会有欢快的肢体语言。斯威士兰人也很穷，而且身上的毛衣都是脏兮兮的。

斯威士兰人很顽强，但有一种悲伤的情绪在里面，在我看来这是种族隔离留下的阴影。人们，尤其是男性，在某种程度上似乎已经垮掉了。即使到了 60 多岁的年纪，人们也经常称他们是"男孩"。这很奇怪，充满了不幸和丑陋。但过了一段时间，我了解到这些人和中非的人一样温暖，只是表现的方式不同而已。斯威士兰是君主专制国家，据说南非警察无处不在，监管一切，因此流亡的非洲人国民大会（African National Congress）解放运动不能将这个国家作为行动基地。但是我在酒店遇到的许多白人似乎只做两件事——做爱和赌博。

当时，我对性病一无所知。我和安德烈来到诊所，评估性生活引发感染的数量和类型，审查他们的治疗指南（几乎都是无效的）。我们发现，斯威士兰的性病问题非常严重。当翻看亚布库传教团和金沙萨的玛玛·叶莫医院的检查记录时，我注意到扎伊尔似乎也存在性病问题，患有软下疳、输卵管炎、尿道炎、淋病的病例似乎比比利时还多。但在斯威士兰，感染人数更是多得惊人。

我们进行了临床检查，评估由性病引发的并发症和混合感染的类型，这简直令人震惊。每一家诊所都像是一座生殖器疾病的博物馆，像是一个性病的珍贵物品的展览室。患者都非常贫穷，一位男子穿着裙子走着路，你都有可能看到有液体从他的阴茎滴落到地板上。他掀开裙子，让我看生殖器上的巨大溃疡。我问他："你上一次性生活是什么时候？"他可能会说："今天早上。"

我很惊讶，因为如果是我，我可能都无法穿上裤子，这会痛得要命。作为医生，我真的被吓到了，因为在这种情况下，这种病会迅速蔓延开来。然而，坦率地说，作为人来讲，我也感到震惊。他们的性伴侣通常是非常年轻的女性，他们几乎完全忽视了自己的软下疳具有高度传染性的事实，在这种情况下发生性行为是可耻的。因此，我非常批判这种行为。顺便提一下，当时已经79岁的斯威士兰国王，几乎每年迎娶一位处女。

在斯威士兰，娼妓无处不在。到达酒店的当天，接待处的男子交给我房间的钥匙。当我上去的时候，房间里已经站了一个女人。于是我回到楼下说："我要单独的房间，现在的房间里有一个女人。"

接待员看着我，有点吃惊地说道："哦？想要一个男孩吗？"

显然，这是他们能想到的唯一的选项。起初我认为这家酒店是个例，那是因为我还没有了解到这个城市的卖淫规模。

明确无误的是，我和安德烈无法消除斯威士兰的性病，但我们可以做些有益的事情。我们安排在几个月后开课，对斯威士兰护士进行培训，我将独自返回这里，亲自进行指导。在此期间，我设计了一种简单的、不用任何实验就能鉴别性病的方法，被称为"治疗算法"。这种方法主要是一个简单的流程图——问题树。生殖器上有红肿吗？有开放性疮口吗？疮口流脓吗？如果有，请使用抗生素XYZ。我在信封的背面简单地勾勒出这个流程图，令人惊奇的是这个方法非常有效，几年后还得到WHO的认可，现在仍在世界各地使用。今天，我们仍然可以在非洲地区众多诊所的墙上找到这幅图表。

返回到安特卫普时，我看到一封给我的信。这是扎伊尔驻比利时大使肯戈·瓦·东多（Kengo Wa Dondo）寄来的。信中写道，"总统和创始人决定授予您豹子勋章"。我不想从蒙博托那里收到任何的奖赏，但我没有想出礼貌的拒绝方式。所以我给大使打电话，并在指定的日期去了大使馆，接受了一枚穿在亮绿色缎带上的星形奖章，上面刻着"PEACE，WORK，JUSTICE"（和平，工作，正义）。当然，我在想"正义"。

大使解释说，我很快就会收到一张特制卡片，上面有蒙博托的亲笔签名（顺便说一下，他的签名就是用墨水划一下——只有一条线，没有任何卷曲，也没有字母。我猜想，这就是一个掌握无限权利的男人体现自己地位的方式）。这张亮绿色的折叠式卡片看起来有点像当时的比利时驾照，但却可以赋予我在整个扎伊尔地区所有的豁免权和彻底的敬重。它将保护我，确保我在扎伊尔地区的安全，免受所有侵害。

我决定不去拿卡片，我不想从蒙博托的政权中获利。我觉得扎伊尔已经两次成为个人的私有财产——第一次是比利时的君主利奥波德二世，现在是蒙博托。我不想触碰任何与这种腐败有关的事物。

几个月后，我还见到了蒙博托。法国人道主义活动家贝尔纳·库什内（Bernard Kouchner）称他为"戴着豹皮帽子的银行金库"。他则给自己取了新名字，根据翻译不同，可以解释成"拯救弱者于水火之中的雄鸡"或是"不断征服，沿途留下火焰的全能战士"。当时，蒙博托正对比利时进行国事访问，他来到安特卫普感谢我们拯救了这个国家。他依旧戴着那顶著名的豹皮帽子，脑袋看上去有点像鹰，挂着魔术般的手杖。我同他那沾满鲜血的双手握手。蒙博托同我成为联合国艾滋病规划署负责人时会见的许多其他的独裁者一样，都是魅力十足。

此时我决定博士期间主攻性病，在某种程度上这是合乎逻辑的。

研究像埃博拉一样的出血热？这太危险了，而且研究成本高昂，我们实验室肯定不会涉足。腹泻？虽然这项研究很有意义，但布鲁塞尔已有一个小组在这一领域做了大量的工作。疟疾？这是一个复杂的问题，我不确定我是否能够掌握免疫学知识。但是，像我在斯威士兰看到的性病，这是一个让我可以真正地帮助患者的领域。当时除了疱疹，总有办法治愈这些疾病，这对医生来说是非常可喜的。

如果您是精神科或老年专科医生，那么您研究的是复杂的慢性病，这种工作可能会令人沮丧。传染病和性病都不是很有名的专业，事实上，就医疗状况而言，这些研究处于阶梯的底层。我之所以被这类疾病吸引，是因为它们都有治疗的办法，作为医生，我能发挥强大而迅速的作用，同时这类疾病也是生殖健康的关键。对许多妇女而言，这非常重要，然而她们在这类疾病方面的医疗需求（如同其他需求一样）被长期忽视了。此外，人们刚刚发现衣原体是生殖器感染的元凶。这是一种难以检测的细胞内寄生病原体，但对生育能力极具破坏性。我发现衣原体的微生物学令人着迷。因此，虽然从事性病研究并不是最聪明的职业选择，但从科学的好奇心和人类需求的角度来看，这顺理成章。

* * *

出于近期对性病感染产生的兴趣，除了在帕坦实验室的工作外，我开始接诊更多的患者。我工作的诊所被安置在与热带医学研究所相同的大楼里——一栋漂亮的艺术装饰品，它的全名（没有人使用过）是"殖民地和海员诊所"。这家诊所因治疗性病而闻名。安特卫普有一个大港口和众多水手，这些水手往往在异国他乡染上性病，因此这里的人认为性病是一种热带病。我每周在诊所工作2个下午，以推进我的研究。

我喜欢这项工作，我不仅仅处理性病，还为疫苗接种提供意见，也提供麻风病、疟疾或是其他疾病的治疗建议。许多人听说我不一样，不会对其他医生的否定半遮半掩，因此专门找上我。20世纪70年代后期，和世界上其他地方一样，安特卫普的性病患病率也在一直上升，特别是在男同性恋人群中。此时，比利时的同性恋群体开始纷纷出柜，公开面对大众，而他们的生活方式被一些人认定是危险的。

我知道，许多医生认为研究性病令人尴尬，这项工作很脏，还是和社会底层的人打交道，但我从来没有这样的感觉。在研究性病时，你要闭嘴（这类似于同其他患者的互动）。对患者隐私的保护，胜任工作的能力，还有不带有批判性的工作方式，这才是性病研究中重要的事情。

可以想象，正常情况下我的职业生涯以及我的生活将围绕着发展中国家展开。我仍在探索，但现在看来研究内容确实会涉及裤腰带以下的东西。我在安特卫普诊所，从患者那里取样并试着在实验室进行研究。用这样的方法，我从一名水手的尿道脓液中分离到一种新的耐青霉素的淋球菌。这名水手在去象牙海岸休假期间有过性行为。当时，人们认为淋球菌对青霉素的耐药性似乎是通过细菌染色体的突变而发生的。这意味着随着抵抗力的增加，需要更高浓度的青霉素，但一旦达到合适的剂量，细菌就会被杀死。然而对这株新分离的青霉素耐药菌株，增加剂量也无济于事，因为他们会合成一种酶，这种酶能够破坏青霉素。更糟糕的是，编码这些酶的遗传信息会通过质粒，即通过染色体外的DNA分子进行传递，这些质粒可以在不同的细菌间转移，这是一个潜在的严重的公共卫生问题。

第一株青霉素耐药淋球菌是在驻菲律宾的美国士兵和海军陆战

队中发现的；另一株来自加纳的一位男性。所以我发现的这一菌株应该是在非洲发现的第二株。1977 年，我发表了这一成果。虽然只是以"致编辑的信"的形式在《柳叶刀》（The Lancet）发表，但对比利时的一位年轻的研究人员来说，这是一个重要的时刻。随后 1 年，当我前往西雅图华盛顿大学的斯担利·法尔科（Stanley Falkow）实验室工作时，鉴定出了质粒的特征和耐药机制。

所有这些成果激起了我对淋病的兴趣，我尽我所能地学习，但是在查阅医学文献时，我就像是在探索黑暗时代（Dark Ages）。衣原体的研究也是如此。整个领域的科学家都迫切地需要进行一些重要的科学研究，但在当时唯一一个将科学方法学应用于性病研究的人似乎只有来自西雅图华盛顿大学的金·福尔摩斯（King Holmes）博士。他曾与越南的美国海军合作，评估淋病的患病风险，研究耐药菌株，寻找新的病因。并且他已经开始研究衣原体和盆腔炎性疾病。

这真的非常吸引我，因为我在亚布库传教团看到了非常多的记录。福尔摩斯正在开展关于盆腔炎性疾病的基础性研究工作，包括病因和该疾病与哪些微生物有关。普遍的看法是，病菌来自于马桶垫圈，然后从环境向上侵袭至阴道。但福尔摩斯和他的团队证明盆腔炎性疾病几乎都与性病有关。虽然当时可能不方便向公众解释，但至少指明了正确的治疗方向。

我第一次见到金·福尔摩斯是在鹿特丹（Rotterdam）的一次会议上。我正在组织国际性病研究学会的创始大会——一群年轻的"少壮派"（Turks），他们的目标是改变性病研究。我记得他的演讲是围绕着非淋菌性尿道炎的各种可能的病因——衣原体、疱疹或其他生物，如解脲支原体等。我发现金真是一个能够鼓舞人心，并散发着魅力，甚至有点幽默的演讲者。他甚至能让电话簿唱起歌来。演讲结束后，我跟他聊了几句话。

我不确定我的想法，但有一点可以肯定，金·福尔摩斯不会花时间询问我的工作，再花时间听我的答案。当时我还不知道，美国学术界师生间的关系完全不同，美国更开放、更平等。金是一位非凡的学者，他的研究方向是传染病专业，然而对远远超出这些方向的学科他也有着无限的好奇心。更重要的是，他有能力指导年轻的研究人员，激发他们的潜能。在这次短暂的相遇后不久，他也成了我的导师。

几个月后，也就是 1978 年年初，我从北约和比利时科学基金会获得了两项奖学金，资助我前往美国。我的计划是，首先参加 CDC 的野外流行病学计划组，这是我和乔尔讨论过的。这门课程在当时是世界上独一无二的，它创建于 20 世纪 50 年代，旨在建立一个流行病学家团队，通过结构化的分析方法，研究如何调查已知或未知病因的流行病，及流行病的应对方法，以此调查暴发的疫情。

我给金·福尔摩斯写信，告诉他我得到了奖学金，打算参加 CDC 的课程，还想在特殊病原体实验室工作几个月。我问福尔摩斯是否可以去他在西雅图的实验室工作，他给了我肯定的回答。我知道自己在做什么，没有什么是一成不变的，而且我现在已经是一个成年人了，这条道路很适合我。

第8章 留美与归国

我于 1978 年 6 月抵达亚特兰大。卡尔·约翰逊，也就是我们在亚布库时的队长，同时也是 CDC 特殊病原体实验室的主任，亲自驾驶着他的老式大众旅游车到机场接我，又将我送到斯坦·福斯特（Stan Foster）的家中。斯坦·福斯特是 CDC 的流行病学家，也是研究天花的资深科学家。我在这里住了几个星期之后，又搬到了卡尔在亚特兰大东边斯内尔维尔（Snellville）小镇的家中。

这是我第一次踏上美国领土，感受到的文化冲击和在扎伊尔时一样巨大。我想象中的美国应该与欧洲一样，所以在某些方面我所受的冲击更大。斯内尔维尔的居民们整天开着空调，甚至敞着门窗时也是如此。到处都要用信用卡，可我一张也没有——试想一下1978 年的比利时，当时信用卡非常稀少。这里还有枪、大型汽车。这些景象堆积在一起，刻印在了脑海中。在佐治亚州，初次相见的人会在几秒钟后就直呼你的名字。在亚特兰大，我周围都是黑人，但他们却与非洲的黑人非常不同。而在 CDC 的一群白人中间，仅有一位黑人。

作为 CDC 课程的一部分，我不得不去调查亚特兰大市中心的避孕措施。我和一位来自哈佛的美国黑人兽医一起行动，他对此有点焦虑。但是我对他说，"别担心，我去过扎伊尔"——我是探险家。我们开着车，在如同贝鲁特市（Beirut，译者注：黎巴嫩的一个港口城市）一样被烧毁的社区里绕来绕去，挨家挨户地敲门。我们向几乎不懂英语的人提问，当然我也无法理解他们的语言。这项工作是在白天进行，所以开门的绝大多数是独身的妇女，而且他们非常友好。然而有时突然打开房门的会是一位男性，腰间还别着一把柯尔特（Colt，译者注：左轮手枪）。

我对调查结果的记忆已经模糊了，然而却记得在CDC遇到的几位非常有趣的人。印象最深的是主任比尔·佛吉（Bill·Foege），他是消灭天花政策的制定者，当时42岁。他坚持单独会见参加课程的每一位外国学生。他详细地询问我在非洲的所见所闻，这一举动非比寻常。佛吉是一位令人仰视的大人物，不仅仅是因为他的身高。20世纪60年代，佛吉在尼日利亚东部的一个传教团医院工作，那时比夫拉（Biafra，译者注：是尼日利亚东南部一个由分离主义者建立的短命国家。这个国家于1967年5月30日成立，至1970年1月15日灭亡）人民刚刚开始争取独立。他曾经给人接种天花疫苗，但是疫苗不够，不能满足每个人的需求。当时一个3岁的小男孩感染了天花，他设计出了一套体系，也就是勾画出所有可能的扩散方位，只接种小男孩一家经常去的市场、乡村和其他地方的人群。他的这套监察和控制体系阻止了疫情的暴发，并开创了控制疾病的新策略。30年后，我们再次相遇，他同样也担任位于西雅图的比尔和梅林达·盖茨基金会的高级顾问，仍一如既往地发人深省。

当时我的计划是先和卡尔在高安全等级特殊病原体实验室工作。我不得不穿上一件太空服，这套衣服有独立的通气系统，我也必须遵守极度严苛、高度组织化的管理制度。坦率地讲，我应付不来。我经常忘带东西，那就必须得脱下太空服、淋浴、出实验室拿东西，然后再返回。返回时还要再经过之前的步骤，这对我来说太过烦琐了。

几个星期后，我决定中断已经进行了2个月的CDC学习计划，前往西雅图与金·福尔摩斯一起工作。之所以这样做，是因为此时我的科研兴趣已经由出血热转移到了性病。格蕾塔带着布拉姆在亚特兰大与我会合。我们买了一辆丰田旅行车，期待探索这个新世界，所以最合乎逻辑的做法就是把所有的行李都塞进车里，然后开着车横跨美国。我们一路露营，花了很长时间。

尽管如安特卫普一样的小小的欧洲城市也有很多古老的天主教堂，但是一路上见到的教堂的数量仍让我感到吃惊。我也惊讶于美国强大的农业力量，种着玉米和小麦的农田绵延数英里。美国的自然风光也美得令人窒息。虽然人们看上去很友好，但他们似乎认为我们有些可疑——从我们带着口音的英语可以判断我们肯定是外国人。至今我仍然对带有枪架的皮卡车感到害怕和恐惧。

15 个月大的布拉姆喜欢不穿裤子也不戴尿不湿，光着屁股在露营地跑来跑去。他喜欢这样，并且这样也可以减少热疹。我们也认为这对小孩子来说很正常。但美国人似乎无法接受这种婴儿裸体的事情。有礼貌的人会带着忧虑的神情来到我面前说："你儿子的裤子丢了？"控制力稍弱的人会谴责我们，"你的孩子为什么赤身裸体地到处跑？"

我们到达西雅图时，觉得这里非常漂亮，奥林匹克山覆盖着皑皑白雪，湛蓝色的峡湾蜿蜒崎岖，构成海岸线。我给金·福尔摩斯打电话，他可能把我忘得一干二净了。他说："好吧，你最好来我家吃午饭。"这让我很吃惊，尽管实际上只是在厨房吃花生酱黄油三明治。吃完时，福尔摩斯问我，"那么，你想做什么？"我再次感到震惊，在欧洲都是教授安排你的工作。

车里还带着青霉素耐药淋球菌的菌株放在车里，所以提出想研究质粒抗药性的分子机制，学习性病，也想研究阴道炎。我有很多患有慢性阴道炎的女性患者（白带异常，现在称为细菌性阴道炎），这个问题似乎非常普遍，但是病因和治疗手段还不明确。

金说："好啊，那就明天开始吧。"就这么简单，我的下巴都惊掉了。

我喜欢西雅图，尤其是周围未受破坏的自然风光，还有友善的居民，但是缺少美食和咖啡，这让我们有些沮丧。此时的西雅图，微软和亚马逊还没有成立，仅有一家星巴克，位于派克市场。我们要从萨马米什湖（Lake Samamish）的家中驱车 13 英里，去一家德国的面包店买面包。美味的面包对比利时人来说非常重要。今天，这个城市遍布各种美食和生活必需品。

我喜欢与金·福尔摩斯一起工作，我喜欢美国实验室自由而又自信的学术气氛，这里鼓励年轻人形成自己的学术思想。我在这个异国他乡的环境里茁壮成长。金把我介绍给了华盛顿大学微生物学系主任斯担利·法尔科博士。我们达成一致，除了与福尔摩斯一起进行性病的临床和流行病学研究以外，我也会去法尔科的微生物学实验室学习。从斯担利那里我学到了很多现代微生物学的知识，包括新出现的分析技术，如质粒的基因测序、蛋白质印迹（鉴定特定蛋白质的技术）和分子克隆等。（他也教我如何用英语咒骂。）他是一位杰出的科学家，主要兴趣是研究发病机制，一步一步地解释细菌如何引起疾病。他告诉我要一直把自己想象成是细菌，尝试从细菌的角度去思考问题。我如何能穿透肠道上皮细胞？我为什么会从动物跳到人类？斯担利也是一位出色的导师，现在已经从斯坦福大学退休了。我们的每一次相聚，都会围绕一个极好的黑比诺（pinot noir，译者注：葡萄品种，起源于法国的勃艮第的红葡萄品种，除了少数例外，勃艮第的红葡萄酒都是采用黑比诺葡萄酿成。）进行激动人心的讨论。

虽然福尔摩斯和法尔科领导不同的部门，但他们一拍即合。科学并非总是如此，人们倾向于保护自己的研究地盘。但福尔摩斯与所有人，包括心理学家、化学家、微生物学家、临床医生都能展开合作。在部门里，他对团队建设天赋异禀，这不常见，但却非常重要。福尔摩斯经常旅行，但不知为何他还能同时带领和管理这个非常多样的团队。而且只要见到他，你就能得到明确的关注和指导。他聚集了一群非常有才华的人，研究性病的方方面面。许多人现在已经成为西雅图和世界其他众多机构的领导者。我离开时，金同意继续担任我的导师，直到现在已经30多年。我们也因对优质葡萄酒的热爱而连接在一起。我一直保留着我们在世界各地共进晚餐时品尝的葡萄酒的标签。

我在跟进阴道炎的研究，集中关注在阴道中发现的一种细菌，我们认为这些细菌可能是引起阴道问题的元凶。我收集了关于这些正在研究的细菌的全部资料。最终这项工作没有成功。虽然现在我们知道这种细菌，也就是阴道加德纳菌（*Gardnerella vaginalis*）确实在阴道炎中发挥作用，但它必须与其他细菌相互配合才能致病。随后在安特卫普我也研究了治疗这种疾病的最好办法。我得出当时首选的治疗方法——磺胺霜，实际上根本不起作用，只有安慰剂的效果。真正有效的治疗药物是甲硝唑（Metronizodole），它有抗某些寄生虫和厌氧菌的作用。现今关于性病研究的基础就是在当时确立的。这项工作在某种程度上来说很小，但是有用武之地，同时我也喜欢。我喜欢美国科学自由而开拓的风格。这里有大量的私人基金，这是欧洲完全没有的，欧洲仅有信托基金。但最重要的是美国开放的心态，只要你有好的想法，并且有能力胜任，你就会获得机会，从而提升自己。

在西雅图逗留期间，我邂逅了2位重要人物，随后几年我才意识到与他们相遇，对我而言意义重大。第一位是汤姆·奎因（Tom

Quinn），他刚刚加入金的团队，研究肛门与生殖器的衣原体感染。汤姆是一位非常乐观的传染病专家，总是有奇思妙想，你在 100 码远的距离外就能辨认出他的声音。5 年后，我们联手调查了扎伊尔的艾滋病。第二位是卷头发的鲍勃·布伦纳姆（Bob Brunham）。他有些害羞，是非常有思想的加拿大传染病医生和免疫学家，当时正在研制针对生殖器衣原体感染的疫苗。也许是因为在团队中我们都是外国人，也许是因为对非洲的共同兴趣，我们成了相当亲密的朋友。鲍勃给我讲述发生在温尼伯（Winnipeg）美洲原住民间的软下疳流行病，他恰好在那里的加拿大曼尼托巴大学上学。出于对这种所谓的热带性病的经验，我立即对加拿大大草原上的这次流行病产生了浓厚的兴趣。他在加拿大的导师、曼尼托巴大学传染病科主任艾伦·罗纳德（Allan Ronald）博士邀请我到温尼伯探讨软下疳及其病因——杜克雷嗜血杆菌（*Haemophilus ducreyi*）的经验，因为几十年来没有任何对软下疳的科学认识和治疗进展。1979 年 5 月 1 日，我到达加拿大，当时正在下雪。我想，这一定是一个难以居住的地方！我们一拍即合，决定在肯尼亚（Kenya）共同努力，那里的软下疳是个大问题。

虽然我喜欢在西雅图工作和生活的每一分每一秒，但由于缺乏如全民医疗保险这类的社会保障体系，以及我遇到的某些人的简单论断——认为贫穷是自己的错，我常常会感到不安。但我也注意到，关于性别不平等以及社会中女性缺乏公平性的问题，这里的讨论远远多于欧洲。西雅图是一个非常开放的地方，我们徘徊在有趣和多样化的人群之中。

我成了美国社会许多方面的忠实粉丝。我注意到，比利时，甚至是欧洲，正在变得僵化，在科学上扼杀开拓进取，在社会的许多其他领域也是如此。我仍然是弗拉芒人——我的基因如此根深蒂固。

但这些基因表达的方式——我的表型，正如它呈现的那样，正在转变。

然而，格蕾塔没有在美国工作的合法身份，我们在西雅图的那1年里，这个问题逐渐凸显出来。随着我的奖学金越用越少，我们频繁地考虑是否留在西雅图。我的结论是，如果所有来到美国的欧洲科学家都决定留在美国，那么欧洲真的会有问题。我已经养精蓄锐，满腹经纶，我想帮助改变比利时的现状。

* * *

1979年9月，我回到安特卫普，当时我的首要任务是完成关于阴道炎病因的博士论文。我终于在1980年的春天完成了。我需要临床样本，也就是殖民地和海员诊所的性病患者。但一段时间之后，我越来越意识到如果能成立诊所，专门治疗性病，这对我的研究以及患者的治疗将大有助益。我们可以制定更适合他们生活方式的、更专业的方案，专注于他们的具体问题，而不是将他们隐藏于血吸虫患者或登革热患者之中。我们将成为比利时第一家也是最重要的一家性病诊所，还可以将这项工作与我在西雅图看到的那种外部延伸活动联系起来——对易患性病的社区进行流行病学调查，甚至是社区会谈。

因此，1979年底，我走进热带医学研究所所长办公室，跟所长交流我的想法。所长是一位非常保守的人，这个想法让他震惊。他不希望看到像我这样一位令他讨厌的访客引发人们对这个肮脏疾病超出必要程度的关注。虽然最终他确实同意建立一个单独的性病诊室，但他把这个诊室放在了大楼的后部，就在动物房，也就是饲养小型啮齿动物房的隔壁。诊室的入口在研究所的后门，这里只有我和一位护士，门诊时间是下午5—7时。

然而，我没有受此干扰，其余时间我仍在实验室工作，在那里我仍然是排名第4的人。我在小诊所里观察到，尤其是同性恋人群中，正在酝酿一场严重的性病流行病，同时我们也看到了衣原体感染的大量增加（主要是在异性恋患者中）。

我开始在广播、报纸和电视上谈论性病，因为解决这类问题的唯一方法是讨论这类疾病的危害，还有人们需要采取的预防措施。如同和患者讨论同性性爱以及性相关药物一样，在电视上谈论性生活时，我也没有感到特别的尴尬。

1979年底的一个晚上，我接到了热带医学研究所病理学家的电话。他希望我帮助他进行一例尸检。这位患者死于急性脑膜炎，是希腊人，但曾在扎伊尔东部的坦噶尼喀湖畔捕鱼卖鱼长达几十年。他到医院就医时，已经处于可怕的状态，体重极度降低，还有不明原因的高热。

我们剖开尸体时，看到里面的内脏都坏掉了。胸腔和腹腔里充满了非典型的分枝杆菌感染，这是明显的免疫系统完全崩溃的迹象。我们非常吃惊，然后将血液和组织样本保存在了 −70℃的冰箱中。但我还是不够聪明，没有看出这是一种新的综合征，但我知道我以前从未见过这样的病症。

第9章 内罗毕

1980年春天，我完成了博士论文《细菌性阴道炎和阴道加德纳菌的病原学和流行病学》的工作，正在筹划一个更加令人兴奋的项目。我即将返回非洲，同艾伦·罗纳德一起开展这个梦寐以求的研究课题。

艾伦是我在西雅图遇到的一位加拿大医生，是一个和蔼可亲的人，关于非洲我们有很多的共同话题。他与肯尼亚的内罗毕大学建立了联系，在那里生殖器溃疡，特别是软下疳已成为一种流行病。他告诉我，他想启动一项研究软下疳的课题，而且建议我和他共同开展这项研究。我有一点经验，他有一些关系。这是一个好机会，可以在一个拥有电话和电力等基础设施的城市建立研究基地，并且这里还有一所优秀的大学。因此，我们于1980年1月对内罗毕进行了一次计划访问。

受到在美国所见所闻的启发，在返回安特卫普后我成立了一个非营利组织——传染病研究基金会，旨在资助内罗毕的新研究项目。有时我会得到一些酬劳，比如为全科医生举办研讨会，进行培训，或是受到邀请讲授性病知识等。我通常将这些酬劳存入基金会，但钱不是很多——这里300美金，那里3000美金，所以钱的数量没有太大变化。除了抢银行，我想不出该如何筹集到足够多的资金来支持内罗毕的研究计划。

不久，在一次传染病的会议上，我遇到了一种由先灵公司

（Schering）生产的新的抗生素。在我看来这种药有可能比红霉素更有效，有望成为新的治疗软下疳的药物。当时，没有任何一家制药公司会把这类疾病作为未来的市场，但即便如此，我想也许我能说服这家公司资助这项治疗软下疳的试验。在哪里进行试验呢？在斯威士兰期间，我曾与一位生活在南非的非常称职而务实的英国微生物学家罗恩·巴拉德（Ron Ballard）一起工作过，他告诉过我南非金矿有大规模的软下疳问题，并请求我们的帮助。他提到的一个靠近约翰内斯堡的小镇，也就是卡尔顿维尔，是世界上最大的金矿开采中心。他认为这个城市有理想的医疗支撑——约翰内斯堡的医院和实验室。实际上，我并不希望在种族隔离的南非工作，但巴拉德认为，如果放弃贫穷落后和需要帮助的人，在道德上我也没高尚到哪儿去。

我和巴拉德，还有我实验室的埃迪·范·戴克（Eddy Van Dyck），一起前往卡尔顿维尔的莱斯利·威廉斯（Leslie Williams）纪念医院，这里确实是我在非洲看到的比较好的医院之一。显然，公司必须保持劳动力的健康，让他们可以创造价值，但又确实不知道应该如何处理软下疳的问题。金矿的工作环境通常是在地下深度超过 1 英里的地方，这里不仅风险高，而且极热、极潮湿。在这样的环境中患者伤口无法愈合，令人震惊的软下疳溃疡会使矿工们丧失劳动能力。

这些矿工来自斯威士兰、博茨瓦纳（Botswana）、莱索托（Lesotho）、莫桑比克（Mozambique）、马拉维（Malawi）、赞比亚（Zambia）和津巴布韦（Zimbabwe），他们的酬劳比自己国家的任何工人都高。我很想进入矿井，看看矿工们的工作环境，但这是不被允许的。但是我参观了宿舍和他们喝酒的地方，沿着红色的土路，我看到了有瓦楞铁屋顶的木制棚屋和简单的布帘门，里面住着妓女。

每个发薪日，这些棚屋的门外都排着队。

这些矿工轮班工作，一周 6 天，每天都是夜以继日。他们讨厌并且害怕这样的工作，但家乡还有亲人。为了家人，他们想挣到足够多的钱，或是送孩子们上学，或是投资做生意，或是开一间小店。但我知道，除了工作带来的事故和肺结核的高风险之外（这里是全世界事故和肺结核患病风险最高的地方），他们中的许多人还将非常可怕的疾病带回了家。这些人是纯粹剥削的受害者，同时也是人们摆脱贫困的希望之源。他们的工作条件以及性工作者们的工作条件让我深感震惊，他们的孤独和充满乡愁的歌曲也深深地触动了我。直到今天，一看到黄金我就会想起他们，还有他们为此付出的代价。

在种族隔离制度下，这些男人们离开家，到矿场工作 11 个月，虽然他们与南非建立了稳定的雇佣关系，但生理需求主要是通过偶尔的性交易解决。从性传播媒介的角度来看，少数的几位女性（性工作者）拥有众多的性伴侣（矿工们），这是理想的疾病传播模式，可以引发疫情，当时看到的软下疳正是如此。南非采矿业中这种不正当的劳动组织无疑为 10 年后世界上最严重的艾滋病疫情铺平了道路，世界上艾滋病流行率最高的人群，就是卡尔顿维尔周围的性工作者，2001 年艾滋病毒的阳性率达到 78%。尽管存在严重的性病问题，但当时的种族隔离政府并不支持性病预防计划，甚至不支持分发安全套。

为了证明这种抗生素的效果好于当时推荐的红霉素，5 周的时间里我们对足够多的患者进行了临床试验。虽然这种新的抗生素很有效，但却从未上市。由于这项研究得出结论的速度比预期快得多，而且我们也节约开支，所以我攒到了足够多的钱来支撑内罗毕项目。与此同时，加拿大的艾伦也已经筹集了足够多的资金来启动这项工作，所以 1980 年底，我在内罗毕加入了他的研究组。

内罗毕是一个充满活力的城市，到处是大大小小的公司，这个城市吸引着众多商业投资和游客，居民大多也比扎伊尔人生活富裕。但令我印象深刻的是巨大的贫民窟地区，特别是基贝拉（Kibera）和马塔里山谷（Mathari Valley）的棚户区，这里是除南非以外的各大洲中最大的贫民窟——延绵不绝的瓦楞屋顶下，在垃圾和污水之中，人们的生活拥挤不堪。肯尼亚的精英和外籍人士则在山上宽敞的别墅中健康、幸福地生活。当时基贝拉的情况远比我在扎伊尔看到的任何情况都要糟糕得多。

我们与内罗毕大学的医学微生物学系主任密切合作，他叫埃贝尔·恩桑泽（Herbert Nsanze），是一位来自卢旺达（Rwanda）和乌

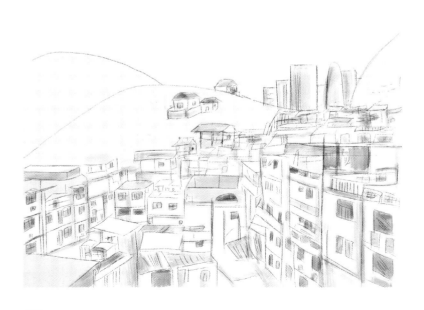

干达的难民，同时也是一位风度翩翩、精明强干、英俊潇洒并见多识广的人。我们在肯雅塔国立医院（Kenyatta National Hospital）的医学院占用了一小间办公室，用一台笨重的康懋达（Commodore）计算机进行统计分析，这里没有电话。我们是一群聪明人，并且精诚团结，组成了这个项目小组。但是不久之后，我们就不再是"小"组了。几年后，华盛顿大学的金·福尔摩斯研究组和根特大学的玛莲·泰莫尔曼（Marleen Temmerman）研究组也加入其中，我们逐渐成长为非洲产出最高、持续时间最长的联合研究团队，开展了大量的开创性的工作。

艾伦安排我们在政府的性病诊所工作，由于这间诊所位于河间大道（River Road）的卡西诺影院（Casino Cinema）旁边，因此人们称呼它为卡西诺诊所（Casino Clinic）。正如肯尼亚最著名的作家梅雅·姆旺吉（Meja Mwangi）在《走下河道》（*Going Down River Road*）一书中描述的那样，这里鲜活却有些落后，有点像贫民窟。无数的酒吧里都配有小房间，妓女或是酒吧女孩同顾客一同进去。屋里肮脏，看着令人沮丧，顾客绝大部分是穷人。我在孟买、曼谷和加德满都见过很多类似的房间，然而老实说，我仍然无法想象人们在这样的地方如何发生性关系。抛开爱情和疾病的因素，单单是气味都会让我提不起性趣。

与金沙萨不同，在这种酒吧里几乎没有任何音乐，有的只是简单粗暴的饮酒。当酒精量足够高时，顾客会带着在那里工作的女性直接上楼。然后第二天，或是第二周，不少男女就会在卡西诺诊所门口排队。确切地说，每天早上 7 时诊所开门时，门口已经等候了数百人。

出生于肯尼亚的印度天主教教徒达·科斯塔（Da Costa）博士辱骂他们——"你们这群妓女，你们这群贱人"，并且说她们是活该的。这对于女性来说是最最糟糕的。幸运的是，作为卡西诺诊所唯一的医生（基本上这间诊所是该市唯一、也是当时非洲最大的性病诊所），他实际上非常称职。然而，从善解人意的医生角度来讲，他简直就是一个噩梦。我记得在听到他宣判她们可能无法生育时，年轻的女人们在哭泣，而这也确实是未经治疗的淋病和衣原体感染的主要并发症之一。我也注意到，她们中的许多人可能并没有参与性交易，许多女人实际上是男性顾客的女朋友或是妻子。然而，我很钦佩他，因为基本上没有医生愿意做这种乏味而又有巨大压力的工作。我不禁好奇，既然他如此憎恨自己的患者们，为什么还要在那里工作呢？

我想查明这些女性患者的来历。她们中大多数人似乎是肯尼亚人，但生活在其他街区，如普姆瓦尼（Pumwani），也有大量女性来自坦桑尼亚（Tanzania）维多利亚湖附近的阿卡盖拉（Akagera）的姆阿亚（Muhaya）村庄。她们的情况有点像卡尔顿维尔的金矿工人。她们通常来内罗毕工作 1～2 年，赚些钱，然后回到老家、结婚、开始创业。村里几乎每个人都知道她们如何谋生，但他们假装不知道，这让一切看起来还不算糟糕。

我在内罗毕停留了大约 1 个月，来推动项目的运行。为了让项目持续进行下去，我聘用了莉芙·弗朗桑（Lieve Fransen）。我在根特医学院与她结识，她曾在莫桑比克独立后为第一届政府工作，是一位意志坚定的女性，后来成为欧盟艾滋病工作组的主任，现任欧盟委员会通讯部主任。艾伦指派的加拿大人弗兰克·普卢默（Frank Plummer），后来成了这个项目真正的开创者（弗兰克与艾伦共同指导，推动项目进行）。弗兰克，这位来自加拿大平原的高大的泰迪熊般的暖男，是永远的乐天派。他是一位领袖，能创造出很多新奇（而且非常棒的）的想法，多到我们无法记住。他还时刻准备着支援我们的肯尼亚同事。现在弗兰克是加拿大类似美国 CDC 机构的主管。莉芙·弗朗桑于 1984 年返回比利时，继任者是玛丽·拉加（Marie Laga）。她曾在布隆迪（Burundi）为无国界医生工作，是一位镇静的女性，具有很强的沟通天赋，成为了非洲艾滋病预防工作的领军人物。还有伊丽莎白·恩古吉（Elizabeth Ngugi），她是一位身材矮小但活力无限的肯尼亚护士，也是公共卫生的教授。她带来了当地的公共卫生视角，推动我们不断围绕妇女和性工作者群体开展更多的工作，透过我们试图解决的医疗和流行病学问题，找到卖淫的根本原因，协助妇女不受胁迫，争取体面的生活。该项目一直致力于此。这些活动为内罗毕大学、曼尼托巴大学、华盛顿大学以及后来的根特大学和热带医学研究所之间建立长期合作关系奠定了基础，这些合作在 30 年后的今天仍然非常活跃。

从一开始，我们就致力于确保研究成果可以让肯尼亚人民受益。这并不容易，因为将这种研究成果转化为政策和实施方案涉及许多步骤和机构（正如随后作为联合国艾滋病规划署负责人时，我体会到的艰辛一样）。我们的主要对话者是卫生部，幸运的是，多年来肯尼亚政府越来越开放，并且投身于我们的工作。我撰写了向欧盟申请基金的申请书，欧盟也刚刚启动了一项支持发展中国家开展健康研究的新项目。1982 年底，我和埃贝尔·恩桑泽接到通知，即将获得一笔似乎非常庞大的基金——150 000 万埃居（écu；按今天的汇率计算为 20 万美金），以资助我们确定非洲治疗软下疳和淋病的最佳方法。我在安特卫普发现的来自科特迪瓦（Côte d'Ivoire）的青霉素抗性淋球菌已经横行整个非洲大陆，传播速度远远超过欧洲或北美的异性恋群体。

此时，每年我都要去内罗毕 3～4 次，每次都为经费东拼西凑。我也逐渐开始研究其他病症。我们是非洲第一个研究衣原体的小组。研究结果表明在内罗毕，衣原体感染远比在纽约或布鲁塞尔少见。我们首先想到的是，这是否可以归因于一种非常常见的眼部感染——沙眼。沙眼也是由衣原体引起的疾病，也许孩童期患上这种眼疾可以产生免疫，预防随后的生殖器感染。但是接下来在内罗毕周围两个地区开展的研究结果否定了这一猜想。

我们也研究了孕期性病，研究性病对怀孕的影响，如果感染持续到孕期，对新生儿有何影响。以前的医学文献谈到淋病使非洲妇女不能生育，但自 20 世纪 60 年代初以来，就没有利用现代临床技术和微生物技术对这些并发症进行任何适当的研究。然而在我看来，考虑到我们在卡西诺诊所看到的女性人数，以及常见的并发症类型，妊娠期性病引起的问题可能比人们想象的要严重得多。

所以我们前往东非最大的妇产医院普姆瓦尼妇产医院，这里就像一个婴儿工厂，每年有 25 000 个新生儿诞生。我在想究竟何人该在这样一个如此肮脏和被遗弃的环境中开启自己的人生呢。

我的孩子们出生的产科医院 [在此期间，金发女孩萨拉（Sara）于 1980 年出生] 的医疗环境和这些长期受苦的肯尼亚妇女所处的生产环境之间的差距，简直让人无法容忍。普姆瓦尼的医生收入微薄，因此他们经常完全脱岗。他们只关注自己的私事，把整个医院留给护士和助产士。这些护士和助产士是坚强的女性，具有令人难以置信的奉献精神。显然，肯尼亚的许多健康机构都了解这种情况，但是却不作为。每当我提出这种问题，他们通常都会提到预算。当然，他们有些道理，因为当时国家健康预算的主要部分用于肯雅塔国立医院（Kenyatta National Hospital），也就是我们办公室所在的大学医院。但是，更好的管理和激励措施可以大大改善普姆瓦尼医院的情况。

在大学里，教授们都很精明并且坚持不懈，保持着高标准的医学教育。但令人清醒的现实是，医疗服务正在迅速恶化。妇女们经常流血而亡，本可预防的新生儿死亡和感染水平也高得不可原谅。我在普姆瓦尼看到的令人震惊的条件确实极大地激励了我去开发简单的治疗方法，至少可以预防最严重的产后感染。

大约从 1900 年开始，人们就建立了医疗实践，所有的婴儿在出生时使用硝酸银滴眼液，以防止他们从母亲那里感染淋球菌而导致失明。这是欧洲公共卫生的胜利。但在内罗毕的医院，具有腐蚀性浓度的硝酸银引起了严重的眼部损伤，这是硝酸银挥发的后果，在此之后他们就放弃了这种做法。使用硝酸银死定了，不使用硝酸银也死定了。

因此，玛丽·拉加及其同事普拉蒂·达塔（Pratibha Datta）和沃伦·纳马拉（Warren Namaara）进行了多项经典的研究，探索通过使用更安全的四环素软膏，来预防淋球菌传播和衣原体感染。与此同时，我们开始研究如何治疗已经感染的婴儿。事实证明，并不是当时推荐的青霉素的治疗方案，这种方法必须长期入院治疗，实际上只用注射一针头孢曲松，这是一种相当昂贵的头孢菌素。贫民窟婴儿的随访工作是一项巨大的挑战，因为"常规"地址往往不存在，因此，绘图至关重要。例如，"到 7 号厕所，然后向左走 3 条街道，她住在右边第一栋有红色屋顶的房子"。时至今日，预防和治疗新生儿结膜炎的国际指导方法仍是以此为基础。

我想这也许就是我的科学微环境：探究妊娠期性病与新生儿并发症之间的联系，然后在事情发生之前找到解决的办法。将扎实的科学研究应用于贫穷国家的复杂问题，从而开发出更好的预防和治疗疾病的方法，正是这种工作令我心跳加速。换言之，就是制造出临床医生使用的产品。

项目启动时，我们没有任何的业务规划，也没有具体的目标，而且除了 1 年的运转经费以外没有任何的资金支持。我们年轻、乐观，并立志解决肯尼亚面临的艰难的健康问题。这是一项巨大的挑战，而且所有人都没有解决这些问题的直接经验，包括后勤、财务、出版权和日常管理。

如今在非洲有数十个类似的项目，但是在我们启动之前，还没有专注于性病和妇女健康的研究。当时仅有的少数几个几乎都与前殖民政权联系在一起，然而提升非洲伙伴的能力和加强基础设施对我们来说一直都是非常重要的。让我尤其感到骄傲的是，我们在内罗毕培训了大量的非洲人、北美人和欧洲人，其中许多人凭借自己的能力，已经成为临床医生、流行病学家或研究人员。

我招聘的内罗毕项目的研究人员中，几乎所有人都是女性。这与传统做法截然不同，传统非洲的研究由男性主导。但我知道，在对非洲妇女（也就是我们工作的对象）的关注程度方面，女性会有所不同。很多时候，当做完妇科检查，或者与同事讨论病例时，我都会感到愤怒不堪。这些感染不仅带来痛苦，而且还会造成巨大的、永久性的伤害。对于世界上任何地方的女性来说，不孕症都是悲剧，在非洲尤为如此——婚姻、社会价值、自我价值。我想打消这个未说出口的残忍的假设，也就是如果有生育问题的是非洲妇女，那这或许并不是一件可怕的事情。

* * *

从很多方面来说，我都喜欢在比利时生活。我感觉到这个国家正在变得越来越好，变得更加国际化，尤其是布鲁塞尔成为欧洲共同体（NATO）总部之后，随后又成了更多公司的总部。国家经济发展迅速，生物技术和微芯片技术也在不断提高。我喜欢围绕着咖啡馆的美食、艺术生活和社会文化。但是在 20 世纪 80 年代早期，这个国家的气氛有些诡异。有大量个人和政党收取回扣的丑闻，还有秘密团体的极右翼活动。一群歹徒游窜到各个地方，持枪抢劫商店和超市。一个议会委员会调查了这些罪行，但却无法解决问题。极端主义的弗拉芒集团（Vlaams Blok）政党出现了，他们与弗拉芒民族主义和仇外心理掺和在一起，为弗兰德的独立而参加竞选。

　　每周我会抽出一个晚上的时间，去一家新成立的免费的诊所义诊，这家诊所位于安特卫普中央车站附近的一个破旧的排屋中，大多数时候我都是开避孕药处方。当时，许多医生都不会给未婚女孩和女人开药，更不用说帮助她们堕胎了，即使这是她们迫切要求的。我还看到很多吸毒者。作为医生，与这群人相处极其困难，而且也让我耗费太多情感。在医学院时，一位朋友因过量服用药物而离世。他是我们中最聪明的学生之一。我没有亲眼看到他对药物的依赖和死亡，这些事情发生在埃博拉疫情暴发期间，当时我在扎伊尔。

　　前往非洲时，我经常认为自己可能会发挥更大的作用，我可以有所作为。我喜欢简单纯粹的大地方，比利时是世界上人口最稠密的国家之一。在非洲的许多文化中，我也感受到了快乐。人们贫穷，但却富有创造力而且精力充沛。相比之下，比利时的人们抱怨得太多，从天气到疼痛，再到医院和学校，这对我来说似乎浪费了大量的时间和精力。实际上比利时有差不多是世界上最好的教育和医疗保健。随着内罗毕研究项目的开展，我开始在中非和西非更广阔的地方游历。我数次前往布隆迪，那里的热带医学研究所设立了一个项目，即培训在苏联接受过不合格医学教育的医生。我还帮助帕坦的研究项目走出困境，监管他在布隆迪和塞内加尔治疗麻风病的一些课题。

　　麻风病的治疗也在发生变革。当时，其中一种形式的麻风病（"小儿腋下"或"结核样型"）虽然治疗时间较长，却容易治愈。但是瘤型麻风病的患者，麻风杆菌遍布全身，患者的免疫系统受到严重破坏，没有真正的治疗方法。帕坦的研究小组证明，如果联合使用几种药物，这种病实际上是可以治愈的。这是今天麻风病接近灭绝的基础。这项工作也给了我一个完整的句号。达米安神父，我童年时期家乡的"圣人"，他在夏威夷照顾并治疗麻风病患者。当我以自己的方式，探索学术、科学研究、临床护理和国际发展的迷人世界时，我积累了多元化的经验，并且为生命的下一个篇章做好了准备。

PART 3

第三部分

彼得·皮奥特（著者）是战地英雄，是联合国第一个勇敢站出来与艾滋病做斗争的官员。我们对抗传染病就得跑赢时间，及时行动可以避免出现更多感染者。

——比尔·盖茨（微软公司创始人）

第 10 章　一种新的流行病

在安特卫普时，我成了一些患者的首选医生，比如那些来自非洲、患有令人难堪的热带传染病的患者，还有希望获得稳妥的医疗建议的男同性恋们。有时，因腰带以下部位的问题咨询医生的男男女女们，实际上也会表达他们心理上的痛苦，即亲密关系中的痛苦。我在安特卫普诊所遇到的很多患者实际上都是杞人忧天，然而我接诊的男同性恋们则表现出了真实的、复杂多样的疾病。在这一群体中似乎真的暴发了梅毒和乙肝疫情。如果正在发生某种流行病，我们肯定要对此采取行动，但首先应该记录在案。所以，正如在内罗毕所做的那样，我带上几个学生，去了当地的事发现场——安特卫普的同性恋酒吧进行调查。

这一群体数量众多。在与同性恋朋友和患者的谈话中，我了解到安特卫普的同性恋群体就像欧洲其他地方一样性欲高涨。但是我并没有做好心理准备，去面对它的真实含义。记得我们去过的第一个皮革酒吧，在那里见到的景象令我震惊，一个男人，光着屁股，只有皮裤缠在腰上。我对这种地下场所感到非常的惊讶。

20世纪80年代初期，比利时的男同性恋们终于认为他们可以光明正大了。当时不像今天的比利时，一个男人可以很随意地提起他和丈夫去了某个地方，现在同性婚姻在法律上是合法的，也被社会接纳了。当时仍有很多歧视，例如，学校的老师公开同性恋身份会非常艰难。但当时安特卫普比首都布鲁塞尔更时髦，它与阿姆斯特丹（Amsterdam）这样宽容的类似避风港的城市有更多的联系，对同性恋的态度也比比利时其他地方更加宽松。这里有鲜艳的时尚和艺术场景，有向世界开放的港口和心态，这可能也解释了我所看到的那种性取向外露的原因。

我们在酒吧采血，估算各种性病的患病率。7%的人患有梅毒，34%的人感染过乙肝，这一数字确实远高于比利时的其他人群。我们组织了一次乙肝疫苗的接种活动，并在同性恋人群中发放传单，然后收集反馈信息。当然，这也让更多的同性恋患者们来到我们的诊所，事实上，这就是目的：找出患者，治疗患者。他们接受了最先进的治疗和建议。本能地，我也总是觉得与患者的肢体接触很重要——握手、抚摸肩膀，这些都可以帮助建立真正的联系。在我印象中，很久以前第一次接触的是位麻风病患者，当时我刚刚和帕坦共事。患者是一位比利时的牧师，他退缩着说："不，不要碰我。"他确信我会被传染，当我告诉他不会时，他几乎崩溃了。但我从不惧怕触碰。当然，有血的地方我不会赤手空拳，也不会把手塞进谁的嘴里，但仅仅是皮肤间的接触，肥皂可以清洗干净。

* * *

自埃博拉疫情至今已过去了5年，我仍然对突发的疫情感到着迷，不是医学上的慢性问题，而是神秘疾病暴发所带来的肾上腺素激增。所以，我浏览了CDC每一期的发病率和死亡率周报（CDC's Morbidity and Mortality Weekly Report，MMWR），这些周报报道了美国和其他国家的疫情。1981年6月5日，MMWR对洛杉矶5名年轻的白人男同性恋者进行了报道，他们感染了卡氏肺孢子虫肺炎，这种肺炎在当时只出现在严重免疫缺陷的患者身上，而且自从第二次世界大战后在欧洲的孤儿院发现过，之后就很少出现感染者了。这

5 名男性死者也同时感染了侵染性的巨细胞病毒。这篇报道过后不久，美国其他地区也报告了一些病例，一些男性患有侵染性的卡波西肉瘤，这是一种罕见的皮肤病，通常见于中非，偶尔也会出现在地中海和犹太血统的老年白种人中。

这似乎是一种新的综合征——而且发生在同性恋的身上——所以我更加关注这个报道。它敲响了一个小小的警钟，但未必是正确的警钟。这是一种全新的事物，就像是一个谜，令人兴奋又很考验智力。男同性恋、不明原因的症状，我没有立刻想到非洲，也没有联想到 1978 年我协助解剖的希腊渔民尸体，但是我在思索安特卫普的同性恋中是否也有类似的患者呢，特别是在经过一系列的报道后，这一疾病仍没有名字。

随后到了 1981 年 10 月，我去芝加哥参加抗生素和抗菌化疗的跨学科会议，还有美国的传染病学会年会。我是后者的会员，那里有众多关于这种新的"同性恋综合征"的报道（综合征是一组症状和体征，它们共同构成了一种或多种疾病的特征）。典型特征是卡波西肉瘤和卡氏肺孢子虫肺炎。至此我还是没有联想到在安特卫普接诊的非洲患者。但是当我从芝加哥回来的时候，我和朋友亨利·泰尔曼（Henri Taelman）边喝啤酒边谈论这一疾病，他是热带医学研究所的首席临床医生。

亨利来自布鲁塞尔，并不比我年长，但是他在非洲有丰富的行医经验，而且工作就是他的生活。他为临床医学而活、而呼吸，如此敬业的程度让我惊叹不已。尽管他很幽默，但几乎很难与他谈论任何其他的事情。他一丝不苟，具有良好的诚信和对患者巨大的奉献精神。[亨利在种族大屠杀之后回到卢旺达，帮助重建基加利（Kigali）的大学医院。1999 年在卢旺达去世，那时他还非常年轻。] 他经常打电话给我，我们一起讨论病例、检查样本、分析因果、解决问题。现在到了我打电话寻求他的帮助的时候了。

我和亨利开始查看医院档案，寻找新的线索——我们之前可能错过的任何一种综合征。

此时，希腊渔民的案子顿时凸显了出来：未知原因的死亡，身体被不寻常的感染所吞噬，非常明显的免疫系统严重退化的迹象。

其他患者也慢慢地、一个接一个地开始走进研究所，几乎所有的患者都与非洲人有联系。他们患有慢性腹泻，同时体重出人意料地减轻，并伴有异常的、高度侵染性的感染，还有非常神秘的免疫系统崩溃的迹象，如隐球菌性脑膜炎、中枢神经系统弓形虫病、严重的带状疱疹感染等。我们的团队对于处理各类热带病症习以为常，如疟疾、昏睡病、镰状细胞贫血症等，但是我们知道新发现的这一病症不同于以往。到 1982 年底，我们可能已经接待了十几个这样的患者。在当时，这一数字是很高的，要知道这种所谓的同性恋相关免疫缺陷征患者，每一个病例都可以在医学期刊上发表，可以向WHO 报告。

虽然有些答案似乎很合理，但我们看到的是一系列机会性的感染，这与男同性恋患者感染的卡氏肺孢子虫肺炎以及卡波西肉瘤不同，与 1982 年时血友病患者和海地异性恋患者感染两种病原的症状也不同。我们的患者中没有一位有过同性性接触，而且也有几位女性患者。事实上，女性几乎占到了病例的一半。

这些女性患者都是非洲人，是有钱人家，或是政府高级官员、军事官员的妻子。她们来自中非——主要是扎伊尔，但也有几位患者来自卢旺达和布隆迪。她们感到绝望并且很焦虑，身体极度消瘦，已经病入膏肓，眼睛看起来非常熟悉，呈现着奇特的呆滞状态。很久之后我才意识到，这与我曾经见到的埃博拉患者的眼睛很相似。这些患者的病情急速恶化，我们不知道该如何治疗。

患者人数增加得越来越快。我和亨利开始互相打电话——"我们又收治了一位患者"——也是非洲的有钱人家，偶尔也有来自比利时或中非的患者，他们基本上已处于死亡的边缘，希望能在此处接受比在家乡更好的医疗照顾。由于以为这种病与同性恋有关，我和亨利一遍又一遍地与他们交谈，试图了解流行病学全貌。这并不容易，大多数的非洲文化都排斥同性恋，甚至简单的建议也可能被视为是致命的侮辱。

我记得在 1982 年接诊过一位扎伊尔高级军官，大约 50 岁，之前非常胖，如今他的衣服像是挂在身上一样。从他身上，我见识到了一位真正的扎伊尔权贵的趾高气扬、冷酷无情和高人一等的感觉，我知道我必须与他交谈，但这并不容易。在亚布库时，我花了大量的时间（远远超过我的意愿）与那些直升机飞行员们交谈，此时我深知该如何同扎伊尔军官们谈论性话题，我只是不知道该如何询问同性恋的事情。

"所以，"我开始说，"像你这样的男人会是一位真正的 sportif（法语，运动员）"——一位性运动员，这影射很明显。

很显然他确实是，这位指挥官对他的性能力和丰功伟绩感到非常自豪。他几乎没有一丝尴尬地笑着说："当然，我是一个真正的男人。一个真正的男人需要女人，需要很多女人。"

"哇，你是一个真正的男人，"我说，"是的，也许，你知道的，你是一个伟大的运动员，所以也许，你是女人们的伟大运动员，有时也是男人的？"

"什么！"将军咆哮到，"决不！你怎么能这么想？真龌龊！神经病！"——他的声音充满了真诚，是情感的自然流露。

我一次又一次地与非洲男性患者们进行类似的谈话。有时他们承认拥有大量的女性伴侣；有时他们有点尴尬，就好像他们会受到白人的审视，判定他们的某些行为是出于非洲人的野性一样。（我从来没有这样想过，因为我知道有些欧洲男人和女人也会有很多的男女朋友，但他们对此并不知晓。）有时他们过着简单的相当于一夫一妻的生活。尽管有些人承认与几十甚至几百名女性发生过性关系，但他们用清晰而响亮的语气坚称，他们绝对没有与男性发生性关系。这无法证实，但我试着通过寻找直肠感染，如疱疹感染的痕迹来检测他们是否曾经发生过肛交。这样的患者并不多。

我对此并非一无所知，我有一位朋友，名叫威利（Willy）是同性恋。他曾于 20 世纪 80 年代早期在科特迪瓦的阿比让（Abidjan）为西非的一家咨询管理公司工作。他与许多的阿比让男人都发生了性关系。几乎每次回到安特卫普时，他都会患有新的生殖系统感染，也为此而来找我。我问他是否为这些付钱，他说没有。他声称他的性伴侣们是非洲男人，而他和他的伴侣们与其他的同性发生关系是出于自己的意愿而非经济利益。所以我确实知道在非洲的某些城市，至少是西非有这种地下同性恋的事情。但我的患者似乎与这完全无关。这真是一个谜。

与此同时，年轻而雄心勃勃的纳坦·克鲁梅克（Nathan Clumeck）医生也在诊治来自中非、表现出相同症状的患者。这位医生来自布鲁塞尔的圣皮埃尔医院（St. Pierre Hospital），曾在旧金山待过一段时间。我们加起来已经有几十位患者了。5 月，由吕克·蒙塔尼耶（Luc Montagnier）领导的法国研究小组报道，他们已经分离出一种与这种综合征有关的新型逆转录病毒。此时，美国也已经报道了大约 600 例病例，这些患者包括男同性恋、海地人、静脉注射吸毒者、接受输血者以及血友病患者。由于后 3 种患者的发现，人们意识到这种疾病可能是通过注射器或血液交换进行传播的；而同性恋患者则带来了一种假设，这种疾病可能通过性活动进行传播；与海地人的联系则更加神秘。曾经对这种病症有过几个不太走运也不准确的命名，如 GRID（同性恋相关的获得性免疫疾病，gay-related acquired immune disorder）和 4H 疾病（同性恋，homosexuals；注射海洛因的人，heroin users；血友病患者，hemophiliacs；海地人，Haitians）。1982 年 7 月在一次会议上，大家达成共识，称这种疾病为获得性免疫缺陷综合征（acquired immunodeficiency syndrome），简而言之，这些单词的首字母构成了一个新的名词——艾滋病（AIDS）。

安特卫普的患者没有静脉注射毒品的人，也没有海地人或是血友病患者。血友病患者需要静脉注射凝血因子Ⅷ，以防止流血而亡。比利时市场上售卖的这种因子主要是本国的产品，而且当时比利时的生产工艺也比其他任何地方都要严格，因此可以确保这个产品未受污染。但我们也确实诊治过看起来像艾滋病的患者。我同纳坦·克鲁梅克、亨利，还有其他几个人，我们共同创建了一个非正式组织，让诊治这类患者的医生可以聚在一起讨论看法。

随后，鲁汶天主教大学病毒学教授简·德米特尔（Jan Desmyter）创建了一个国家艾滋病委员会。与典型的比利时风格相符的是实际上形成了 3 个小组：弗拉芒小组、法语人群小组和联邦"比利时"小组。我参加弗拉芒和联邦"比利时"小组的会议，会上规定了一些基本原则，例如患者护理由联邦政府出资，而预防活动则由各地区支付。

由于大多数患者来自中非，我认为迫切需要到中非去一趟，查看当地的情况。如果我们看到 100 名从中非来到比利时的人患有这种疾病，可能就有数千人因无法负担航班费用或无法获得签证而仍在中非。以往没有人去查看过扎伊尔发生的事情。当然中非有医生，但除少数外科医生报道赞比亚和乌干达侵袭性卡波西肉瘤患者增加外，没有来自扎伊尔、卢旺达或布隆迪的报道，然而比利时的患者大部分来自这些国家。

资金是一个问题。没有比利时人有兴趣资助这种疾病的研究。欧盟委员会对内罗毕项目的拨款也有指定用途，我不能把这些钱用在扎伊尔的艾滋病研究上。

1983 年 8 月，我回到西雅图参加国际性病研究学会会议。我同 CDC 艾滋病工作组负责人詹姆斯·库兰（James Curran）博士交谈，我说到迫切需要看看非洲这种疾病的发生情况，并向他申请经费。他是一位伟大的科学家，也是一位善良的人，我非常钦佩他。但他忙于处理美国国内的流行病，在里根执政期间，他也为停止无休止的政治危机而忙碌着。所以，詹姆斯根本没时间考虑我们的谈话。（他后来成了我们在非洲艾滋病工作中最强有力的支持者。）

1983 年 9 月，我参加了在维也纳举办的国际传染病大会。截止到当前，比利时已经确定了 40 名患有新综合征的患者，其中 37 名来自中非。我和汤姆·奎因在西雅图结识，曾一起在金·福尔摩斯的实验室工作，现在他是华盛顿国家卫生研究院（National Institutes of Health，NIH）和约翰霍普金斯大学的传染病专家。我们一起讨论此事。西雅图游学之后，我们也一直保持联系，讨论衣原体感染。这次会议之前，他刚刚对海地进行了短暂的访问，了解了那里的艾滋病情况。汤姆带我去认识了杰克·怀特卡弗（Jack Whiterscarver）和理查德·克劳斯（Richard Krause）。理查德当时是国家艾滋病基础研究的领先机构——美国国家过敏症和传染病研究所（NIAID）的主任。

就在酒店克劳斯的房间里，我提出了我的想法。就在那里，他回答说："好吧，我会给你 10 万美金，你可以去金沙萨，我们让这变成现实。但是我们只资助一次旅行的费用。我们共同完成这件事。"

我和汤姆·奎因约定 10 月份一起去扎伊尔，并且决定在此之前，先在安特卫普碰面，制订计划。他打算至少带 1 位 NIH 的同事，我也想邀请亨利·泰尔曼同行，因此我们需要统一一下想法。同时，我在心灵深处苦苦思索，这次我要成为团队的领导者。因为无论对错，我都认为在应对埃博拉疫情时，我们实验室第一个提出问题并且分离出病毒，但 CDC 接管了整个环节，因为他们有钱，也有经验。汤姆对我的想法没有异议，虽然他有极其丰富的研究男同性恋群体中寄生虫和性病感染的经验，但他从未去过非洲。

但汤姆供职于 NIH。美国的卫生官僚机构之间，即华盛顿的 NIH 和亚特兰大的 CDC 之间，发生了一场关于艾滋病的地盘争夺战。当 CDC 听闻我们计划前往金沙萨时，他们决定也派遣自己的调查员到扎伊尔。幸运的是，他们派过去的是曾在苏丹调查埃博拉疫情的乔·麦考密克。他打电话给我商谈此事。我意识到自己已经陷入机构竞争之中，这种想法很有毒害性。我建议我们应该一起去。最近，美国卫生与公共服务部部长下令 CDC 和 NIH 要进行更多的合作，这是一件好事，肯定会有利于项目的开展。

在启程前往扎伊尔的前几天，我们在安特卫普会面了。尽管议程上存在明显的冲突，但会议进行得相当顺利。然而热带医学研究所的所长却进行了严重的干预，他严肃地宣称"我们比利时人"了解刚果、了解"这些人"。所以我，彼得应该担任团队的领导。我对此感到非常尴尬。虽然我的美国同事们带着不赞成的神情看着所长，但是他们的确提议我应该是队长。NIH 可能没有接纳过 CDC 的人，反之亦然。我是第三方，他们可以通过我来搭建双方沟通的渠道。

10 月 18 日，在前往金沙萨的比利时航空 DC-10 班机上，我们坐在一起，商定行动计划，我们甚至对如何处理收集的样本，在发表的研究成果上如何署名也达成了一致。我刚刚购置了一台带有小容量内存和打印功能的小型兄弟牌（Brother）打字机。我们没有任何异议，在详细的协议上签上了自己的名字。

* * *

飞机降落在恩吉利机场时，我不禁想起了 6 年前我为了调查埃博拉疫情，第一次造访此处的情景。这次我的准备更加充分，对自己更有信心，也觉得自己回到了这片熟悉的土地。但是探索未知事物带来的兴奋仍一如从前，金沙萨机场依旧如往常那般拥挤。我带领大家前往福梅特罗，1976 年我在此逗留过。让·弗朗索瓦·鲁波尔为我们安排了住宿，如往常一样，他仍旧竭尽所能地帮助我们。在我们停留期间，他为我们提供了宝贵的交通工具。事实上，我们还未获得任何的官方许可，可以在扎伊尔进行艾滋病研究。此时，我们随时可能会被扫地出门，我希望他能帮助解决这个难题。第一个夜晚，我们在福梅特罗办公室街对面的意大利餐厅切兹·尼古拉斯（Chez Nicolas）吃晚餐，同时讨论疾病的形势，起草调查问卷，来调查可能的风险因素和人们的性生活习惯。

虽然鲁波尔、泰尔曼和麦考密克都熟识非洲，但他们从没有在公开场合谈论过性问题。他们尴尬得红了脸，尤其是在谈论到美国一位著名的男演员因将一只仓鼠放入肛门而住院治疗这个传言时，他们更加尴尬。汤姆·奎因声音洪亮，我一度扬起头观察，意识到整个餐厅都安静了，所有人都紧盯着我们谈话的每一个细节。所以在大约 48 小时内，金沙萨的整个侨民社区都知道了，一个研究小组来到扎伊尔，调查一种奇怪的性病。

事实上，多亏了乔尔，他的朋友卡利沙·鲁蒂（Kalisa Ruti）博士是卫生部的参谋长，我们终于拿到了政府许可，开始工作。我们先去了扎伊尔最大的医院玛玛·叶莫医院。比拉·卡皮塔（Bila Kapita）博士是一位身材瘦弱的心脏病专家，担任内科主任，他带我们参观了这个巨大却很脏乱的机构。

1976年我在玛玛·叶莫检查埃博拉患者时，这里看起来就很肮脏。到了1983年，情况变得更加糟糕。有些建筑已经倒塌，院子周围到处是腐烂的垃圾。这里可是医院啊！走进病房，到处都是患者，每张金属床上都有2位患者。沿着地板是一排薄薄的脏兮兮的床垫，上面躺着更多的人。

卡皮塔是一位身材矮小而又朴素的男士，他由下刚果省的瑞典传教士抚养长大，心地善良，始终面带着谨慎的笑容。而且他非常称职，一心一意地照顾病患，投资家乡的建设，为人正直可靠。不久之后，我同他一道回到偏远的村庄逗留数日，他的家是村庄里唯一的砖房，除了确保为孩子们提供扎实的教育，他把大部分的收入都投入到了村庄。他不辞辛劳地为我们整理了一堆文件，里面是他见过的患者以及现在他认为可能患有艾滋病的患者。此时是1983年10月，他说这几年不断地接诊这样的患者。但是没有人把这些整理出来，也没有人有所行动。

这真是很高的一摞文件，我们商定稍后再看这些信息。我同乔尔、汤姆和亨利一起，开始检查患者。他们大多25—35岁，体重骤减、顽固性腹泻，还有可怕的玻璃一样的眼睛。其中许多人有严重的瘙痒，而皮肤上的这一症状在之前的文献中没有报道。口腔里有很多溃疡——酵母菌感染和非常难看的疱疹疮，还有眼部感染。少数患者出现卡波西肉瘤的症状，特别是在腿上；许多人有呼吸急促的症状，这一症状也有可能是源于结核病；还有相当多的隐球菌性脑膜炎，我们知道这是艾滋病的标志。卡皮塔告诉我们，他们的症状非常具有侵染性，病症以惊人的速度发展，似乎任何药物都没有效果。

我们都沉默了，盯着对方。此时卡皮塔打开了女性病房的大门，我们看到了巨大的病房里仍然人满为患，很显然，这间病房与前几间一样。那天早上我们见到的患者，尽管还要进行实验室检测，以确定临床判断，但我们认为其中有50多位患有艾滋病。1983年全世界报道的病例数不足2000例，而且许多艾滋病患者已经病逝了，这使得这里的患者数量显得尤为多。

离开那里时，我深深地吸了一口气，我几乎喘不过气来。我记得非常清楚并记录了下来，这是一种强烈的身体上的感觉，不是科学发现带来的快乐和兴奋。当然，我仍然对此好奇，并且迫切地寻找解决办法，但我也强烈地感觉到我们正面临一场真实而巨大的灾难。此时我恍然大悟，我突然意识到我的生活可能会受到这种流行病的支配。

回想起1976年困扰我们的噩梦：埃博拉疫情席卷金沙萨。现在我回来了，这种新的流行病再次袭击金沙萨。鉴于我知道或我认为我知道的一切，这是比埃博拉病毒更致命的传染病。艾滋病基本上是看不见的，这意味着我们可能无法控制它。埃博拉只是前奏。这次调查的对象是我能想象到的最严重的疫情，是我面对过的最大的攻击者，这会耗尽我所有的能量，甚至还远远超过如此。

我用母语，也就是荷兰语在日记本上写道："不可思议。这是非洲的灾难，我要为此工作，这场疫情会改变一切。"

第11章 艾滋病计划

事情就是这样，第二次的扎伊尔之旅颠覆了我的生活。20多岁时，我遇到了埃博拉疫情，它改变了我；现在，在7年之后，在金沙萨的玛玛·叶莫医院之旅中，我再一次地脱胎换骨。

在福梅特罗我们同住的房间里，我坐在床上，遐想将自己很大一部分的职业生涯都用于追踪中非的另一种致命的流行病，并记录下了我的所思所想。

利：

最重要的好处是有趣而且新颖

· 问题重大

· 改变人们的生活

· 提高声望

· 研究本身令人兴奋

· 发表众多文章，以及在扎伊尔进行长期研究的可能性

弊：

· 每年多次到扎伊尔和内罗毕出差

· 与美国人在扎伊尔、比利时的众多管理上的冲突

· 调解一直存在的冲突

· 不断地向NIH报告

我试着将事情分解成不同的要点，变成多个非常简单的问题，但这在决策过程中有时并没有太大的帮助。就像这次的情况一样，我不用列表，也已经知道了自己内心的答案。这是生活中极为罕见的一个关键时刻，我几乎可以感受到我的生活正在发生转变。我遇到了强大而未知的事物，作为微生物学家，凭借在非洲的经验，我已经具备多方面的能力可以对其穷追猛打。我知道我肯定会竭尽所能。

不过，我的列表清楚明了。这将是一个充满激情、激动人心的冒险，是一个可以影响历史进程的机会，但这也会因为太多的出差、太多的政治和官僚的纠缠而扰乱我的工作和个人生活。

事实确实如此，在日记本的下一页我就记录了第二天在金沙萨大学与让－雅克·穆延贝教授（现为医学院的院长）开会的情况。穆延贝教授是一位心地善良，非常有才干的科学家，但是这所大学却依赖于贪婪的卫生部和高等教育部的官员，在专业和经济上陷于困境。埃博拉疫情期间，我与他结识，当时在国际队员到达之前，他带领第一支研究团队前往亚布库。他向我们索要补贴、奖学金，还有成立艾滋病工作小组所需的经费、试剂，并承诺发表两篇文章，这样金沙萨大学的工作人员也能获得科研成果。在贫困和治理失败的国家工作的复杂性立刻就显现了出来。这次会议也让我更加感觉到自己的无能为力：我知道穆延贝提出的要求都是合理的，但我却无法帮助他。

我们开始收集和检测血液样本。在大学诊所（Cliniques Universitaires），我们搭建了一个小型实验室，CDC 的希拉·米切尔（Sheila Mitchell）亲自进行细胞计数。对于艾滋病的研究，仍然没有被认可的实验室检测方法。巴黎巴斯德研究所的吕克·蒙塔尼耶教授领导的研究小组已经从一位去美国旅行的同性恋身上鉴定出了引起艾滋病的病毒，他将其称为淋巴结病相关病毒（lymphadenopathy associated virus，LAV）。但是仍然没有"LAV"的血清学检测方法，并且有关它是否是艾滋病的起因仍存在争议。美国 NIH 的罗伯特·加洛（Robert Gallo）声称已经独立发现了导致艾滋病的病毒，称其为 HTLV3。（后来证实，二者发现的病毒相同。）还有其他人推理艾滋病的病因不是病毒，而是各种毒素的组合。

因此，最初病毒感染的最佳标志是 T 淋巴细胞中"抑制"细胞和"杀伤"细胞的比例，所有这些都必须人工计数。不久之后，法国的一位精力十足的年轻研究员达维德·克拉兹曼（David Klatzmann）表示，艾滋病的致病因素应称为人类免疫缺陷病毒（human immunodeficiency virus，HIV，艾滋病毒），这个病毒选择性地使用 CD4 作为受体杀死 T 淋巴细胞，而 CD4 在免疫系统中扮演着交通警察的角色。在克拉兹曼的报道之后，我们不必再计数 T 细胞的量，只需统计表达 CD4 的细胞数量。后来，我们还进行了抗体检测，但在 1983 年，检测手段仍然非常复杂，而且还是间接检测。

我们在金沙萨停留了 5 周，抽取样本并总结临床病例的定义。我们知道人们会说，"你在非洲发现的病症，不是艾滋病，是免疫缺陷症，也许和营养不良或寄生虫感染有关。"我们研究的病症，在诊断上具有很大的不确定性，我们希望这些数据坚如磐石、不可挑战，我们判定的艾滋病就是艾滋病，不具任何争议。

到 11 月 2 日，在玛玛·叶莫医院和大学医院，有大约 100 例艾滋病疑似病例，但是我们只确诊了 38 例，包括 20 名男性和 18 名女性。其中 10 人在研究期间死亡，另有 8 人在 1983 年底前死亡，3 个月内死亡率为 47%。他们都有惊人的临床特征：因不明原因并极损耗体力的顽固性腹泻而使体重骤减，这种腹泻在成人中很少见，并且几乎所有的治疗手段都无效。他们还表现有持续发热、头痛、咳嗽、吞咽困难、鹅口疮、淋巴结肿大、鸡皮样皮肤病变引起的剧烈的皮肤瘙痒、隐球菌性脑膜炎、疱疹、口腔念珠菌病和双侧肺炎。16% 的患者有散播性卡波西氏肉瘤，25% 的患者曾经或仍患有梅毒。报告显示男性一生中性伴侣平均为 7 个，而女性（比男性年轻，几乎全部离异）平均为 3 个。患者关系表显示女性可以传染男性，男性也可以传染女性，虽然这不是确凿的证据，但这是首次提出女性可以传染男性。我们找不到吸毒同性恋者之间的明显关联。

我们还用隐球菌性脑膜炎作为标记物，对医院的记录进行了快速地总结，因为通常无害的、无处不在的真菌新型隐球菌（*Cryptococcus neoformans*）仅在严重免疫缺陷患者中引起严重感染，如脑膜炎。我们发现了一些可追溯到 1975 年的病例，但无法确定他们所患的就是艾滋病。直到 1979 年，每一家医院，包括距离市中心约 40 分钟车程的大学医院、恩加利埃马诊所、基诺伊斯诊所和基坦博（Kitambo）医院，以及规模庞大的、唯一一家提供免费医疗服务的玛玛·叶莫医院，每年每家医院大约有 1 例病例。但自 1980 年以来，每家医院每年接诊的病例数超过 30 例，这暗示金沙萨艾滋病的真正流行时间可能与美国正在发生的感染大致同步。

有一天，我做了一件非常愚蠢的事情，我不记得曾警告过多少学生不要这样做，也许是成百上千的学生。我竟然给抽完血的注射器针头盖盖子，我想把塑料盖套在针头上，然后再扔掉，这样的举动毫无意义。这一定与弗拉芒人的洁癖有关。但我失手了，针尖扎入了手指。看着微小的针眼流出血来，我尽可能地用力按压，希望能挤出每一滴血。除了消毒并继续工作以外，我无能为力。我有充分的理由认为我刚刚抽血的男人患有艾滋病，因为他处于一种可怕的状态。但当时没有办法确定他是否被感染了，也不能确定我是否已经被感染了。

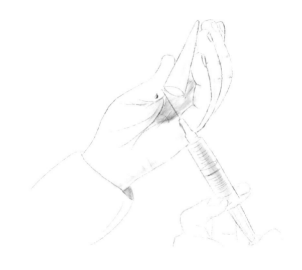

　　在回家的路上，我先飞往约翰内斯堡，在威特沃特斯兰德大学的传染病会议上作报告。我能谈论的只有艾滋病和刚刚在金沙萨观察到的流行病。当时南非只有 1 例艾滋病病例，患者是 1 名同性恋白人，很可能是在美国旅行期间被感染。与我交谈的这些人是受过良好训练的医生，他们渴望了解艾滋病，并对我讲述的扎伊尔疫情着迷。但他们一直告诉我，"不可能""不是的"，他们确定南非绝对没有异常的免疫缺陷症。现在，我们知道他们是正确的。后来南非成了世界上最大的艾滋病疫区，但在 1983 年这个国家还未受到这种病毒的影响。

　　回到比利时时，我拜访了汤姆·奎因。他比我早一些离开金沙萨前往哥本哈根（Copenhagen）参加 WHO 会议。他说整个会议都是关于欧洲和北美的艾滋病，非洲的形势根本没有考虑在内，而且会上根本没有讨论不吸毒的异性恋患者。

　　1984 年初，我将收集到的血清样本寄给了巴黎的蒙塔尼耶和弗朗索瓦丝·布兰－韦齐内（Françoise Brun-Vézinet），以便他们可以检测样本中是否含有能识别的、他们鉴定出的、称之为LAV的病毒的抗体。在返回欧洲途中，在欧洲委员会会议上我与蒙塔尼耶短暂相遇之后，我提议将这些样品寄到巴黎。尽管汤姆和乔都是美国人，但他们对此也没有异议。

在寄给蒙塔尼耶研究小组的血液样本中，就有那个男人的样本，就是因为我一个愚蠢的错误而把他的血液扎入我的手指的那个男人的样本。我也把我的血液样本寄给了他们。我真的很害怕。

我给每一份血清样本编号，只有我自己知道编号对应的样本。蒙塔尼耶的实验室无法知道哪些样本来自艾滋病疑似患者，哪些是健康对照者，因此从某种意义上说，这是对我们的检验，也同样是对他的检测方法的有效性的测试。1984年2月，当他打电话告诉我结果时，他似乎和我一样紧张。他依照编号顺序宣读，2号样本，阳性；3号样本，阴性……然后我查找编号对应的样本。哦，我的上帝！就是这个！他做了检测！蒙塔尼耶的阳性结果包括了所有具有明显艾滋病临床症状的患者：97%。虽然有一些还没有症状，但结果是阳性的，结果并不一定是假的，他们可能是无症状的病毒携带者。

这是一个非常重要而又激动人心的时刻。对我而言，同样惊心动魄的是我的血液检测结果是阴性。与我的血液相混合的那个患者，他的样本里有抗体，但是我没有。这种轻松的感觉简直无法言表。与我而言，这是现实生活给我上的一堂课，从那时起，我确保我所有的团队进行的每项检测都尽可能地缩短患者等待结果的时间。这不是常规检测，你不可以告诉患者"2周后出结果"，这种焦虑让人无法忍受。

巧合的是，正是在这个时候，我读到了《土地上的阴影》这本书，这是20世纪30年代美国外科医生托马斯·帕伦（Thomas

Parran）的一本伟大的著作。他解开了梅毒的秘密，那时你甚至不能在礼貌的谈话中说出"梅毒"这个词，更不用说讨论疾病的传播了。帕伦估计超过 1% 的美国人感染了梅毒，同时他还推动了公众对梅毒的认知，并且应用青霉素来治愈感染，他赶走了阴霾，让疾病远离人间。到第二次世界大战结束时，据美国公共卫生服务部估计，1/10 的美国人在一生中得过梅毒。这本书让我大开眼界。我不知道梅毒在西方世界是一个如此巨大的问题，我也从未真正深入思考过对疾病偏见的本质，以及这种否认的态度可能产生的致命影响。1998 年，我被美国性病协会授予 Thomas Parran 奖，这让我非常激动。

欧洲许多人明确地将艾滋病看成是上帝否定同性恋的表现，对艾滋病患者的歧视非常可怕。对我来说，这让我回忆起童年时期在达米安神父博物馆度过的下午时光，回想起当时对麻风患者可耻的歧视和医学上的不公。

我与来自安特卫普的同事、全科医生德克·阿文茨（Dirk Avonts）一起参加了直播的电视节目。我们将扫帚涂成粉色——扫帚足够大，差不多 1.5 英尺高，所以会清晰地显示在电视里。在没有提前通知电视工作人员的情况下，德克表演了如何带避孕套。这造成了巨大的丑闻，洪水般的信件涌向报社：怎么能允许播放这种淫秽的东西呢？我的观点是，摒弃这种羞耻感。

直到 1984 年 7 月，我们关于金沙萨结果的论文才发表在《柳叶刀》杂志上。最初因为文章只引起少数人的兴趣，文章被拒稿。另一篇论文，后来我投稿到《新英格兰医学杂志》，一位早期评审专家写了一个评论，也是唯一一个评论：众所周知，艾滋病无法由女性传染给男性。人们已经形成了思维定式，认为这仅仅是一种同性恋疾病。按照我在斯担利·法尔科实验室期间他传授给我的：把自己想象成病原体。我理解不了为什么病毒会关心它的人类宿主的性取向。因为从病毒的角度来看，人类之间的性行为除了黏膜表面的接触，还有什么？这听起来可能不浪漫，但是这种接触可以让病毒从一个细胞感染到另一个细胞，从而让自己的生命一直延续下去。我认为病毒不会关心性体验的好坏，也不会关心宿主的肤色和性别。当然，某些类型的性生活方式可能比其他类型更有利于病毒的传播，但不会有例外。所以这种坚持认为艾滋病是同性恋疾病的教条，让我感到困惑。

与此同时，我为美国 NIH 写了一份约 70 页的资助申请书，申请为期 3 年、资助金额为 60 万美金的研究项目，旨在研究扎伊尔的情况，并且制订了 3 年内完整的研究计划。我们对此都非常兴奋。在今天看来，3 年期项目，总计 60 万美元的资助似乎很少，但当时我只是一名副教授，而且按当时的汇率，我每月的工资只有 1000 美元。主要的一点是，我们在金沙萨的短暂经历已经明确表明艾滋病可以，至少在某些条件下是一个异性恋问题。这意味着它有巨大的可能性会对整个人类造成危害。

第一，我们必须以非常系统、深入的方式查明可能的风险因素。第二，我们已经观察到至少有一些母婴传播，这对我们来说是全新的。第三，这一点也许更具争议性。我们观察到疾病的地域分布，这表明它在中非的时间可能比在西方更长，尽管起初看起来并非如此。第四，我们必须了解非洲地区艾滋病的病症发展，这和西方一样吗？例如，根据我们在比利时艾滋病方面的经验，与西方相比，非洲患有卡氏肺孢子虫肺炎和卡波西肉瘤的患者比较少，隐球菌性脑膜炎的患者更多。但是样本数相对较少，我们不知道这些发现是否能代表非洲正在发生的情况。

我们计划在玛玛·叶莫医院建立一个配有血液学、微生物学和免疫学检测设备，包括淋巴细胞分析仪器的实验室。我们可以对艾滋病疑似患者进行完整的免疫学分析，并与健康对照组、手术患者、结核病患者和其他各种寄生虫病患者进行比较，从而为非洲的艾滋病建立可靠的确诊依据。我们也将研究潜在的风险因素，包括性生活、输血、针头注射，基本上，就像我们对埃博拉病毒所做的一样，进行相似的流行病学研究。同时，我们也将对患者与家庭成员的接触和性生活进行前瞻性研究；观察随着时间的推移患者临床症状和免疫状态的变化；研究在过于拥挤的房屋里人与人的密切接触，或经常发生的昆虫叮咬，或偶然接触是否可以导致艾滋病毒的传播。最后，我们计划开展一项儿童艾滋病的重要研究。

各个委员会顺利地通过了我们的申请，看上去似乎是万事俱备。然而 1984 年 1 月底，NIH 一方突然沉默了。CDC 决定在金沙萨启动自己的项目，并招募了一位名叫乔纳森·曼（Jonathan Mann）的新墨西哥州的流行病学家来完成这项工作。

3 月初的一个下午，我接到了乔纳森·曼的电话，至此我才第一次听闻此事。他说他正前往金沙萨启动CDC的一个艾滋病研究项目。我很想说，"什么？"但我没有。他问我是否可以在去金沙萨的途中，来安特卫普拜访我，我当然同意了。所以我到布鲁塞尔的机场接他，尽管最初我非常紧张，但结果却是截然不同。他非常迷人，体型介于阿尔伯特·爱因斯坦（Albert Einstein）和格劳乔·马克思（Groucho Marx）之间，热情而有趣，有些像精神分析家。他告诉我，他从来没有去过非洲，显然他有些担忧。当时，他和一位法国女人结了婚，所以法语非常好。我们一拍即合，达成一致要一起工作，这完全没有问题。

3 月底我到达金沙萨，加入了他的队伍。我把他介绍给不同的人，还给他申请书，这份申请书是在汤姆·奎因和乔·麦考密克的帮助下完成的。在医院附近，出现了新的艾滋病病例。玛玛·叶莫医院的比拉·卡皮塔告诉我们，他怀疑，自我们离开到现在不足 4 个月的时间内新增了 100 例病例，每周都会出现 2 名新的隐球菌性脑膜炎患者。

4 月份，我收到美国 NIH 的消息，申请书未获得批准。后来我发现是乔纳森阻止了这项申请，其中的原因现在我是可以理解的，因为他领导的项目将迅速发展成为非洲最大的医疗研究项目。庆幸的是，几年后我才了解到这一情况，那时我已经非常敬佩他了。他是一个矛盾的人，作为一个个体，他相当狭隘而且控制欲强，但他有着令人难以置信的智慧，可以将以前无关的事物联系在一起，例如人权和健康。他曾在著名的巴黎政治学院学习，并将政治分析与艾滋病的公共卫生结合在一起。他以非常独特的方式，努力地推进这个领域，为受压迫的人伸张正义。他成了一名具有长远眼光又极富经验的外交官，另外，他对所有官僚主义的无稽之谈和不作为（这正是国际机构的特征）都是零容忍。

但当时，重要的信息是美国 NIH 决定完全放弃我。他们将与 CDC 直接合作，指派曾为汤姆·奎因工作过的非洲裔美国免疫学家斯基普·弗朗西斯（Skip Francis）前往扎伊尔与乔纳森共事。所以，现在没有经费能资助我进行这项让我心驰神往的研究。然而，乔纳森同意热带医学研究所可以成为 SIDA 项目的合作伙伴（SIDA 是法语艾滋病的首字母缩写）。我们将负责临床研究，这是他不太感兴趣的领域。条件是我必须找到资金，资助自己的工作。

我开始联系制药公司，为临床工作寻找必要的基础设施赞助——这里筹集到 1 万美元，那里有 5000 美元。我找到了一位精力充沛的年轻医生鲍勃·科尔邦德斯（Bob Colebunders）。他来自安特卫普，是一位非常优秀的临床医生，他愿意前往扎伊尔做全职工作，而且所要的报酬也不高。我向欧盟以及比利时的医疗公司申请资助，在扎伊尔的老朋友让·弗朗索瓦·鲁波尔向我介绍了扎伊尔贝尔戈银行（Banque Belgo Zairoise）的首席医官。每隔几年，我都会去布鲁塞尔的银行总部拜访这家银行年老的CEO，他就是著名的波查骑士（Le Chevalier Bauchau，法语）。总部的所有东西都像是刚刚抛过光的黑檀木，还可以闻到殖民时代的味道。这家银行隶属于法国兴业银行，是扎伊尔的主要银行，很久以前我爷爷也在此工作。我成了他们的一个资助对象，波查骑士每年都会交给我一张10万或15万比利时法郎的个人支票——写在我名下的个人支票，他郑重地承诺银行会资助金沙萨的后勤供应。

这项资助成了我的资金后盾，热带医学研究所也正式成为SIDA项目的合作伙伴。这是一个非凡的研究项目，也是我生命中最值得骄傲的一件事。它迅速而可靠地书写出非洲艾滋病的大百科全书。几年后，《新科学家》（New Scientist）杂志在分析艾滋病的科学文献时发现，这个领域的研究论文中，扎伊尔的论文在全世界的引用次数最高。

直到1984年10月，SIDA项目才真正启动。我们有3位监管人，分别是来自美国国家过敏症和传染病研究所的主任托尼·福奇（Tony Fauci）、来自CDC艾滋病部门的主任吉姆·科伦（Jim Curran）以及来自热带医学研究所的我。乔纳森·曼和整个项目开始为我们的工作提供保障。所以在某种程度上我被抬上了高位，现实中我们比利时人不可能提供像美国人一样的财政支持。我们分工合作，CDC主要进行流行病学研究，NIH负责实验室的工作，比利时人负责临床调查。所以我和鲍勃·科尔邦德斯具体负责研究中非地区艾滋病感染的临床特点。当时我们还不知道中非与西方之间存在的诸如营养、其他常见感染以及基因等方面的巨大差异对艾滋病的症状究竟有何影响。所有研究的目标是促成更好的临床诊断和最终的治疗方案。我们也发现两个美国研究机构之间关系复杂，他们的合作模式并不总是和谐的，我们经常发现自己被夹在了中间。随后加入的国防部队病理学研究所也是如此。

项目实施过程中，我们的工作有很多交叉，每天结束时，我们都在一起顺利的交流。我们商定要共同设计实验，共同执行，共同发表文章。我也提出不能把带来的内窥镜、支气管镜以及其他设备仅仅用于研究。我们应该为医院的患者提供检查，还可以出资培训扎伊尔人。事实上，这违反当时的 NIH 和 CDC 的法规（今天不再如此了），因为他们只能资助科学研究，人们认为临床医学隶属于发展援助。但是我坚持要求鲍勃·科尔邦德斯到玛玛·叶莫的内科病房，与卡皮塔博士一起医治病患。很长一段时间内，我们没有告诉任何人。最初我的资金只够支付鲍勃·科尔邦德斯 6 个月的薪水，但他仍和妻子（一名护士）一起搬到了扎伊尔。

正是在那次旅行中，我得到了扎伊尔当局的正式许可，进行所有的研究工作，并从比利时开发署获得了资金资助。我们建成了实验室，并最终由埃里达·贝赫茨启动运行。在埃博拉疫情期间我就知道她，她是位弗拉芒女性，住在金沙萨。她很勤奋，并且有坚定的意志，我觉得她可以飘落在任何地方，并在任何情况下生存。她成了这个项目的优秀管理者。还有两位非常年轻的扎伊尔医生博森盖·恩加利（Bosenge Ngali）和尤金·齐毕·日拉（Eugene Nzilambi Nzila），他们可以非常灵活地打入到政府官僚机构，并且知道如何与人沟通，因而发挥了巨大的作用。日拉后来成为了扎伊尔国家艾滋病项目的第一任主任，也是非洲大陆的第一任主任。除了聪明，日拉还特别有趣。他的姓氏在刚果语（Kikongo）的含义是"错误的道路"，这成了广为流传的笑话。他穿着无可挑剔的西装，是一位战士，也是扎伊尔的一位花花公子，我和他在玛同格的露台上度过了许多个夜晚，那里总是有好听的音乐，一种被形象地称为 Sekous 的音乐流派，名称来源于法国 secousse，译为"摇滚"。

金沙萨再一次令人兴奋不已，但是还有比疫情更让人惊心动魄的事情。我住在福梅特罗，实际上我一直住在这里，我可没有多余的钱住旅馆。晚上，我经常被警察或军队用路障拦下来，他们想在我身上榨出钱来，这样的事情有时也会发生在白天。我从未给他们任何钱财，但这样会让气氛变得不愉快，特别是在晚上他们喝醉的时候。有一天，我在恩吉利机场被捕了，我与几个神秘的警察共处一室，他们指控我走私钻石，而我要搭乘的前往布鲁塞尔的飞机已经开始登机了。最终，他们还是在飞机起飞前放了我。自此，我把自己的原则丢到了一边。随后再次来到金沙萨时，我前往国家总理大臣办公室，就是这个机构在 1977 年给我颁发了蒙博托总统授予我的豹子勋章。与金沙萨的其他所有机构不同，在这里一切都很顺利，毫无阻力，一切都井井有条，一尘不染。他们立刻找到了我的档案，并且随即发给我一张卡片。这张卡被涂成执政党典型的亮绿色，由蒙博托本人签名。自此，每当我受到拦截或骚扰，我就出示这张卡。从那时起，我甚至都不用在机场打开行李箱，他们只是站在一边，敬礼。但有时我也会思考，我是否也被堕落的人腐蚀了。

* * *

我们启动了一项重要的关于家庭间接触的研究。是否可以通过亲密的接触，而非性生活的方式感染艾滋病毒？昆虫，诸如虱子、蚊子可以传播病毒吗？我们认为蚊子不会，特别是当时我们注意到很少有儿童感染艾滋病毒，但是他们却可以严重地感染蚊子传播的疟疾。针对艾滋病的这些问题还没有答案，一切都需要检查。我们没有找到任何关于家庭间的、非性生活的接触而引起感染的证据，这令人宽慰。

SIDA 项目还率先启动了母婴间艾滋病毒传播的研究。美国的初步迹象表明，艾滋病女性患者所生的婴儿可能会患有艾滋病，但是当时不知道患病比例，而且这些患儿几乎都死于机会性的感染。在金沙萨被感染的女性非常多，她们的生育率又很高，因此可以说这项研究迫在眉睫。我们在玛玛·叶莫医院的儿科病房，也就是 7 号大帐里研究了每一位住院患儿和他们健康的兄弟姐妹。许多儿童表现出与艾滋病相关的症状，但由于缺乏比较先进的实验室检查技术（今天仍是如此），诊断婴儿和儿童是否感染艾滋病毒变得非常困难。随后我们开始收集和储存样本，期待某一天会出现有效的艾滋病毒检测技术，我们了解到有几家公司正在进行这项研究。在乔的继任者罗宾·赖德（Robin Ryder）的支持下，人们越来越重视检测技术的研究。

临床上，最大的问题是腹泻，因为它难以治愈，并且可以削弱体力，让人觉得恐怖，还会令人难堪。患者散发着臭味，他们因太过虚弱而无法站立，躺在令人作呕的废物中，一般这样的症状会持续几个月。我见到过霍乱，这种疾病腹泻情况更为严重，但持续时间短。艾滋病患者孤独地离开人世，人们——不管是朋友还是家人，都害怕他们。人们很快就知道了疫情的发生，他们辱骂、抵制艾滋病患者。这影响了我，我认为这也影响了每一位诊治艾滋病患者的医生。这不仅关乎巨大的科学求知欲和极大的兴趣，这也关乎所有人，包括患者和其他人。

乔纳森开始在金沙萨进行艾滋病的监测，调查疫情是否在扩大。我们开始与血库合作，努力确保血液供应的安全性。首先，我们查看献血者是谁，由于还没有检测技术，我们保留了血清。玛玛·叶莫医院有一个小型血库，每天收集 30～40 份献血，但他们要么是专业的献血者，为此拿到酬劳，要么是患者家属。许多非洲医院的血库门口只有穷人。

然后在 1985 年中期，我们进行了第一批原型酶联免疫吸附测定（ELISA）测试。我不记得具体检测了多少个样本，但不超过几百个。随着我们观察到的流行趋势，仅仅通过费力地计算 T 细胞和 CD4 细胞的数量是不可行的，我们该从哪里入手呢？测试不会带来治愈患者的任何希望。看起来这项检测最有价值、最直接的应用就是输血筛查，我们知道，至少可以确信避免出现新的感染病例。所以我们从这里入手。

我们也开始追踪一些患者，这些人是 1983 年时我们的"健康"对照者，但在法国研究小组的初步评估中被判定为病毒阳性。有些患者的疾病潜伏期很长，但无一例外，他们都病倒了，而且病逝了。因此，法国小组的艾滋病毒抗体检测结果并非假阳性，而是艾滋病毒潜伏感染的迹象。

* * *

玛玛·叶莫医院已经成为金沙萨所有艾滋病患者的转诊中心，每年我会来这里 3～4 次，花费了大量的时间。我和乔纳森·曼的合作非常顺利，但我们是截然不同的人。他在金沙萨的活动范围包括玛玛·叶莫医院创建的研究基地、美国大使馆、美国俱乐部、孩子们的学校、卫生部和住宅等。我们时不时地争论，例如，初期他禁止告诉患者抽血是为了检测艾滋病，他希望我们解释成进行的是疟疾研究。我反驳说我们应该告诉他们。这实际上是任何道德委员会的要求，我们需要告诉人们我们用他们的体液样本从事何种研究。但是乔纳森与扎伊尔部委进行了谈判，他争辩说部委们不允许这样做。

这可能是真的。乔纳森是一位精明的外交官，他让扎伊尔当局接受了这项开创性的工作。当时这些政府官员与非洲其他政府一样否认艾滋病，并且随时指责外国人的种族主义。此外他还将冲突的双方——NIH 和 CDC 统一在了一起。

我们之间还有一个分歧。看到他摘下眼镜，开始摆弄他的小物件时，我就知道他要说的是一件麻烦事了，这是他在紧张时的习惯动作。然后，他吞吞吐吐地说："你去酒吧太多了，我非常担心你。"乔纳森可能有些偏见，他似乎在暗示喝酒、跳舞是不良行为。我说："我强烈建议你也这样做，见一见真实的人。他们很开心，大部分时间都在交谈、跳舞，但重要的是要亲眼所见。"而且，我认为与扎伊尔同事进行社交活动是一种敬业的职业行为，这意味着在社会和政治层面，我能够更充分地了解金沙萨流行病的传播媒介和传播轨迹。

第 12 章　重回亚布库

1985 年 6 月，第一届国际艾滋病大会在佐治亚州亚特兰大举行。截止到会议召开，已经报告了 17 000 例艾滋病病例，80% 以上是在美国。我同比拉·卡皮塔、扎伊尔内科医学教授沃宾·奥迪奥（Wobin Odio）以及担任扎伊尔卫生部长首席顾问的潘古（Pangu）博士一起，参加了会议。他们是参加会议的仅有的几位非洲人，事实上，也差不多是仅有的黑人。我担任翻译。由于已经有艾滋病起源于非洲的苗头，人们在他们周围议论纷纷。很显然，在意识到研究结果暗指或暗讽非洲患者是隐藏的同性恋，并与猴子发生关系时，他们感到羞辱和震惊。尤其卡皮塔博士是如此自重、诚实又自尊自爱的人，他真的非常生气和愤怒。

会议上我们想让人们接受艾滋病毒可以从女性传染给男性这一事实，但是遇到了非常大的阻力。参会的人，其中许多还是科学家，承认也许艾滋病毒可以从男性传染给女性，但是必须是在肛交的情况下才会发生。我还记得站在我们的海报前与纽约卫生局的人讨论，他们坚持认为病毒绝对不可能在异性恋间传播。

关于检测也存在很大的争议。他们还有抗议活动，我记得贴纸上的标语是"不检测才是最好的"。他们认为，由于没有治疗方法，检测到的阳性结果只能带来歧视，没有任何好处。既然每个人都要一直使用安全套，所以这样的检测没有任何意义。我很困惑。我了解他们的观点，但是知道谁是感染者，对保护患者本身以及其他人是多么重要啊。这是我与艾滋病活动家的第一次交锋。欧洲还没有类似的人，更别说在非洲了。

从积极的角度去思考，我也有收获。我遇到了海地传染病专家让·威廉·比尔·佩普（Jean William Bill Pape）。1981 年，也就是艾滋病被鉴定出来之前，他就已经开始研究因腹泻致死的流行病。他的团队 GHESKIO 位于海地首都太子港的太阳城，开展的是真正的前沿性的研究。虽然他们受到康奈尔大学的资助，但主导项目的始终是海地。他的团队也处于海地艾滋病临床护理和研究的最前沿。由于同是来自于发展中国家，所以我们扎伊尔人与他结缘。我不是真正的扎伊尔人，也不是来自贫穷的国家，但在这种情景下，我觉得我是，因为似乎只有我们意识到了艾滋病对发展中国家的威胁可能远大于对西方国家的威胁。

* * *

1985 年 10 月，我参加了非洲自己举办的第一届艾滋病会议，会议在中非共和国首都班吉（Bangui）举行。这次小型集会聚集了非洲人、美国 CDC 的美国人、法国的科学家，还有我。我们挤在班吉巴斯德研究所的会议室里。当时，在明显的公共卫生灾难面前，WHO 仍然没有行动。但是 WHO 在欧洲和美洲的办事处则例外，因为最初人们认为艾滋病只是发达国家的问题。因此 WHO 的非洲办事处极度不愿意参加任何与艾滋病有关的事情。而且最近 WHO 的主任哈夫丹·马勒（Halfdan Mahler）告诉赞比亚的记者，非洲的艾滋病并未像燎原之火一般蔓延，但是疟疾和其他热带疾病每天都在夺去数百万儿童的生命。公平地讲，马勒后来成为了艾滋病工作坚定的支持者，甚至在 1987 年的联合国大会上，他宣称艾滋病是全世界人类健康的重大威胁。

WHO 传染病部部长法赫里·阿萨德（Fakhry Assad）博士与乔纳森·曼一起，在克服巨大的困难后，终于成功地在班吉巴斯德研究所组织了这次会议。会议的主要成果是对艾滋病的临床症状进行了定义，这样非洲的每个人都能做出诊断，这将有助于我们更好地掌握艾滋病的分布情况。而且，这也是非洲人内部在艾滋病问题上的第一次对话。"我来自达累斯萨拉姆（Dar es Salaam），你来自金沙萨，我们是邻居，我见到的症状，你遇见过吗？"

我们讨论了很多，包括对记录的比较，发现相似点和不同点，猜想疾病如何发生等。只是时而被不连贯的大雨干扰，也经常听到芒果砸到金属屋顶的声音。奇怪的是，由于横贯非洲的英/法殖民地的分割问题，我再一次地担任翻译。这是一次真正的历史性会议，不仅仅是因为这是非洲在这一领域的第一次会议，还因为在很多国家，与会者发起了控制艾滋病的运动。一个新的团体——非洲艾滋病研究者团体诞生了。我很自豪自己是其中的一员。

* * *

截至目前，已有 85 个国家向 WHO 通报了艾滋病病例，甚至中国也有 1 例，这意味着世界各地都存在这种流行病。WHO 面临压力，必须采取更有力的措施。哈夫丹·马勒找到了乔纳森·曼，他们商定在瑞士的 WHO 总部设立一个新项目。乔纳森于 1986 年春天离开了金沙萨，前往日内瓦。

乔纳森的离开对 SIDA 项目是一个打击，因为他的角色不好替代。在短短 18 个月内，他在金沙萨建立了出人意料的组织，这个项目已经发表了开创性的工作，并准备开展对未来全球艾滋病防治至关重要的研究。但我可以理解他的想法。他是一个有远见的人，喜欢创造事物，他热切地希望可以影响全世界。

艾滋病正成为一个引起众怒的问题，有强制移民检测的法律，工作中也存在诸多歧视。德国联邦法院院长刚刚宣称，可能有必要对艾滋病毒阳性的个体进行文身或者隔离。而在某些国家，如苏联和古巴，所有艾滋病毒阳性的人都被限制在一个类似监狱的地方，人们经常因为同性恋身份而受到惩罚，因此急需改变这种状况。

乔纳森·曼有扭转局势、增强公众认知、提高政府智慧水平的能力。

4月，曼和哈夫丹·马勒安排在日内瓦召开捐助国会议，筹集足够的资金，以便实施新的艾滋病防治计划。我也在场，尽管我在国际外交方面缺乏经验，但由于比利时没有人了解艾滋病的事情，我应比利时发展部的要求代表比利时参会。乔纳森对事情的发展态势有些焦虑，所以我和他制定了一个计划，即我会努力成为第一个发言的国家代表，带头讨论，也为捐款的事情定下基调。

主持人马勒致开幕词。他的发言大致意思是，感谢大家的到来，即使我们在这里为艾滋病筹集资金，但请不要忘记世界上还有众多更重要的健康问题。在讨论筹款策略时，我注意到乔纳森的脸都绿了。所以，我站起来，坚决但又有些模棱两可地承诺比利时会进行强有力地支持。大意就是我们欢迎这项计划，这是我们急需的，我们将全力支持。然后美国代表站了起来："我们完全同意比利时代表的意见。"

事情进展得很顺利，捐助国政府批准了项目计划，并且筹集到了5000多万美元。但是在过去的10年中，WHO中的一些人放弃了对单一疾病进行"垂直"健康研究的计划，取而代之的是他们不遗余力地推进针对所有健康问题的初级卫生保健。围绕艾滋病发生的事情可能加强他们的感觉，认为艾滋病是竞争者，争夺本就有限的资助。

WHO 的一部分问题在于体系问题，现在仍然存在，这是一个固有的体制性错误。WHO 的 6 位区域主任由其所在地区的卫生部选举产生。因此，他们具有政治合法性，在某种意义上，他们与日内瓦总干事的政治合法性是一致的，总干事也是由同一成员国选举产生。虽然总干事名义上是他们的上司，但区域主任则对他们的地区具有绝对的领导权。许多人从根本上对新的想法充满敌意，他们拒绝放弃对其所在地区的控制权，拒绝让权给日内瓦总部来实施这项围绕艾滋病研究的新项目。这些人将成为曼的强硬对手。

* * *

罗宾·赖德博士接替乔纳森担任 SIDA 项目的主管，他是 CDC 的传染病专家，金沙萨的经历让他成长蜕变。罗宾留着一头卷发，总是哈哈大笑，喜欢与所有人开玩笑，他乐观开朗，同时工作也非常出色。他极大地扩展了这个项目，已经有 300 多人在那里工作，他还协调了大量的研究人员研究艾滋病毒感染的方方面面。他也一丝不苟。在金沙萨管理如此庞大的项目绝非易事，很幸运他有弗里达·贝赫茨帮助他完成这项工作。在一个几乎没有电话的城市里，仅后勤这一项就够令人头痛的。正是由于罗宾建立了血库，才推动了整个项目的进展。此时，我们估计金沙萨的艾滋病毒感染率为每 100 位成人中有 3～4 例。在玛玛·叶莫医院，我们仍然看到了大量的与输血相关的艾滋病毒感染，每年约 1000 例，仅这一家医院的病例就比当时全美国还多。这不属于学术研究的范畴，而是一个伦理问题，正是罗宾让德国国际援助机构，也就是 GTZ，建立了一个真正的血库并为此配备工作人员。

通常，在献血后的 1 小时以内，血液就会被应用到手术中。因此血库必须使用快速的检测方法，而非当时更为准确但却耗时的

ELISA。然而，这些快速检测产品是在混乱的状态下进入市场，并非所有的试剂都是可靠的，发展中国家没有能力对此进行评估或认证。在 WHO 艾滋病项目的资助下，我在安特卫普的实验室对快速检测试剂开展了质量检测。我们整理了一个血清库，其中包括明确记录为感染艾滋病毒患者的血清，也有其他患者的"有问题"的血清。这些患者患有自身免疫性疾病，如红斑狼疮，可能对艾滋病毒的检测表现出假阳性，或者来自疟疾流行国家的血清，这是已知的另一种可能对早期艾滋病毒抗体检测产生假阳性的重要感染。

然而，由于技术员无法在夜间或周末进行检测，金沙萨一直存在由于献血而导致的艾滋病毒感染。我们观察到，几乎所有人都迅速地感染了艾滋病毒。显然，输血比性接触更易传播这一病毒，产生的免疫损伤也似乎更加迅速，更具破坏性。

但是大多数的金沙萨艾滋病毒患者是通过性生活被感染的，因此设计干预措施，防止异性间的性传播非常重要。遵循从最重要的问题以及高危人群处着手的原则，我们决定尝试预防性工作者及其客户中的艾滋病毒感染。金沙萨的玛同格地区是我们努力的首选区域。因此，根据我们在肯尼亚的经验，玛丽·拉加和日拉在玛同格成立了妓女诊所。玛同格并不是红灯区，那里还有很多其他的产业，但这里确实有很多的酒吧和舞厅，一整天你都可以听到街头音乐，还有刚果吉他发出的催眠一样的呜呜声。没有人能正襟危坐，护士们都会随着音乐摇摆，笑闹声、吵嚷声不断，这对医疗中心来说是一个很好的氛围。

我们给性工作者传授艾滋病知识，特别是安全套的使用，以及如何与客户和伙伴们沟通。我们不仅治疗性病，还为普通妇女及其子女提供医疗帮助。我们试着安抚感染艾滋病毒的女性，项目启动时，竟然有 26% 的女性为艾滋病毒阳性。当时还没有治疗感染的方法。许多女性病逝，留下了太多的孤儿，无法全由其亲戚们负担，许多孩子在街头流浪。这令人心碎，但在没有治疗方法的情况下，我们对此无能为力。这一中心随后很快成为整个地区的热门地点。几年后，新增感染速度显著下降。

赖德是一名儿科医生，在研究艾滋病母婴传播的前沿性工作方面发挥了重要作用。20 世纪 80 年代，我们还不清楚艾滋病毒是如何传染给新生儿和婴儿的，也不知道风险因素有哪些。在金沙萨，感染艾滋病毒的孕妇将病毒传染给婴儿的概率是 40%，而美国则为 5%～10%。我们还开展了大量的工作，研究影响艾滋病毒传播的其他因素。内罗毕的工作让我们越来越清楚地观察到，软下疳和衣原体感染引起的生殖器溃疡加速了艾滋病毒的传播。在中非的许多城市，性病患者得不到很好的治疗，这样的患者数量居高不下，如同为艾滋病毒的异性传播开通了一条高速公路，提高了艾滋病毒的传播概率。这意味着治疗其他性病，有可能降低艾滋病毒的传播速度，这对未来制订预防艾滋病毒传播的计划至关重要。

鲍勃·科尔邦德斯的团队和他的继任者若斯·佩里安（Jos Perriens）是第一个揭开结核病和艾滋病毒感染之间联系的人。他们发现金沙萨超过 20% 的结核病患者也感染了艾滋病毒，这远高于一般人群。二者的关联就是免疫缺陷，艾滋病毒使人们就像很容易感染其他病原体一样，容易染上结核病。由于结核分枝杆菌感染在发展中国家已经非常普遍，在艾滋病疫区中发生的结核病疫情成为非洲艾滋病患者死亡的主要原因。此外，我们还发现扎伊尔当时使用的结核病治疗方法对结核病 – 艾滋病双重感染患者无效，但是我们开发出了更有效的治疗方法。科尔邦德斯还发现，就像成人的带状疱疹一样，中非特定类型的荨麻疹样皮疹也可以诊断为艾滋病。很显然，SIDA 项目源源不断地有新的发现，我们在 1 年内做出的开创性的工作，比欧洲大多数研究项目 5 年的预期成果还要多。每年，我同代表 CDC 的吉姆·科伦和代表 NIH 的汤姆·奎因会面，回顾科学亮点时，简直就是纯粹的精神愉悦时刻。我们相处得非常融洽，玛同格的所有工作人员都有盛大的庆祝活动、现场音乐，还有吉姆·科伦讲述的那些令人难忘的笑话。我们就像一个大家庭，但也有一些机构定位的问题，作为穷亲戚，我不得不使用"人力投入"的借口来试图证明我们比利时人对 SIDA 项目也做出了同样多的贡献，然而事实是美国政府支付了大部分的费用。

* * *

同时，我们知道内罗毕也有艾滋病，在诊所接受治疗的妓女中出现过这样的病例。但是，在商业化的艾滋病毒抗体检测试剂上市之前，我们无法完成大规模的样品检测。我们收集了大量的原始样本，并将它们送到了肯尼亚的血库。因此，我们建立了血清的储存库。埃博拉疫情中与乔尔·布雷曼和卡尔·约翰逊共事，他们不仅教会了我要收集所有的血液样本，而且还要非常小心细致地进行管理。因此我们要记录血清的来源，包括性别、年龄、收集原因。这是我非常认同的一种组织化的管理。现在我拥有可以追溯到 20 世纪 80 年代早期极具价值的血清库。

1985 年市场上出现了针对艾滋病毒抗体的 ELISA 检测试剂盒，我们惊讶地发现，在内罗毕接诊的性病患者中，9% 的患者血液中含有艾滋病毒。这是一个非常特殊的群体，不能折射出整个人口中这一病毒的流行情况。看病的妓女中，这个数字超过了 60%，这太让人震惊了，当时世界上没有比这个患病率再高的群体了。这些妇女大多数来自坦桑尼亚的阿卡盖拉地区，这是艾滋病从维多利亚湖地区辐射出来的第一个证据。当艾滋病疫情出现时，这些女性看似精明的生存策略将她们引向了死亡。

实际上，使用储存的血清我们可以追踪到内罗毕疫情开始的时间。1980年，在男性性病患者中还没有艾滋病毒抗体。1981年，已经有3%的男性和6%的女性的血清中出现了抗体，尤其是妓女，这一比例略高，但没有高太多，大概7.1%。可以观察到艾滋病就像丛林之火一样迅速蔓延。在内罗毕，艾滋病虽然还是一个新事物，但是已经开始传播了。在这些结果的推动下，我们决定将艾滋病研究纳入内罗毕的研究项目内，主要关注妓女的艾滋病毒感染。我们在普姆瓦尼区成立了诊所，该地区基本上就是聚集大量性工作者的贫民窟。我们在市卫生办公室占用了几个房间，外面有山羊和绵羊，还有卖各种二手衣服和鞋子的固定市场。你可以只买左脚穿的鞋，也可以只买右脚的那一只。

前护士长伊丽莎白·恩古吉成了一名关键人物，对那些被所有人鄙视、拒绝和虐待的女性来说，她的身份介于群体领袖和母亲之间。正是由于她和其他一些女性的共同努力，这个项目才改变了人们的生活。而在普姆瓦尼，我发现尽管她们地位低下，但她们能够以非常强大的方式组织起来。甚至在艾滋病之前，妇女们就已经联合起来，为同龄人提供医疗保健或其他紧急需求，现在伊丽莎白帮助她们成立了一个更加团结的团体，来支持和关怀她们。

* * *

过去我习惯了独自一人开车去金沙萨，街头吵吵嚷嚷的混乱景象实际上很有趣，我没有多余的钱雇佣司机。但有一次，在开车去玛同格妓女诊所的路上，我发现有3个可怕的蒙博托秘密警察（也就是AND）尾随着我。他们超过我的车，拦住我，把我拽出车外进行搜查。当他们看到我打算用于护士培训课程的幻灯机时，他们误

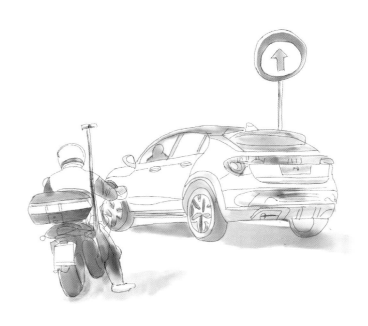

认为这是摄像机，并指控我是一名巴基斯坦记者。

巴基斯坦记者？我应该笑一下的，但是双手抵在车上，我无法表达其他情绪。我告诉他们我是一名科学家，获得过蒙博托的豹子勋章。但他们只是嘲笑我，并说要带我去"秘密警察"总部——这可能意味着非常大的麻烦，会被关押好几天。我恳求他们取出我的钱包，他们可以拿走我的现金，还可以查看我的勋章。当他们看到勋章时，对着照片喃喃低语。然后下一秒钟气氛陡变，他们笑着拍了拍我的肩膀，想了解我在玛同格的工作。

"为什么是巴基斯坦记者？"我问他们，他们说是因为我的胡子，还有我黝黑的肤色，因为我看起来并不完全像白人。事情的整个过程非常不真实，但也只是扎伊尔日常工作中又一个离奇的插曲。

＊ ＊ ＊

我一直在帮助乔纳森·曼在日内瓦 WHO 设立控制艾滋病的新项目：帮助他甄别谁是参加这个新项目的合适人选，并在当时从事艾滋病研究的科学家本就不多的情况下，成立了咨询委员会。他的左右手是法国人达尼埃尔·塔兰托拉（Daniel Tarantola）博士，他是一位经验丰富的专家，并具有超强的组织能力和幽默感，他还参与了许多公共卫生项目，包括根除天花行动。我们在内罗毕相遇并且不谋而合。达尼埃尔在所有国家都设立了支持艾滋病研究的短期计划，这是他的心血结晶，也是乔纳森的心愿。其主要想法是通过制订计划，卫生部将会讨论艾滋病，向捐助者募集资金，为其分配预算，最终会有尽可能多的国家启动艾滋病预防计划（20 世纪 80 年代，还没有治疗手段）。他们将清楚地了解到流行病学情况并制定一个安全套"社会营销"项目，这意味着他们不用再去寻找无聊的公共卫生类的信息，而是利用消费者营销手段来促进社会的福利。此外，这还涉及建立分销网络，也就是人们不必走进药房，随时可以在小型售货厅或移动售货机上购买安全套，就像买肥皂、火柴和灯泡一样便捷。

除了少数像乌干达这样的国家以外，大多数非洲国家政府仍然否认这一流行病的存在，或者表现出愤世嫉俗的怀疑态度，他们接受国际援助，但是没有做出太多努力来抵制这种病毒。在富裕的国家，艾滋病与同性恋行为、卖淫或注射毒品有关，但这些国家的政府很难承认这些现实。当面对研究结果呈现出的极高的感染比率时，他们会谴责使用的研究样本有偏差，或者说他们的国家正在努力解决更为重要的健康问题，这对于当时大多数非洲国家来说都是绝对正确的。然而，他们并没有意识到这种流行病正在悄无声息地蔓延。

中非以外的大多数国家的艾滋病毒感染者是最近才出现的，他们还没有表现出症状，也没有死亡。通常，感染艾滋病毒后，平均需要8年时间才会发展成为艾滋病。

我相信扎伊尔是第一个采取国家艾滋病计划的国家，恩加利退出了 SIDA 项目，成了这项国家计划的主管。他开始给女人们发安全套，不但发给那些卖饮料和香烟的女人，也发给在酒吧和夜总会门口摆摊卖可乐果的女人，同时那些头顶着盘子、在大街上走路的女人，也就是被称为"marchés ambulantes"（法语，移动的市场）的女人们也会得到一个。安全套的利润微薄，但这却是最有效地接触到每一个人的方式。这种策略是恩加利从蒙博托的政党那里学到的。他们通过一些民俗团体，如戏班、舞团或是其他娱乐性组织，可以接触到每一位公民，从而形成了这种有效的方式。恩加利利用这样的网络来开展艾滋病工作。在国际人口服务部的帮助下，我们开发了一个很酷的安全套品牌，"Prudence""pour l'homme sur de lui-meme"（法语，为了那个自信的人），宣传语是"Confiance d'accord, mais prudence d'abord"（法语，坦诚相见，防微杜渐）。这个方法奏效了，Prudence 牌安全套在金沙萨变得非常流行。2010 年金沙萨的艾滋病毒感染率几乎与 25 年前持平，这些早期预防计划可能真的发挥了作用，并挽救了许多生命。

音乐是打开心灵之门的钥匙。"无所不能的金沙萨管弦乐队"（TP-OK-Tout Puissant Orchester Kinshasa，爵士乐队）的一位成员佛朗哥·罗博（Franco Luambo）是金沙萨最受欢迎的歌手之一。他创作了"Attention Na Sida"，每一家夜总会里，人们都伴随着这首歌的节奏翩然起舞。歌词是：广播、电视、报纸，宣传艾滋病，要告诉人们如何保护自己，必须与艾滋病抗争……然而，1989 年他死于艾滋病。人们在维多利亚广场上搭建了一座高高的石制金字塔纪念碑，被称为"Le Monument aux Artistes"（法语，艺术家纪念碑），上面有一块铜牌刻着他的名字。20 世纪 90 年代初，纪念碑上刻下的名字几乎都是年轻而有才华的音乐家，而且大多数人死于艾滋病。现在所有的铜牌都被偷走了，但是裸露的、粗短的金字塔仍矗立在那里，用一种离奇的方式提醒我们，中非人经历的又一场可怕的灾难。

恩加利向我们吐露，要把部分预算作为回扣返还给卫生部的官员和政权的其他亲信，他为此承受了巨大的压力。他是一个有原则的人，这样的行为让他极度焦虑。在扎伊尔想要做一个诚实的人是一件非常危险的事情，几年后，他死于一场神秘的车祸。

曼打算部署一个在所有国家都实行短期抵抗艾滋病的项目。他的思路是向每个直接对 WHO 总部汇报的国家派遣顾问，从而绕过 WHO 区域主任产生的阻力。每位顾问都要了解这个国家当前的艾滋病形势，还有国家的处理方式，特别是流行病学、临床管理、实验室服务、血库以及安全套的可及性和推广等方面的情况。

乔纳森曾多次邀请我加入他在 WHO 总部的团队，但是我还没有准备好从野外调查、临床研究和诊治患者跳跃到更高的政策层面，我几乎确信政策是阻止正在发生的流行病的关键。然而，我还是加入了由列夫·柯达基耶维奇（Lev Kodhakievich）领导的团队，作为 WHO 的顾问前往加纳，帮助那里设立艾滋病项目。列夫·柯达基耶维奇是俄罗斯人，曾参加过根除天花的行动。加纳政府最初持怀疑态度，我们等了 1 周才得到工作许可，这还要归功于在加纳出生的彼得·兰普泰（Peter Lamptey）。他创建了国际家庭健康艾滋病项目，我担任他的顾问。与此同时，我们参观了一些沿海的古老城堡，那里曾有几十或几百名的奴隶，他们就像是农产品一样被堆在地下室里，有时在教堂的下面，有时在主人家餐厅的通风口。他们的主人通常是英国人、荷兰人或丹麦人。

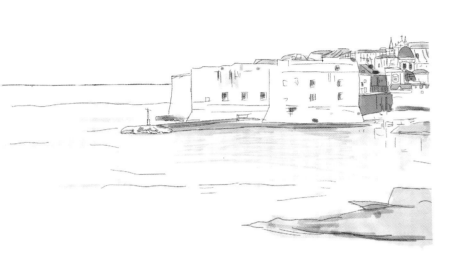

　　除了东北部地区，加纳的艾滋病问题不是非常严重。就像在内罗毕的坦桑尼亚女人们一样，这里的妇女通常前往首都或邻国科特迪瓦逗留两三年，在那里她们从事性交易，等挣到足够多的钱时再回家创业。

　　我们拜访了库马西（Kumasi），这里曾是统治大部分西非的阿散蒂王国（Ashanti King）所在地。在这里你会发现1986年加纳人民的贫困程度：市场上人们买不起整颗洋葱，只能购买半颗；酒店的房间没有一间是完整的，他们要么没有窗户，没有自来水，要么餐厅菜单是假的，缺少大多数的货品。行程临近结束时，我们对实验室技术人员进行了培训，内容主要是如何进行艾滋病毒的抗体检测。

虽然一直留在本土的妓女血清艾滋病毒阳性率不足 3%，但是近期在科特迪瓦首都阿比让（Abidjan）工作过的妓女，阳性率达到了 51%。

* * *

1986 年 6 月，国际艾滋病大会在巴黎召开。整个大会都充斥着加洛和蒙塔尼耶之间的较量。美国与法国围绕"谁分离了艾滋病毒，谁鉴定了艾滋病毒"展开对决。

在我看来，虽然加洛对艾滋病毒抗体的检测和开发做出了巨大贡献，但是毫无疑问，是法国人第一次发现了艾滋病的病因。然而多年来这种盲目的爱国主义冲突一直在损毁整个领域的声誉：人们以为艾滋病的研究与科学没有关系，只是充满了自我和个人的野心。直到 1987 年，两个研究团队才达成一致，即便如此，还必须由里根总统和密特朗总统的亲信官员们进行谈判，但就算是如总统一样的政治领袖，在科学纠纷面前，也是无处立足。弗朗索瓦丝·巴雷 – 西诺西（Françoise Barré-Sinoussi）和吕克·蒙塔尼耶因发现艾滋病病毒而获得 2008 年诺贝尔生理学或医学奖，罗伯特·加洛应该同获这一殊荣。

日拉、恩加利同曼一起飞往巴黎，但他们真正想看到的是扎伊尔旧时期的殖民霸主——小小的比利时。所以我邀请他们来到安特卫普，在我这里逗留几日。在他们眼中比利时充满了魔力。我们在一个美妙的咖啡馆度过了一个难忘的夜晚，咖啡馆的名字是"耶稣的美名"，位于大教堂附近，由扎伊尔人经营。

* * *

我蜕变成了一名管理者，我很喜欢这个角色。这不仅涉及制定预算、进行行政管理、撰写报告、申请资助，而且还要提出想法，

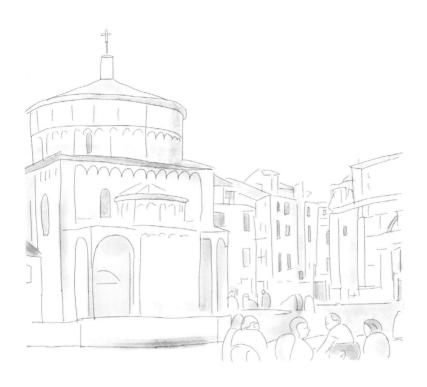

引导人们将科学发现转化为政策，还要协调合作。在内罗毕，我帮助人们构思设想，策划研究项目，然后在3个月或6个月后再次与他们碰面时，我会询问项目的进展。这可能是最有效的工作方式，但实际上我亲力亲为的事情越来越少了。在安特卫普，实验室从20人增加到了100多人，我成为这家研究所高级管理团队的一员。我正在组建一个关于艾滋病和性病的研究小组，这样临床医生、流行病学家和微生物学实验室的关键人员之间就会进行更多的互动。我也仍在管理性病诊所。当初诊所位于热带医学研究所的啮齿动物饲养房旁边，是半天门诊，现在这家诊所位于更大的地方，全天接诊，有 3 名医生和 1 名护士。我们也搬到了更高的楼层，通过前门而不再是后门进出，并且我们的工作方向——性病和地址也用足够大的字母展现出来，人们可以清晰地看到。

我帮助启动了弗拉芒艾滋病预防中心，还有艾滋病毒感染者的各种自助和支持团体。担任了无数次的顾问，为临床研究、流行病学和实验室的工作出谋划策，内容不仅仅针对艾滋病，也涵盖结核病、女性生殖道感染和低出生体重儿等。我在研制新的抗生素，也在研究甲型肝炎和乙型肝炎的新型疫苗，研究性行为，研究什么样的项目可以改变性行为。我也招收了硕士生和博士生，研究所已经设立了一个公共卫生硕士学位点，专注于健康服务的管理。20 世纪 80 年代中期，我设立了第二个硕士学位课程，名为"疾病控制"，主要讲授疫情调查技术、流行病学技术和项目管理方法。

我前往内罗毕、金沙萨和美国。我到哪里工作，哪里就是我的家。

我还投入了大量的时间进行培训，培训地点更多的是在非洲。因此，我同易卜拉欣·恩多耶（Ibrahim Ndoye）、苏莱曼·莫朴（Souleymane Mboup）和阿瓦·科尔·赛克（Awa Coll-Seck）一起在塞内加尔的达喀尔（Dakar）组织了一项关于性病和艾滋病控制的课程，每年举办一次。这些人都是艾滋病、公共卫生和医学研究领域的明星。参加这项课程的许多校友后来成了研究艾滋病的顶级领导者，比如优雅的埃塞俄比亚皮肤科医生梅斯克里姆·格鲁尼茨基·贝克勒（Meskerem Grunitzky-Bekele），以及塞内加尔的活动家阿斯·西（As Sy），阿斯·西在联合国艾滋病规划署担任非洲区域主任。

我基本上就是疯狂地跑来跑去。就像我的祖母曾经引用弗拉芒语的谚语描述我，"彼得，你的屁股坐不稳"。我几乎沉迷于这种疯狂的生活方式，并感受到针对这种毁灭性的健康问题，不能浪费任何的时间。我还有好多非常想做、也非常有必要做的事情。

我经常劝说乔纳森·曼批准返回亚布库的计划，回到 10 年前暴发埃博拉疫情的天主教传教团，但他总是拒绝。我猜测他的顾虑是，如果我们发现在蒙博托总统出生的赤道省艾滋病毒感染率很高，这在政治上将引起轩然大波，他也坦诚很担心首都以外的安全状况。但是现在曼已经离开了，亨利·斯基普·弗朗西斯、汤姆·奎因、乔·麦考密克和我，决定取出精心保存的埃博拉流行病中的血清，目前它们仍然编码整齐地保存在美国 NIH、CDC 和比利时安特卫普的冰柜中。

我们发现在那个偏远的隔离的地区中，早在 1976 年，也就是 10 年以前，在 659 份血清中就已经有 5 名村民感染了艾滋病毒，流行率为 0.8%。我们记录了他们的名字和地址。如果能找到这些人，或至少能够确认他们的生死，那么也许可以在个体水平上了解随着时间的推移，这种疾病会产生何种影响。然后再通过另一项全体人口调查，我们就可以了解艾滋病毒在偏远的乡村人口中传播的速度。

所以 1986 年 8 月，我在 37 岁的年纪返回了亚布库，同行的还有斯基普·弗朗西斯、玛丽·拉加、实验室技术员卡什·卡萨姆卡（Kash Kashamuka）和尤金·齐毕·日拉。后来，来自 CDC 的比利时流行病学家凯文·德·考克（Kevin De Cock）博士在这一地区进行了更多的研究，5 年前我在内罗毕见过他。携手优秀的工作团队，再次回到这片充满故事的土地，我的内心无法平静。斯基普很棒，他敏锐、幽默，并渴望看到更多关于扎伊尔的事情，而不仅仅是金沙萨。来自首都的花花公子日拉以及来自东部基伍（Kivu）的卡什，他们有些不平衡，不断自嘲这是他们的国家，但是他们自己却从未来过。2 个人都来向我询问，尽管他们是扎伊尔人，但我是那个了解这片土地的人。

事实上，亚布库一如昨日。如果说有变化，也是道路更加糟糕了，奔巴的河港也衰败了一些。卡洛斯神父创办了一家小型的健康中心和学校，印象中诺盖拉（Nogeira）已经关闭了，混乱慢慢稳定下来。在健康中心和医院，人们只看到了一例散发的艾滋病病例，我认为他们不会漏掉像金沙萨那样的艾滋病疫情。有些人认出了我，我注意到他们在谈论过去和现在时会说，"在埃博拉疫情之前""在埃博拉疫情之后"，所以流行病会在方方面面留下痕迹，比如，"我的儿子在流行病之前出生"。我深以为然，因为我也是用这种方式来看待我的生活。而我父母和祖父母的谈话方式则是：1940—1945 年战争之前或之后发生的事情。

与此同时，我发现自己更加喜爱这里的美景了，这里可以如此轻易地成为天堂，但是很明显这里也一直有争斗，有抢劫成性的军队，这里的生活并不美好。

现在亚布库的传教团医院配备了丢弃一次性注射器的新盒子，也有一名全职医生，医疗手术的环境也明显好了很多。然而，气氛却很紧张。那里住着 2 位神父，其中一位大约 60 岁，在那样热的天气里穿着黑色皮裤，还有无袖 T 恤和防止蛇咬伤的塑料靴子，这真是不可思议。他留着长长的白胡子，所以单看脖子以上部分，他像个传教士，下面就有些古怪了。我曾经听到他用一种霸气的语调对村民们大吼，修女们和我一样，都非常不喜欢。这是一个非常奇怪的团体：4 位弗拉芒修女和 2 位弗拉芒牧师，距离近在咫尺，一同孤独地生活在非洲几十年，却经常相互厌烦。但是女性不可以掌权，她们必须服从男性。

我们锁定了在 10 年前的样本中艾滋病毒检测呈现阳性的所有 5 位村民。3 人已经去世，极可能死于艾滋病。还有 2 人，一位 59 岁的妇女和一位 57 岁的男子，他们在没有任何医疗保健的情况下仍然活着，而且没有明显的症状。这名男子 CD4 的数量较低，因此我们认为他的免疫系统很可能已经开始衰退了。我们在他们身上分离出了病毒，显然这些病毒同金沙萨的一样。此时，我们才知道艾滋病毒感染者可以在如此长的时期内，不发展出艾滋病的症状。因为这种疾病仅仅发现 5 年，所以这些信息还无从得知。但是由于我们对埃博拉患者的血清进行了细致地保存和编码，因此我们可以做到这一点，这相当于是医学的考古学。

我们在亚布库传教团以及利萨拉和奔巴的几家小型医院里，在住院的患者中确定了 6 名艾滋病患者。他们没有特殊的症状，而且奄奄一息。但是，在普通的健康人群中，我们发现血液样本中的艾滋病毒感染率与 1976 年的样本相同，都是 0.8%。换句话说，亚布库居民中艾滋病毒感染率要小于瑞士的日内瓦州，当时日内瓦孕妇中的流行率为 1%。这告诉我们，如果没有有利的传播条件，像艾滋病毒这样的病原体也可以在人口中保持非常低的流行率。

另一项有趣的发现是，几乎所有感染艾滋病毒的人都曾到过其他地方，或者他们的配偶或性伴侣去过。通常，因为去其他地方而感染的人，他们一生中很可能会再传染 1～2 人，但仅此而已。从我们所能收集到的信息来看，在这个非常传统的地区，人们拥有的性伴侣数量远低于金沙萨，事实上，也比欧洲或美国低得多，同时各种性病也比较少。大量的出于医疗原因的针头注射或疫苗接种似乎也没有导致艾滋病毒的传播。就起源而言，这意味着艾滋病可能已经存在了几十年甚至 1 个世纪，因为如果没有风险放大，那么传播速度就会非常缓慢，就像几乎没有火光的蜡烛一样。应用第 5 章中的安德森－梅公式，基本传染数 R^D 至少在 10 年内接近 1。

1988 年《新英格兰医学杂志》发表了我们的工作，我很自豪地说，日拉是文章的第一作者。今天我们知道艾滋病的历史不足几世纪，基于遗传多样性的分析，艾滋病毒可能起源于20世纪30年代甚至20世纪初期，但不会太早，地点可能是在中非西部刚果北部地区。从那时起，我意识到谈论非洲的艾滋病是错误的，除非我也明确证明有非常多的非洲患者，他们经历了不同的疫情，受到不同的社会因素的影响。

离开亚布库时我非常不舍，这是最后一次与玛塞拉修女和吉诺修女饮苦艾酒，最后一次在清晨伴随着此起彼伏的蛙叫和鸟鸣，在修女们甜蜜的赞美诗中醒来。我告诉自己总有一天我会再回来，并承诺要与卡洛斯神父保持联系。很高兴现在他有卫星连接的电子邮件系统，还有一个网站，最近比利时国王博杜安基金会（我是董事会主席）授予卡洛斯神父的教区40万欧元的资助，用于改善供水和提高高中教育。他也兴建了一个小型水力发电站，可以为镇上的居民提供一点电力。我仍然在筹划一个回访项目，看看当地的发展，考察如何可以帮助他们，当然还要再和他们共饮一杯。

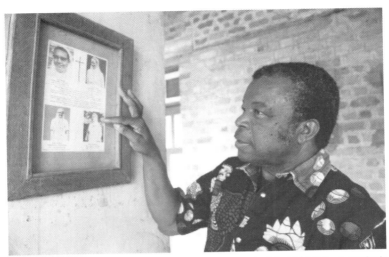

让·雅克·穆延贝教授（金沙萨国家生物医学研究所所长）在亚布库传教团观看照片，缅怀 1976 年死于埃博拉的比利时修女们（来源：海蒂·拉森，2014 年于亚布库拍摄）

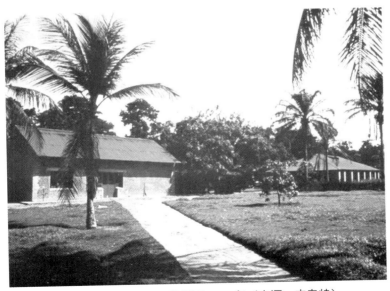

亚布库传教团医院，拍摄于 1976 年（来源：皮奥特）

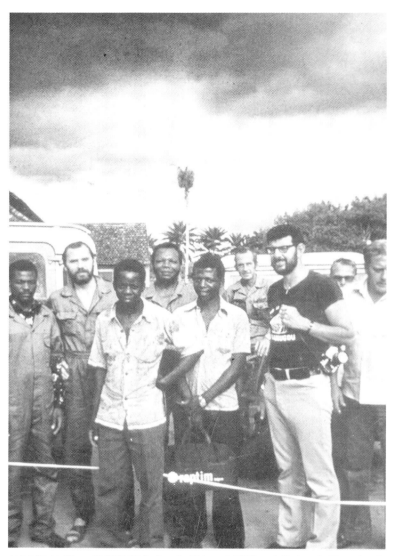

1976 年 10 月 20 日抵达亚布库，与乔尔·布雷曼、皮埃尔·叙罗、让·弗朗索瓦·鲁波尔、让·皮埃尔·科特（Jean-Pierre Kott）、马桑巴、护士以及苏卡托 (埃博拉幸存者) 合影（来源：乔尔·布雷曼）。

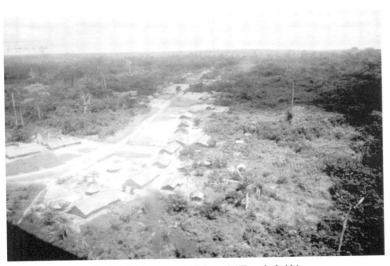

邻近森林的亚布库村庄（来源：皮奥特）

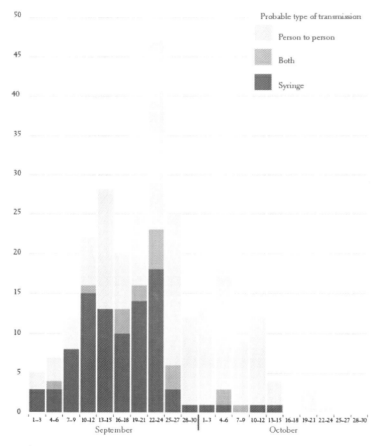

1976 年 9 月 1 日至 10 月 30 日非洲扎伊尔赤道地区按发病日期统计的出血热病例（来源：皮奥特）

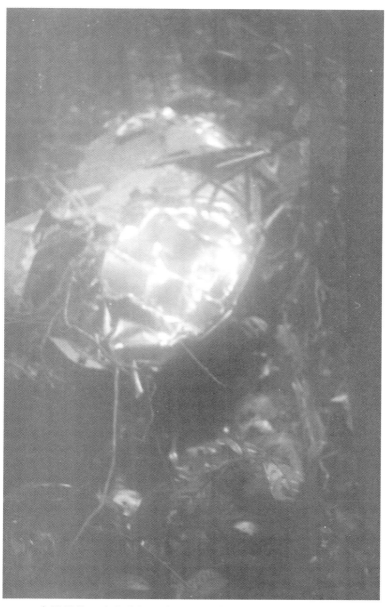

1976 年坠毁的云雀直升机残骸，以及飞行员的遗骸（来源：皮奥特）

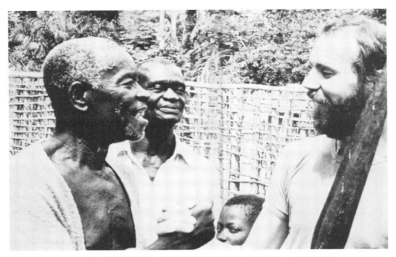

1976 年亚莫蒂里·莫克的告别礼物（来源：皮奥特）

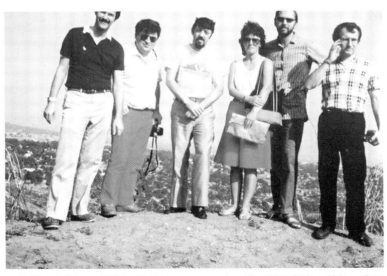

与汤姆·奎因，克里斯·贝茨（**Chris Bets**），乔·麦考密克，希拉·米切尔，亨利·泰尔曼合影，**1983** 年 **10** 月拍摄于金沙萨（来源：皮奥特）

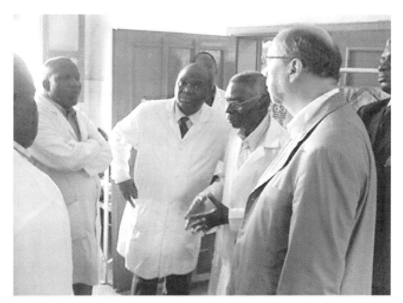

2008 年，约瑟夫·比拉·卡皮塔博士与金沙萨总医院 (前金沙萨玛玛·叶莫医院) 的同事（来源：海蒂·拉森）

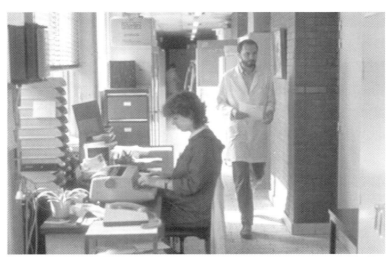

1983 年，我和助手伊薇特·贝滕（Yvette Baeten）在安特卫普热带医学研究所的实验室走廊（来源：安特卫普热带医学研究所）

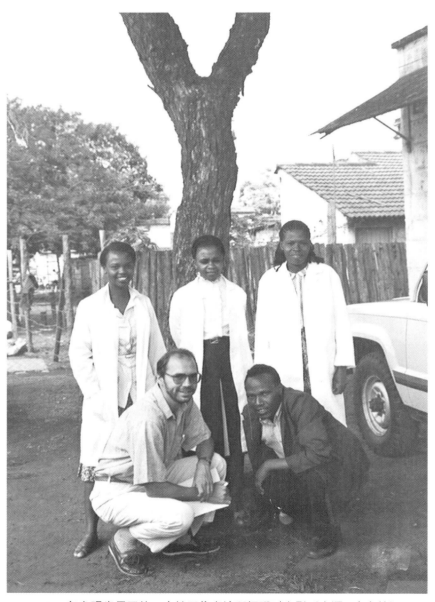

1986 年参观肯尼亚的一个性工作者诊所闲暇时合影（来源：皮奥特）

第 13 章 揭秘流行病

回到安特卫普之后，我将 3 口之家搬到肯尼亚生活了 6 个月。我想投入更多的精力，开展那里的项目，并且开始几项新研究。我想亲自做一些事情，而不是让别人去做，自己却飞来飞去。而且，我认为如果我真的在非洲生活一段时间，亲自体验那里的日常生活，而不是短期，或是通过书籍、数据获得的二手信息，我会有更好的想法，能更好地理解这种流行病的社会学。但我不想牺牲与孩子们的相处时间，而且我和格蕾塔看法一致，我们认为国外生活的经历会丰富孩子们的生活。一旦有这样的想法，就应该尽快付诸行动，因为任何拖延都会对他们的教育造成很大的冲击。

1986 年 12 月我们搬到了肯尼亚，除了研究项目外，我还在内罗毕大学任教。我们把孩子们送到了荷兰小学，令人欣慰的是，那里的教科书与他们在安特卫普的教科书完全一样。基贝拉的贫民窟恰好就在我家的山脚下，我的儿子布拉姆会与那里的一堆孩子们玩耍好几个小时，他常常跑到下水道里玩，也时常满身污垢，口袋里揣着新动物回家，如变色龙、蛇或是一些昆虫。

我们在肯尼亚时，英国报纸《卫报》刊登了一篇文章，报道内罗毕有大量的艾滋病患者，特别是妓女们受到了严重的感染。肯尼亚严重依赖旅游业，他们担心围绕艾滋病的新闻会吓走游客。由于担心政府的反应，我和加拿大项目主任弗兰克·普卢默都曾要求记者不要提及我们的名字。但卫生部并不需要看到我们的名字，只根据事实推理就可以想到是我们。我们被传唤到卫生部常任秘书办公室，内政部成员也在场。短暂的会议后，他们指控我们散布关于肯尼亚的虚假谣言，并说可能会将我们驱逐出境。我和弗兰克当然没有预料到他们的反应会这么强烈，我们太过天真，没有预料到事情可以如此反转。在会议后的分析交流中，虽然没有证据，但我们确信，我们的手机已被窃听了。在政府的接待厅里，我们心惊胆战地等待了一整天，喝了很多肯尼亚的好茶，最后接到通知：可以留下并继续研究，但要避免与媒体的任何接触。我们松了一口气，但还是半信半疑。我们也吸取教训，意识到有必要与当地政府进行更好地沟通，他们并不了解自己国家正在进行的研究项目的结果，不幸的是非洲就属于这种情况。这一插曲也再次告诉我，艾滋病是迫在眉睫的政治问题，正如乔纳森·曼曾多次告诉我的那样，但我曾认为是他夸大了。

我们同意政府的意见，给他们讲解研究内容，汇报研究结果。因此，我邀请医疗服务部主任威尔弗里德·科伊南格（Wilfrid Koinange）博士到普姆瓦尼的性工作者诊所参观，因为他曾说"肯尼亚没有卖淫"。几周后，科伊南格博士真的访问了我们，虽然他没有发表任何评论，但我认为他意识到了我们工作的价值，而且肯尼亚确实有卖淫活动。无论如何，此后我们很少与当地政府发生冲突，现在肯尼亚有一个运作良好的国家控制艾滋病计划。

1987 年春末，我们返回了欧洲，走私了一个完美的杰克逊变色龙，因为布拉姆无法承受与它的分别（我把它藏在帽子里，通过了海关）。我一回来，就得花大量时间处理比利时各大学间艾滋病项目资金的分配问题，我讨厌这项工作。最糟糕的是，我的朋友威利病得很厉害。在我去内罗毕之前，他就患上了艾滋病，我将他安置在亨利·泰尔曼的病房里。现在他的情况更糟糕了，大脑也受到了影响。威利刚30岁出头，是一个相当愤世嫉俗的人，但是他不想死。随着病情加重，我们谈到了死亡，谈到了生命的意义还有这种疾病。他当时对艾滋病的绝望难以形容。没有真正的治疗方法，我也无法为他做任何有意义的事情。但我觉得自己是一名真正的医生，不仅仅是治疗感染的临床医生。这件事强烈地提醒我，在医学上，人文关怀与治疗一样重要。

在谈论心理学家或辅导员角色方面，我可能和你的理发师一样不够资格。然而，我陪伴了许多艾滋病患者，我说"陪伴"而不是"治疗"，因为我就是这样的感觉，我陪着他们走完生命中最后的路程。1993年，搬到日内瓦之后，我不再探望患者。但直到那时我探望的所有患者无一例外都去世了。几乎所有人都和我一样的年纪，或是比我稍大，他们中有一些是我认识的人的朋友，这真的快把我掏空了。我为了解决人们的问题才学习了医学，但我感觉好像完全相反，我完全解决不了问题。

我感到沮丧，我发挥不了有益的作用，面对患者与我分享的亲密信息，我不知所措。患者在被拒绝或是垂死时告诉医生的话令人极其得刻骨铭心。有时，这可能是这些患者与其他人之间最亲密的关系了。没有人知道他们分享的信息，这些事我无法向其他人倾诉，即使是我最亲密的朋友。

我见到过太多这样的景象，伴侣、妻子、妇女得知自己的另一半是同性恋，并且感染了艾滋病毒，有时我还不得不告诉她们，她们自己也是艾滋病毒阳性。在努力寻找合适的词语未果之后，我意识到直接说是最好的，"我有个坏消息"，不能敷衍了事也不能添油加醋。这已经很令人震惊了。然后我告诉她们，"你的艾滋病毒测试是阳性"。我几乎可以听到她们头脑中发出的一声巨响，也明白她们再也听不进任何话语。一开始，我试着说更多，但后来我意识到这没有意义。我会定下下次谈话的时间，随后再进行详细讨论。准备这样的一次谈话总是让我在前一晚彻夜未眠，我只能想到我必须传达的死刑判决，以及我即将宣布的毁灭。有些人对我生气，有些人哭泣，少数人感到解脱，但大多数人则是沉默不语。这远比撰写的申请书未获批准、文章被拒稿，或是应对部门间政治问题还要艰难，还要耗费情感。

由于与布鲁塞尔的纳坦·克鲁梅克小组的良好合作，我们也开始将两个中心的患者联系起来。当时，这两个中心诊治了比利时大多数的艾滋病毒感染者。也正是因为有了这样的合作，我们才将一群女性艾滋病毒感染者联系在了一起。其中大多数人都与同一位男性发生过性关系，这位男性的日记中记录下了自己非常活跃的性生活。我们对他的大部分性伴侣进行了随访和检测，并尽可能的联系这位男性的性伴侣的伴侣。这不仅是一项非常微妙的工作，有时也是一场悲剧。我们发现他的 19 位女性伴侣中有 11 位，换句话说他的性伴侣中有 56% 感染了艾滋病毒，而这 11 位女性的 8 位正常性伴侣中有 1 位男性随后感染了艾滋病毒。2 名女性只与这位来自布隆迪的艾滋病毒阳性的工程师睡了一晚就被感染了。而这位男子在我们发现他的致命的性生活网络之前就已经病逝了。没有一位女性认为自己有感染艾滋病毒的风险。我们花了好几年的时间才联系到所有的人并将他们的关系梳理清楚。80 年代末期，人们，尤其是撒哈拉以南的非洲地区的人们，仍然怀疑艾滋病毒的异性间性传播，特别是从女性传染给男性。1989 年，我们在《新英格兰医学杂志》上发表了目前仍是最大的有关艾滋病毒的异性恋群体感染事件，其中纳坦是文章的第一作者。

非洲艾滋病患者的情况几乎在任何方面都比比利时的患者更加无望，非洲很少为艾滋病患者提供临终关怀，更不用说疼痛管理和重症监护。

然而绝处逢生。1986 年底，一项临床研究表明叠氮胸苷（AZT）减缓了艾滋病的发展进程，这是 20 世纪 60 年代开发的一种抗癌药物，但从未获得上市许可。临床试验 6 个月后，19 名接受安慰剂治疗的患者全部死亡，但接受 AZT 治疗的患者中只有 1 人死亡。1987 年 3 月，AZT 获得了美国食品药品管理局的批准，成为第一个用于治疗艾滋病的药物。

当时人数还不多的艾滋病医生群体沸腾了。在提高产量的同时，宝来惠康（Burroughs Wellcome）开始少量分销药物。我和比利时的宝来惠康团队一起检测过阿昔洛韦（acyclovir）对疱疹的治疗效果，因此我知道应该和谁联系。如此简单的关系网络保证了比利时患者可以同纽约和旧金山患者们一起，在药物上市之前就接受治疗。

每位患者每年的治疗费用为 7000～10 000 美金。在比利时，这件事不会像在美国一样成为引起激烈争吵的政治问题，因为患者有社会保险体系的扶助，实际上他们并不用支付这笔款项。他们也清楚这一点，但这也暗示在非洲的患者根本无法负担高昂的治疗费用。

尽管如此，一开始我们仍为此欢呼，我们感到宽慰和乐观。患者的状况得到改善，体重上升，能够起床走路，有的甚至跑回去开始工作。但过了一段时间后，我们发现这种改善只是暂时的。AZT 具有严重的血液副作用，更糟糕的是，病毒突变得太快了，开始对药物产生了耐药性。我们又回到了原点。

* * *

同时，在日内瓦，曼同官僚主义的斗争可能超过了与艾滋病的斗争，他将艾滋病列入了公共卫生议程，并将其公之于众。他拥有出色的政治技巧和真正的游说天赋。他筹集资金，并确保基本上每个发展中国家都有一个国家艾滋病计划，有相应的资金支持，并开始提高公众对艾滋病的认知以及防护手段。各大洲的政府组织拒绝开展这项活动，原因有很多。他们拒绝承认自己的国家存在高危的性生活方式，认为这是一种西方疾病，他们担心过度关注艾滋病会削弱他们对其他众多重要健康问题的投入。因此有些人考虑的优先权不再是国民的幸福，而是个人力量和财富的积累。

我成了 WHO 艾滋病全球计划流行病学和监测指导委员会的主席，很高兴这个组织再次集结了我非常喜欢而且尊重的流行病学家们，例如来自法国的让 – 巴蒂斯特·布吕内（Jean-Baptiste Brunet）、来自澳大利亚的约翰·卡尔多（John Kaldor）、来自英国的罗伊·安德森，以及组织中其他能力出众的成员。我们定期在日内瓦会面，并为艾滋病项目中流行病学研究出谋划策。我们不确定 WHO 估算世界艾滋病毒感染者和艾滋病患者人数的方法，任何情况下这都是一项艰巨的任务。在流行病初期，在几乎没有国家提供可靠数据的情况下，估算人数就更加艰难了。他们最初采用的是所谓的德尔菲（Delphi）调查，即当没有数据时，基本上只能请专家们给出他们最佳的猜测，然后再进行平均。随后，通过一些数学模型来预测感染的最大人数，可能有些地区的实际人数已经超过了计算值。

后来事实证明，实际上 WHO 远远低估了非洲和东欧的感染者人数，但高估了西欧和亚洲的数量。我的观点并不是他们的预测不够精确，因为我们中几乎无人敢声称可以把手头的数据处理得更好，而是我们不应该声称能够提供可靠的预测。在接下来的 10 年中，这种情况发生了巨大的变化，顺便说一下，依我个人拙见，联合国艾滋病规划署的数据是世界上所有关于健康问题的数据中，最佳也是最可靠的。

我说服比利时发展部在布隆迪启动了一个新项目：一个小型的艾滋病计划，进行一些基线研究、流行病学调查和培训，并启动预防和护理计划。在 CDC 工作的比利时朋友凯文·德·考克在科特迪瓦也启动了一个新项目：RetroCI 项目。我们商定一起工作。我的安特卫普团队中的彼得·吉斯（Peter Ghys）全职加入了凯文的团队。

在科特迪瓦的首都阿比让发现的事情特别有趣，证据表明这里同时流行艾滋病毒 –1（美国、金沙萨和内罗毕分离的病毒）和艾滋病毒 –2。艾滋病毒 –2 是在塞内加尔发现的第二种亚型，由哈佛大学的马克斯·埃塞克斯（Max Essex）和塞内加尔微生物学教授苏莱曼·莫朴以及一位非洲领先的科学家共同发现。很明显，艾滋病毒 –2 可以引起与艾滋病毒 –1 相同的艾滋病症状，但它的毒性似乎较小，传播速度较慢。尽管如此，到 1990 年，艾滋病成为阿比让人死亡的主要原因，艾滋病毒 –1 是主要的流行株。后来，RetroCI 项目不仅在宣传顶级科学、培训和预防艾滋病毒感染中发挥了重要作用，在非洲引进抗逆转录病毒治疗药物方面亦是如此。此时，实际上已经可以觉察到疫情的蔓延了：人们病倒了，医院人满为患，到处是艾滋病患者，公司也失去了训练有素的员工。在乌干达和坦桑尼亚的一些地方，艾滋病孤儿太多了，他们的祖母们根本无法应对。

* * *

第三届国际艾滋病大会于 1987 年在华盛顿召开，我应邀在开幕式上致辞。这对我来说是一个非常重要的时刻，我打算向全世界明确宣布艾滋病毒的异性传播，很多病例也确实如此。罗伯特·加洛正在发言，下一位是副总统乔治·赫伯特·沃克·布什（George H. W. Bush）。我坐在华盛顿希尔顿酒店会议室的前排等待我的发言，就像诸多噩梦中的场景一样，我意识到我把演讲稿落在了酒店楼上的房间里。我飞奔出去，当我返回时，布什的保镖不允许我进入演讲大厅。最终我还是进去了，正好观察到了人们对布什的嘘声以及无视，他们抗议里根总统更广泛的艾滋病毒检测计划。我从未认为自己是那种过分尊重权威的人，但我信奉即使意见相左，也要允许别人完成演讲。我们可以在此之前或之后发表反对意见。虽然我在很大程度上赞同抗议者们的观点：在艾滋病的很多方面，从资助研究到预防计划，再到抵制艾滋病相关的歧视等，美国政府可以做得更好。这一年，同性恋艾滋病活动家在纽约成立了艾滋病解放力量联盟（ActUp），他们与其他活动家团体一道，成为加速研究和推广艾滋病治疗方法的非常有力且有效的力量，并且很快成为日益增长的艾滋病"运动"中不可或缺的一部分。华盛顿会议是他们长期抗议的开始。有时我自己都成了他们的抗议对象。80年代和90年代的艾滋病运动有些激烈和失控。1987年在华盛顿的康涅狄格大道上，在希尔顿酒店门外，警察们戴着长长的黄色橡胶手套逮捕了多名艾滋病活动家。如今我们已经对这些抗议活动进行了疏导，会议会安排短暂的时间，让艾滋病活动家上台，表达自己的观点。我们走过了漫长的旅途才促成如今的局面。

此时，欧盟成立了艾滋病问题特别小组，以紧急发展援助的形式开始资助艾滋病相关研究。曾在我们肯尼亚项目组工作过的弗拉芒医生莉芙·弗朗桑，来到了安特卫普攻读博士学位，目前她在管理这个特别小组。有一天，她打电话给我，询问我是否有兴趣在扎伊尔东南部沙巴省（Shaba）首府卢本巴希（Lubumbashi）开展艾滋病防控项目。

这个项目与研究无关，而是要落实一些迫在眉睫的事情，如提供安全的血液供应，通过培训人员来改善普遍性的公共卫生服务，恢复医学实验室，帮助医生进行更准确的诊断。这是一项非政府组织工作，而我又是一名研究人员。尽管如此，在仔细考虑后，我意识到我想从事这项工作。我想通过实践直接影响公共卫生，在实际应用中改变艾滋病的现状，而不仅仅是研究疾病的真相。

1988 年项目启动时，我们做的第一件事就是整修公共卫生实验室，这意味着我们需要新设备和建筑师，甚至是屋顶都要重建。我似乎变成了一台大手术的主刀医生，尽管是由来自扎伊尔的坎巴里·马加尼（Kambali Magazani）博士和来自安特卫普的格特·拉勒曼（Geert Laleman）博士来实地操刀完成。这个过程状况百出，从使用热敏感、保质期短的血液进行快速检测，到不正确的读值，再到物品破裂、溢出、最后腐烂。我很快意识到，资金并不是阻碍项目进行的唯一障碍，而且这不仅仅局限在非洲，全世界亦是如此。

我记得医院里有一位助产士患有艾滋病，她口腔内有真菌和疱疹感染，还有顽固性腹泻。一位坦桑尼亚病理学家告诉我，15 年来他从未见过类似的淋巴结肿大的症状，但现在每天都能见到。卢本巴希也有艾滋病患者，我感觉自己正在见证流行病的发展，只是速度比较缓慢。与金沙萨 6% 的艾滋病毒流行率相比，这里比较低，仅有 3%，新增感染的发病率似乎也不是爆炸式的。但最大的问题是，这里会一直保持这种状态吗？

这里地处非洲南部深处，距离金沙萨 1000 英里。沙巴省（和卢本巴希）是狭长地带，地图上它以一种令人尴尬的形状向南深入到赞比亚。然而，在赞比亚的铜矿带，也就是刚刚跨过边境的地方，艾滋病毒的流行率很高，超过了 15%，而且蔓延的速度也要快得多。

自殖民时代以来，矿主允许矿工与家人一起住在卢本巴希。比利时矿业公司建造家庭住房和学校，雇佣矿工的儿子。这与赞比亚矿业公司创建的体系截然不同。赞比亚成千上万的单身男性远离家庭，住在旅馆，做着可怕而危险的工作，性交易往往是他们唯一的性宣泄方式。这是两个地区艾滋病毒流行率不同的原因吗？这仍没有答案。我再一次地意识到世界上的艾滋病疫情不止一种，而是许多种，这取决于行为差异和文化差异，因此，任何解决方案的制定都必须是量身定制。

* * *

1988 年，曼在伦敦组织了一次重要的部长级会议，有 115 名卫生部长参加，这远多于历次针对其他疾病的会议。此前，乌干达的鲁哈卡纳·罗根达（Ruhakana Rogunda）部长是唯一站出来的人。他在 1987 年的世界卫生大会上进行了慷慨激昂的演讲，呼吁同行正视这块大陆上艾滋病的现状。即使许多参加了伦敦会议的部长们仍然否认自己国家疫情的严重程度，其中还有几位政府官员，他们的政府承诺拒绝艾滋病毒阳性的外国人员入境。会议上，所有部长都签署了声明，支持艾滋病毒阳性群体的人权，尊重他们的尊严。无论如何，这都不是定局。自曼 1986 年到任以来，WHO 一直在为各国政府提供一系列的服务，从技术援助，制订 3～5 年的艾滋病计划，到新实验室的资助和医疗专业人员的培训，甚至还从西方政府筹集资金来资助贫穷国家的艾滋病项目。

全球艾滋病规划（the Global Programme on AIDS，GPA）的预算比 WHO 的其他任何单一的项目都要多，但经费直接来自于捐助国，并非来自 WHO 的常规预算。方案的名字"全球艾滋病规划"本身就强调这不是一个临时或短期的紧急事件。乔纳森·曼还联合了备受尊敬的政治家和科学人物，建立了全球艾滋病委员会，我认为他的这一举动，是为了保护自己免受政治压力。

哈夫丹·马勒任职 WHO 总干事的任期即将结束。他收到许多愤怒的卫生部长对乔纳森的投诉信，这些部长对解决艾滋病问题感到很有压力，但是马勒和乔纳森已经建立了良好的工作关系，并且非常尊重彼此。曾任 WHO 亚洲区域主任的中岛·宏（Hiroshi Nakajima）被任命为新一任总干事。自此，情况发生了变化。

自天花根除以来，曼为 WHO 做了一件非比寻常的事情。他完全绕过了区域办事处，直接分派总部的短期项目，将工作人员和临时顾问派往各个国家。这确实是唯一的解决方案，否则很多国家都不会采取任何行动来抵御这一流行病。但是他这样的做法，受到了区域主任的强烈抗议，这些主任们控制着 WHO 3/4 左右的预算。

乔纳森有胆量，也有政治敏锐性，他在 WHO 非洲区域办事处布拉柴维尔（Brazzaville）召开全球艾滋病委员会会议。这实质上是迫使区域主任在全世界杰出人才焦躁的目光中，面对非洲艾滋病的现实。就在这次会议上，我遇到了一位亚洲市场营销天才，泰国参议员坤·米蔡·维拉迪亚（Khun Meechai Viraidya），也是艾滋病委员会的成员之一。当时我正在寻找一位身高和我相仿的人，想借一套干净的西服，因为我的行李箱还没有到（吉姆·科伦的箱子也没到）。米蔡立刻借给我一个手提箱，里面装满了我所需的全部物品，我们成为了一生的挚友。他是一位商人、政治家，也是团体领袖，他在许多方面都是开创者，最重要的是他还是一位出色的沟通者。他是泰国非常成功的艾滋病项目的设计师，强制驱动泰国蓬勃发展的性交易市场 100% 使用安全套。最终使得泰国的艾滋病毒感染率下降，这是世界艾滋病毒预防工作的早期成就之一。

与此同时，艾滋病毒继续不分地域地向全世界蔓延。1987 年苏联报道了国内的首个案例。1988 年 11 月，我带着比利时艾滋病专家团队前往莫斯科，与俄罗斯的同事交流我们的经验。他们非常担忧艾滋病毒会在辽阔的土地上继续扩散。在那之前，所有的苏联艾滋病患者都得在莫斯科传染病研究所住院，通常是数月。当苏联顶级的艾滋病流行病学家瓦季姆·波克罗夫斯基（Vadim Pokrovsky）博士带着我们参观研究所时，我突然在走廊尽头看到了 3 个非洲人。我凭运气大声喊道，"Bonjour"（法语，你好），这 3 个人看向了我。他们很高兴能用远比俄语更熟练的语言讲述他们的悲伤事。他们来自布基纳法索（Burkina Fasso）和布隆迪，是卢蒙巴大学的学生。抵达俄罗斯时他们被检测出艾滋病毒阳性，即使他们身体健康，也基本上是在隔离的状态下，被关在这里好几个月。我答应他们会向苏联政府反映情况，看看政府能否帮助他们。就像小小的比利时一样，苏联面临着多个艾滋病毒入境点的问题。当时我们完全不知道俄罗斯和苏联政府随后的遭遇：一场因注射毒品而导致的艾滋病疫情正在酝酿中。

这是我第一次到访莫斯科。我没有伪装自己完全明白发生的疫情，尤其是在苏联遮遮掩掩的日子里。但是，健康部门同事的"曲风"陡然变化，他们迫切希望与我们联系。此时这里的天气已经很冷了，但是由于社会间的连接，我们彼此感到温暖。

* * *

在安特卫普的实验室，我们开始使用简单的技术来查看各种艾滋病毒 –1 分离株的基因组。此前，根据病毒囊膜表面糖蛋白的基因序列，这些毒株被分为 A、B、C、D 组等。我们围绕着不同毒株间致病性的强弱，以及对所有毒株有效的疫苗的开发，展开了大量的讨论。然而现在通用疫苗仍然无解。1989 年，我团队成员鲍勃·德·莱斯（Bob De Leys）和马蒂娜·佩特斯（Martine Peeters）从喀麦隆（Cameroon）的一对夫妇中分离出两种异常的艾滋病毒 –1 毒株，艾滋病毒的遗传变异似乎比我们想象的还要多样。这名女性患者 19 岁，她和丈夫都有持续的全身性淋巴结病，但血清在检测性的蛋白质印迹试验中只显示出微弱的条带。我们发现他们体内的病毒非常异常。（尽管现在被称为 O 组，"Oh"组，而不是"零"组，但当时的称呼是 ANT70。）这一毒株与所有已知的艾滋病毒–1 和艾滋病毒–2 毒株都有明显差异，囊膜糖蛋白差异尤其显著。抽样调查表明喀麦隆有 5%～8% 的艾滋病毒–1 感染患者携带这种 O 组变异，我们还发现了另外 5 种艾滋病毒–1 亚型（A、B、E、F 和 H）。似乎在喀麦隆和周边国家，如加蓬，流行的艾滋病毒毒株呈现出最大的多样性，这表明与其他地方相比，艾滋病毒在那里传播的时间更长，病毒更多样。

这不是好消息。我们已经在应对艾滋病毒–1 和艾滋病毒–2，这两种病毒可引起相同的病理反应，但在遗传学上却非常不同。我们也知道了人们可能同时感染两种不同的艾滋病毒。此外，如果病毒不同家族的不同成员都出现了这种多样性，那我们就遇到大麻烦了，这会使艾滋病毒疫苗的开发变得超级复杂。

根据分子时钟计算，O 组似乎是已知毒株中最古老的一种，可能比 SIVcpz 更久远。SIVcpz 是一种与艾滋病毒–1 密切相关的病毒，是比利时微生物学家马蒂娜·彼得斯从加蓬的一只名叫阿芒迪娜（Amandine）的宠物黑猩猩身上分离得到的。（SIV 代表 simian，类人猿或猴子；virus，病毒；cpz 代表 chimpanzee，黑猩猩。）SIVcpz 的发现多少有些偶然。当时马蒂娜和她的法国丈夫埃里克·德拉波特（Eric Delaporte）在筛查猴子和猿的 HTLV，也就是人类 T 淋巴细胞病毒（HTLV 可引起人类 T 细胞白血病和脊髓病变 / 热带痉挛性下肢瘫痪）。他们在弗朗斯维尔（Franceville）的医学研究中心工作，这家研究中心受到法国石油公司埃尔夫–阿基坦（ELF-Aquitaine）的资助。我们安特卫普的实验室与这家研究中心联系密切（他们寄给我们淋球菌的涂片样本）。在看到从一只看起来非常健康的黑猩猩身上发现了与人类艾滋病毒几乎完全相同的病毒时，我们所有人都震惊了。事实上，黑猩猩病毒与艾滋病毒–1非常相似，最初马蒂娜的文章还被拒稿了，因为人们不相信这是事实。病毒太相似了，文章评阅人认为这是实验室污染造成的。当马蒂娜回到安特卫普，在我们团队工作时，她在一只名叫诺厄（Noah）的黑猩猩身上找到了第二株SIVcpz。当时诺厄住在安特卫普的动物园里，和阿芒迪娜一样也很健康。现在这只黑猩猩住在荷兰的一家黑猩猩酒店里。

很多病毒在某些时间节点上会出现物种跳跃，但由于新宿主还没有产生对该病毒的免疫力，所以在新宿主间很容易引起流行病的暴发。因此，这项研究有助于探索艾滋病毒的复杂性和多样性，并表明其最大的多样性是在中非西部，特别是喀麦隆和加蓬。我不喜欢"原爆点"（Ground Zero）这个词，它暗示单次爆炸性的事件。从猿病毒到人类病毒的转变更像是一种渗透，但这里很可能是病毒最初发生物种跳跃的地方。

此外，我们还发现了艾滋病毒基因突变速度极快，甚至比流感病毒还快。我们在病毒分离株的鉴定方面做了大量的工作，并且追踪特定毒株在不同人体内的变化。例如，在泰国的同性恋男子、异性恋的妓女和注射吸毒者中，几种艾滋病毒似乎可以在这些不同群体间独立流行。

我们能找到可以中和所有可能的艾滋病毒毒株的抗体吗？某些抗原、囊膜蛋白，可能成为线索，这会有助于疫苗的开发吗？我们在20世纪80年代末开始了这项研究。这真是一件如僧侣修行般艰苦的工作，而且还没有取得任何实质性的进展。直到2010年，研究人员才发现了一些这种类型的抗体。现实情况是，许多科学研究都没有进展。医学研究人员中有这样一种说法：如果想要有快速的结果，那就当外科医生吧。

至少在其他方面，我们获得了一些结果。菲利普·范德佩雷（Philippe Vandeperre）在卢旺达的研究，以及普拉蒂·达塔（Pratibha Datta）、若昂·克赖斯（Joan Kreiss）和若阿纳·恩布里（Joanne Embree）在内罗毕的研究告诉我们，艾滋病毒阳性的母亲母乳喂养的儿童，特别是那些在怀孕期间新感染的母亲生下的孩子，艾滋病毒的感染率高于没有母乳喂养的儿童。这证实了我们的怀疑，即近期感染导致高病毒血症可引起更高的传播效率，而且这也表明艾滋病毒通过母乳传播的概率比我们以前认为的要高。

内罗毕的弗兰克·普卢默观察到了另一个吸引人的现象。多年来某些一直在内罗毕诊所就诊的妓女——我们熟知这些女性患者，她们实际上有成千上万的性伴侣，但除了反复发作的性病以外，她们并没有感染艾滋病毒。这几乎是一个夏洛克·福尔摩斯（Sherlock Holmers）式的观察——不叫的狗——但一旦你开始关注它，它就会不断地跳出来。

我们找出了大约二十几名可能对艾滋病毒免疫的女性。尽管我们劝告她们使用安全套，但她们并非总是听从我们的劝说。要么是她们的免疫系统能够更好地识别感染艾滋病毒的细胞并将其清除，要么就是她们最先被艾滋病毒感染的靶细胞较少。好消息是，这些女性不断地接触艾滋病毒，增强了她们抗艾滋病毒感染的能力。坏消息是，如果她们停止接触这个病毒，哪怕只有几周的时间，比如返回家乡，暂停性交易，那么她们就会失去这种免疫力。现在，弗兰克带领团队仍在研究这种免疫学的特例，也许有一天它可能会为疫苗的研发提供线索。

其他的性工作者，学术界行话中所谓的精英控制者，感染了艾滋病毒，但她们以某种方式产生了控制病毒载量的能力。只有拥有如此庞大的人群，并长期密切地关注他们，才能进行这些观察。科学研究仍然没有弄清楚如何重现这种能力，但解开这个免疫学难题就可以打开如何发展真正治愈的大门，也就意味着艾滋病毒可以从体内消除，或者不必永久性服用抗逆转录病毒药物就可以得到控制。

内罗毕小组也是第一个进行开创性观察的小组，并且他们的结果在 15 年后彻底地改变了艾滋病毒的预防措施。他们发现男性艾滋病毒阳性群体与阴性相比，往往没有接受过包皮环切术 [肯尼亚有些男性，如基库尤人（Kikuyu）习俗中包括割礼，而其他人，如卢奥族人（Luoethnic group）则没有]。由于男性包皮环切与宗教、文化和种族起源密切相关，随后的多项观察性研究都不能排除这是否是多重关联的混合效果。此外，大多数欧洲和亚洲男性没有接受割礼的习俗，也没有出现类似非洲那样多次发生艾滋病的流行。我们得等待南非、肯尼亚和乌干达的 3 项对照试验的结果，才能毫无疑问地证明男性包皮环切术可以保护男性，不被艾滋病毒感染。

这些年艾滋病的科学研究在不断进步，但我感到时间停滞不前，同时又消耗殆尽，特别是在非洲南部，我们应该采取一切可能的预防干预措施，以减少艾滋病持续地、可怕地蔓延。

第 14 章　领导更替

1990 年 3 月，乔纳森·曼向与他共同抗击艾滋病的几十个主要盟友，发送了一份简短的传真，内容是他要退出 WHO 了。这个消息就像一阵冰冷的空气一样，震惊了艾滋病界。乔纳森是我们的道德领袖，对于一些人来说，他几乎已经变成了救世主。但他再也承受不了任何来自中岛博士的干预了。中岛博士是 WHO 的新任总干事，也是曼的上司，他控制了乔纳森的出访，限制他公开发表声明，限制他与高层的接触，还限制预算。在某种程度上，人们认为其中的某些做法是正常的，全球艾滋病规划已经成为 WHO 中的独立机构了。此外，曼是艾滋病的公开发言人，事实上，在某种程度上是世界卫生健康的发言人。但曼的艾滋病项目必须是独立的，因为这是在尽可能多的国家启动艾滋病预防项目的唯一途径，尤其是在许多国家还没有意识到紧迫性的情况下。在批评全球艾滋病规划的内部管理和乔纳森的人权言论之后，一些捐助国政府撤回了对曼的支持，他们开始建立自己的双边计划。我猜测乔纳森觉得自己被逼到了墙角，所以他选择离开而不是试图从内部改变这个体制。

几周后，米夏埃尔·梅尔松（Michael Merson）被任命为全球艾滋病规划的主任。梅尔松在 WHO 工作了 10 余年，掌管腹泻病和呼吸道感染的研究项目，这两种疾病是世界人民的两个头号杀手。他在公共卫生界有很高的声望，并且是一位可靠的管理者，但当时他对艾滋病知之甚少，对影响艾滋病圈子的任何重要的社团和活动家都不甚了解。他做的第一件事就是按照 WHO 的结构，将全球艾滋病规划"规范化"，并引入适当的问责制。由于全球艾滋病规划是在最短的时间内建立起来的一种新型的全球应急响应，它具有初创组织所有的优点和缺点，并带有小型非政府组织的文化特点。显然这样是不能持续发展的，几年后这个组织越来越不能满足应对艾滋病的需求。梅尔松面对的是一个令人难以置信的敌对的工作环境——全球艾滋病规划的工作人员都反对他，并认为他是中岛的人，我承认最初我也有同感。

梅尔松被任命后不久，我作为流行病学指导委员会主席前往日内瓦，询问他的计划，还有我们是否应该继续。我发现，梅尔松不同于艾滋病圈子里的其他人，我立刻就喜欢上了他。他来自于布鲁克林（Brooklyn），对人生的看法与波士顿知识分子曼截然不同。梅尔松肯定没有曼的魅力，但是他很顽强。我发现他是非常贴合实际的人。乔纳森就人权问题进行了深思熟虑和重要的演讲，但他并没有非常积极地参与计划的实施。米夏埃尔则是要找到影响当地人的最有效的方式，他更像是工程师而不是哲学家。在我看来，两者我们都需要。

* * *

1990 年 5 月，卢本巴希大学爆发了动乱。当时我不在，我已经有好几个月不在那里了。但我了解情况：蒙博托总统将沙巴的铜矿占为己有，他在卢本巴希不得民心。示威期间，蒙博托的国民警卫队枪杀了数十名学生。据比利时日刊《晚报》称，有超过 50 人遇难。比利时的应对政策是除了人道主义援助之外，暂停其他所有的对扎伊尔的资金支持，并要求成立一个国际调查委员会。与此同时，扎伊尔驱逐了数百名比利时人，并切断了外交关系。欧盟停止了资助，我们不得不退出卢本巴希。

我们给当地的员工预留了工资，让他们可以继续工作。虽然费尽了一切心思，但我们还是没有办法让项目重新开始运行起来，最终项目只维持了不到 2 年的时间。尽管如此，我们也确实挽救了一些生命，因为卢本巴希已经在筛查血液了，而且也有一个实验室在运转，尽管在动乱期间这间实验室遭到了抢掠。然而，我知道我们在那里工作的时间不够长，还无法让系统自行运转。

国际发展方案的实施高度依赖安全而和平的环境，还有捐助者的一时兴起。在这种情况下，尽管我在政治上同意欧盟的意见，从蒙博托政权中撤回资金，但我也看到了后果，6 个月后卢本巴希不再对血液进行艾滋病毒的筛查。我开创性地尝试着从安特卫普的研究预算中给他们寄送尽可能多的检测试剂，但对薪水我无能为力。

* * *

在梅尔松上任几个月之后，他寻求我的帮助，为全球艾滋病规划制定一些战略思路。当时我们在内罗毕开展了很多工作，研究性病及其作为传播艾滋病毒门户的作用。我们就 WHO 中性病和艾滋病这两个没有任何合作的、完全独立的部门进行了长时间的讨论。性病部门由安德烈·梅赫斯领导，他是我在安特卫普结识的老朋友，我和他一起去了斯威士兰。我尝试让他和米夏埃尔一起共事，虽然安德烈只有 3 名工作人员，而全球艾滋病规划有数百名员工，但安德烈认为，他作为世界抗击性病行动的名义上的负责人，本就应该一直负责艾滋病部门。就像曼掌管时一样，他不断地向捐赠者和 WHO 执行委员会挑战米夏埃尔·梅尔松的权威。同时，艾滋病部门中的专业人员也忽视了预防经典性病的宝贵经验，宁可傲慢地声称艾滋病是完全独特的，必须推翻一切重新进行。我建议 WHO 合并这两个部门，并且促成了全球艾滋病规划委员会批准这项提议。安德烈的部门成了全球艾滋病规划的一个分支，并且安德烈可以直接向梅尔松汇报工作。最终，这两个人建立了非常好的工作关系。我当时还没有意识到自己正在成长为一名充满"正能量"的外交官。

我被任命为欧盟委员会委员，美国 NIH 委员会委员，WHO 理事会、比利时理事会和法国理事会的理事，1991 年我在佛罗伦萨当选为艾滋病专业人士协会国际艾滋病协会（the International AIDS Society）主席。我制定研究议程，评估他人的工作，我正在成为全球艾滋病机构的一部分。我觉得我对待一起工作的人非常严厉——关键问题是什么？我不断地推动讨论，直到突然发现问题。在科学中，提出正确的问题是找到相关答案的关键，就像生活中的智慧之路一样。研究有时就像是创造一块燧石，我们要以正确的方式敲击岩石，直到在里面找到锋利的切割工具。

我每 6 个月会回顾一下初级研究人员的工作。检查我们是否一直保持着高质量的研究。在非常混乱的野外调查研究中，我们是否按照预期的方式完成了工作？在将结果与编码对应时，或在分析数据找到任何存在或不存在的统计相关性时，我们对数据的准确性是否有信心。有些人做得还不够，虽然他们做出了重要的工作，但是却没有得出有用的结论。其他人则是胡编乱造，这更为糟糕。

资金进账，工作产出。但我的管理能力达到了极限。仅在安特卫普就有 100 多人为我工作，而且要管理各种不同的项目预算，通常这些项目来自多位资助人，每位资助人都有自己的规则和条件。有一次，由于出色的研究工作，我获得了现金奖励。我没有像往常那样，把资金捐赠给内罗毕或金沙萨的项目，而是用于另一个我更加需要的项目，参加在哈佛大学举办的为期 3 周的高级管理课程（其他参加课程的人员都来自于私人公司）。像许多研究学者一样，我对研究非常有原则，但却是一个糟糕的人事管理者。我的性格非常特别而且冲动，我会把问题推到最后一分钟，制造压力和混乱（虽然我的初衷并非如此）。在哈佛大学，我学会了定期与员工和合作者进行更加系统化的交谈，询问他们的反馈，并给予积极的强化。这是一个很好的课程，直到今天我仍然从中受益。

* * *

80 年代末，非洲的一些科学家在非洲创办了一个艾滋病协会。他们让我担任创始人之一，我以此为荣。欧洲已经举办了三届关于非洲艾滋病的会议，第一届由纳坦·克鲁梅克于 1985 年在布鲁塞尔组织召开。在非洲只在阿鲁沙（Arusha）举办过一届。非洲社会现在非常热衷于在非洲大陆举办这些会议，以便这个地区的科学家能够交流经验、促进合作，因为在国际会议上交流和合作的机会比这少得多。我对此完全支持。比拉·卡皮塔博士非常希望能在金沙萨召开会议，我觉得我们对他欠下巨额的、无法偿还的"债务"。虽然金沙萨的会议设施不是很好，但至少是有的。尽管扎伊尔政治问题也越来越严重，我还是同意于 1990 年 10 月在非洲组织一次关于艾滋病和性病的国际会议，这将是在非洲召开的第二次会议。

我们筹集了足够的资金来租用人民宫（Palais du Peuple），这是一个由中国慷慨捐赠给扎伊尔的会议厅，是蒙博托政党举行会议的地方。但我们剩下的钱不多了，还要支付邀请一些非洲参会人的费用，所以我第一次开始与外汇市场打交道。我前往安特卫普的钻石区——世界钻石贸易中心里一家家小小的商店。扎伊尔人在这里与钻石贸易商有着或多或少的灰色交易。我手上有超过 15 万比利时法郎（当时约合 5 万美元）的现金，这些钱来自非洲艾滋病协会的非营利性基金会。

别人告诉我一个男人的名字，我把钱交给了他，得到的答复是第二天我会收到等量的扎伊尔货币。我很困惑，我跟他索要收据。当然，他嘲笑我说这种市场没有收据。然而，第二天我确实拿到了钱，是一个满是银行票据的小袋子。如果按官方汇率进行兑换，我只能得到这种方式换得的 1/3。

我将钱塞到内衣和袜子里，飞到了金沙萨。通常，海关人员会检查每一件物品，他们会一丝不苟地仔细搜查，趁机索要贿赂，但我使用了特殊的豹子勋章卡，顺利地通过了海关。

在到达卡皮塔家之后，卡皮塔告诉我他承诺从政府得到的预算还没到位。整件事看起来像是一场灾难。但几天之后，国家银行的一名男子在没有提前通知的情况下，拎着一个手提箱来到了卡皮塔的住处，手提箱里装满了崭新的扎伊尔货币。这就是国际会议的预算——一个包加上一个手提箱的现金。最终我们还有一些盈余，因为参会者数量远超过我们的预期，这也意味着更多的收入。我们利用余款办了很多好事，例如翻新了金沙萨玛玛·叶莫医院的部分病房，在下刚果（Bas-Congo）卡皮塔家乡建立了一个诊所，并资助扎伊尔年轻的医生进一步深造。

我安排玛同格的妓女为会议提供餐食，我认为这将是一个很好的创收项目，也是除了性交易以外的另一份差事。我们预计有 1000 人参会，准备了 1000 人食用的充足的食物。实际上，最终有 1500 人参会。我们决定在当地数百个现场乐队中挑选一个，举办一场大型的派对，但物资供应真是一场噩梦。我们已经预订了洲际酒店（Hotel Intercontinental），但事实上酒店经理刚刚上任。他来自佛罗里达州，不懂得如何在金沙萨经营。会议开幕的前一天，由于服务台的工作人员接受了那些没有预订房间的人员的贿赂，他们要求已经预订房间的人改成 2 人居住一间，甚至将一些人拒之门外。最终我与酒店经理达成一致：我给了他1瓶威士忌和1盒香烟，他给我计算机预订系统的代码。我让前台工作人员带薪休假，然后让我那富有创造力且镇定自若的助理让·维耶福特（Jan Vielfont）来负责接待。

不过，仍然有很多人需要合住。会议开幕式当天的早上，WHO区域主任出现了，退一步说，他没有有效地提高卫生部长们的艾滋病意识，也不支持全球艾滋病规划。但我猜想这个会议可能看起来很重要——吸引了大量的记者，因此此时他想在开幕式上致辞。我只是微笑着说："当然，阁下。"我认为这是把他拉到同一阵营的好机会。我们需要一个广泛的联盟来对抗艾滋病，而不仅仅是像我这样的人。我把酒店套房中原本作为办公室的卧室让给了区域主任，他睡在卧室的床上，我则在客厅的沙发上睡觉。

这几天所有可能出错的地方都出现了问题，例如食物不够，甚至有参会人员丢失了会议袋。但这是一次重要而良好的经历，因为非洲人完全坦诚地相互谈论了艾滋病问题，并进行了报告。在知识活动的热潮中，非洲孕育出了良好的科学。SIDA项目组和内罗毕小组的演讲更棒。能为年轻的同事们提供一个享有盛誉的平台，我感到非常自豪。这是一些严肃的全球媒体第一次关注非洲的艾滋病，在此之前，媒体一直关注西方艾滋病。

* * *

艾滋病会议不仅是对组织能力的挑战，实际上还威胁到了我的生命。1992年春天，我前往摩洛哥参加首次在马拉喀什（Marrakech）马格里布（Maghreb）举办的艾滋病会议——这是首次在从未面临艾滋病或是多种形式性病问题的地区召开这个会议。近1小时后，摩洛哥皇家航空公司的飞行员用法语和阿拉伯语宣布：出于"安全原因"，飞机必须迫降。我和好朋友米歇尔·凯勒（Michel Carael）同行，他是来自布鲁塞尔的记者和社会科学家，我们一起发表了多篇文章，出版了多本著作。他立刻说："彼得，是恐怖袭击！"

我说："不会的，米歇尔，飞行员说是技术原因"，然后我继续准备会议讲稿，整理幻灯片 [当时还没有演示文稿（Powerpoint, PPT）]，我习惯了在航班上工作和阅读。但是突然，一个阿拉伯语声音在飞机的扬声器中回响了起来，这明显引起了摩洛哥乘客的恐慌，他们都看向了飞机的后部。我转身看见一名男子，他一只手拿着烟，另一只手拿着其他东西，站在那里大喊。一名乘客告诉我，他是巴勒斯坦（Palestinian）人，想让我们飞往巴格达（Baghdad），还要求释放以色列境内的巴勒斯坦因犯。

现在我很害怕。该怎么办？机组人员告诉我们要坐在自己的座位上。乘客们正在向安拉或上帝大声地祈祷。机组人员努力地安抚这些乘客，将孩子们转移到飞机的前部。乘客大多是法国和瑞士的摩洛哥移民，许多人和孩子一起度假。机组人员还悄悄地调高了飞机的温度，这让恐怖分子大汗淋漓。然后飞行员通知我们，飞机将飞往利比亚（Libya）的黎波里（Tripoli）。我们在地中海上空盘旋，似乎是盘旋了很久很久。米歇尔说："我要去找那个人！我已经60多岁了，我是犹太人，让他先杀了我吧，我没有什么可失去的了！"我阻止他站起来，然后试图集中精力继续准备演讲。我猜这是一种抵御的技巧。我的另一位邻座，一位20岁的瑞士姑娘开始失控了，不像飞机上的其他乘客是出于恐惧，她是出于性亢奋，一直在重复"Quel beau mec"（法语，多么酷的家伙）。我让她闭嘴，但正如弗洛伊德告诉我们的那样，人类的心路总是那么曲折。

然后我们开始下降，谣言愈演愈烈。有些人认出是马拉加（Malaga，在西班牙南部），有些人则百分百肯定我们正在飞向黎波里，还有些人则看到了摩洛哥的地中海沿岸。飞机在一片漆黑中降

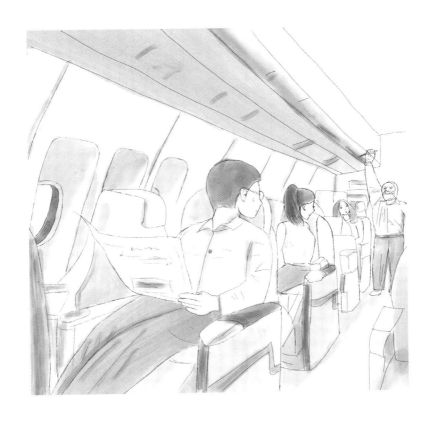

落了。我的心脏超高速地跳动，嘴巴很干，膀胱也要爆炸了。有人
宣布所有阿拉伯人都可以离开飞机，其他人必须留下来。哦，不，
现在该怎么办？接着有人拉着我的手说："Viens, monfrère"（法语，
来吧，我的兄弟）。这是科特迪瓦国家艾滋病项目负责人盖伊·米歇
尔·格尔希·达米特（Guy-Michel Gershey-Dammet）。我一把拉起
犹太人米歇尔跟着我，嘴里嘀咕着"Waha, waha"（阿拉伯语，好的，
好的）和"Al hamdelila"（阿拉伯语，上帝很高兴）——青少年时期
的摩洛哥之旅救了我一命。

我们跑出飞机，努力寻找摩洛哥人。在一片黑暗中，我们被推入了一辆大型的装甲车，不知身在何处。我紧紧地握着米歇尔的双手，不知道会发生什么。

我们降落的地点是卡萨布兰卡（Casablanca）的军用机场。军队攻入了飞机杀死了劫机者，其他人没有受到严重的伤害。我们被驱赶着立即登上飞机飞往马拉喀什。午夜后飞机着陆了——在那里，没有支持，没有道歉，航空公司或当局也没有任何消息，只是例行的等待行李和争抢出租车。非比寻常！在酒店里，我听到了老朋友让－巴蒂斯特·布鲁内特，也就是法国卫生部艾滋病负责人讲述事情的经过。当时他坐在飞机的后部，他吸烟，也给劫机者递了几根。他说这名男子在日内瓦登机，把武器藏在了石膏模型中。他在厕所里取出了武器，还拿出了真真假假的炸弹。

那之后的两个夜晚我无法入睡。会议上我就像僵尸一样做着报告，然后返回了机场，却得知回程的航班已经超额预订没有座位了。这太过分了，我怒不可遏。我对那个可怜的办理登机手续的人喊道："我先是被劫持，现在你还要把我从飞机上踢出去！你这是什么航空公司？我要见经理！"

然而走过来的并不是经理，而是 2 名戴着深色眼镜的高个子男子。他们把我架了出去，赶到了一个小房间里。我被强行堆在一把椅子上，面前放着一盏极其耀眼的灯。他们开始逼问我——这和金沙萨恩吉利机场的剧烈晃动一样糟糕。他们对我大喊："什么劫机？你什么意思？"我告诉他们发生的事情，却遭到他们的指责，认为我参与犯罪。由于摩洛哥当时的媒体审查，没有媒体报道劫机事件。

最后他们放了我，把我送到了飞往坦吉尔（Tanger）的头等舱，至少还算有一些补偿。我碾转回到了布鲁塞尔，很快就淡忘了 WHO 的变化以及召开会议的麻烦。

PART 4

第四部分

在人类的历史进程中，从未遇到过比艾滋病毒／艾滋病流行更大的威胁。我们对这一问题的关注不能因为看似更紧迫的问题而分散或转移。如果不能投入所有的精力和资源去对抗艾滋病毒／艾滋病，那么未来我们肯定会受到严厉的批判。

——第十五届国际艾滋病大会，

纳尔逊·曼德拉

第 15 章　一位国际官吏

疫情日趋严重。我的朋友约瑟夫（Joseph），也就是威利的伴侣，自从威利生病以后就一直照顾他，直至威利离世。现在约瑟夫也感染了艾滋病毒，虽然我费尽心力，帮他争取到了 AZT 治疗药物，但他仍生命垂危。我所到之处，充斥着艾滋病，充斥着漫天的噩耗。

1991 年，全世界已经有超过 2000 万人感染了艾滋病毒，500 万人因此而丧生。艾滋病已成为非洲的头号杀手，调查结果一次比一次糟糕。在非洲，10% 以上人口感染艾滋病毒的国家达到了 10 个。到处是垂死的婴儿，"艾滋病遗孤"一词引发了白色恐怖。医院里住满了奄奄一息的艾滋病患者，急需的专业医护人员也因为艾滋病而大量死亡。面对这样的现状，我感到彻底的无力和绝望。对于如此灾难性的疾病，只是做一些研究工作，我还能坚持多久呢？提出理智的科学问题，再全力以赴去寻找问题的可能答案，这已不再是我认为最有用的事情了。

我不想只是对疫情的进程进行研究，我想改变它。我抛弃了自己众多弗拉芒失败主义的世界观：扼杀远大志向的谦虚，以及一个人无法真正改变世界的假设。直到那时我仍然觉得自己还是一个学生，喜欢提问题，不断地探索和学习。现在我想行动起来，利用所学的知识来改变世界。

米夏埃尔·梅尔松，就像他的前任乔纳森·曼一样，开始给我打电话，询问我是否愿意加入他在日内瓦WHO的全球艾滋病规划。我最初的反应是回绝，我认为自己无法成为一名国际官僚。但是米夏埃尔不断地询问我。他给我提供了一项临时工作，一个自由的、权力广泛的特别顾问。他建议我在热带医学研究所休假一年。我们在那里工作很出色，也在内罗毕、布隆迪和金沙萨的研究项目中表现突出。一年的休假时间让我有机会退后一步，进行深入思考。

与此同时，在扎伊尔，这个几乎和欧洲一样大的国家，由于蒙博托总统那骇人听闻的统治遭到了严重的叛乱和威胁，这里的政治局势越来越动荡不安。1991年9月，精疲力竭的士兵在几个月都没有领到薪水后，在国际机场附近的军事基地发动了兵变。金沙萨的平民也加入了暴乱，并爆发了大范围的烧杀掳掠。房屋、商店和公司遭到袭击，200多人因此而丧生。法国和比利时派伞兵疏散成千上万的外国侨民去布拉柴维尔，欧盟暂停援助，美国也撤回了所有的项目。

即使在最好的时候，金沙萨的电话也经常无法接通，当然，当时除了日内瓦附近的CERN，也就是欧洲核子研究中心以外，其他地方也无法使用电子邮件。但是同我们一起参加SIDA项目的美国同事，他们通过美国大使馆与金沙萨保持着稳定的通信连接，因此住在巴尔的摩的汤姆·奎因在扎伊尔暴乱的那几周里一直在告诉我最新的进展。美国和比利时的同事们安全地撤离了，但我和汤姆都为SIDA项目中的扎伊尔员工感到担忧。我们真的是一个大家庭，7年的冒险之旅，还有此间共同经历的挫折和欢乐，让我们建立了深厚的感情。其实，我和汤姆也有些许的开心，因为在某种意义上，这是一个反抗蒙博托的斗争。可是我们也知道，这会导致可怕的流血事件，实验室也有被洗劫的危险，所有的工作，包括照顾的患者、储存的血清、积累的数据等，都可能遭受毁坏或丢失。

我从未预料到 SIDA 项目中的同事被疏散后，这个项目会被永久终止。我本以为只是暂停 1 个月左右，我无法想象这个投资巨大，到目前为止是非洲规模最大的国际研究项目会这么草草地结束。然而，蒙博托对权力的牢牢掌控似乎没完没了。扎伊尔的困难依旧在持续。11 月份，汤姆告诉我，美国政府决定终止整个项目。美国同事不会再回去了，美国终止了经费支持。

我和弗里达·贝赫茨尽力争辩，提议我们应该在这个项目上维持一定的存在感，事实上弗里达自愿成为这种存在感的体现。但她的薪酬由美国支付，这意味着美国保险、美国法律等诸多问题决定了问题的答案：不可以。SIDA 项目主要由美国国立卫生研究院和美国 CDC 资助，汤姆受到了法律的约束，他对此也束手无策。SIDA 项目，这个曾有过卓越成绩，并且挺过了抢劫风波的宏伟计划，就这么结束了。

比利时和欧盟也撤回了所有的援助，这意味着若斯·佩里安，也就是我们安特卫普的临床医生领不到薪水了。

SIDA 项目的扎伊尔员工希望可以利用比利时合作机构，以及我所在的热带医学研究所部门的剩余资金，在某种程度上继续维持 SIDA 项目。尽管我们的预算不可能代替美国的经费，但在法律上我不像汤姆那般被束缚，因此在我的支持下，这个项目运行了一段时间。无国界医生组织（Médecins Sans Frontières，MSF）接管了玛同格的妓女诊所，我们提供了一些经费支持。我也试着为有大学学历的职工设立海外职位，例如实验室技术人员和医生。其中，有些还获得了博士学位，他们现在已经在刚果民主共和国 [简称刚果（金），此时，这个国家的名称变更如此，也被全世界熟知] 公共卫生和发展机构，或制药公司中担任要职。他们是一群非常精明、充满活力的年轻科学家，SIDA 项目给他们提供了可以迅速积累科学知识和专业知识的宝贵机会。金沙萨的局势稳定后，斯基普·弗朗西斯立刻带着成千上万的血液样本，返回了贝塞斯达（Bethesda）。

然而血液样本筛查计划破灭了！我们的所有研究都被突然中止了。我们精心组织的长期随访队列土崩瓦解。我们对临床研究，如支气管镜、诊断工具、患者护理等无能为力，我们能做的就是祈祷，并把设备留给了比拉·卡皮塔博士以及他在玛玛·叶莫医院的同事们。卡皮塔博士忍耐力极好，他不是那种喜欢表达愤怒的人，但我知道他在被抛弃的时候有多痛苦，我钦佩他的自尊自重。至今他还在掌管着医院的内科，不管以何种标准衡量，他都不愧为一名英雄，如他一般正直、有担当和有职业修养的人是非洲的未来。

SIDA 项目的终止令我伤心至极。这是一个极其发人深省的教训。我认为这件事改变了我做人的态度，世事如此难料！

1991 年 12 月，在非洲达喀尔的塞内加尔召开的一次艾滋病大会上，我再次与米夏埃尔·梅尔松相遇。这是迄今为止在非洲组织的最好的一次艾滋病会议。这要归功于苏莱曼·莫朴教授带领的充满活力的团队。苏莱曼·莫朴，是非洲著名的科学家之一，是一名出色而谦逊的军事微生物学家，为西非培养了许多人才。当时，莫朴教授是著名的塞内加尔艾滋病专家小组的首席科学家，正在与哈佛大学的马克斯·埃塞克斯合作研究艾滋病毒 –2。在当时的总统迪乌夫（Diouf）的全力支持下，他们成为非洲大陆上最早公开对艾滋病做出迅速而且有效应对的一批人。这也是非洲科学精英向"掌控"这一流行病迈出的第一步，事实证明他们非常成功。到目前为止，塞内加尔的艾滋病流行率一直维持在 1% 的低水平。

我认为时机成熟了，米夏埃尔也说服了我。因此我同意放下安特卫普的工作，申请休假。同时，我把所有的家人都带到了日内瓦生活了 1 年。1992 年 8 月我开始为 WHO 全球艾滋病规划工作。

* * *

无论走到哪里，我都能很快地适应新环境，但同时我却又无法完全融入其中，这是我多个矛盾中的一个。这可以追溯到我在家庭、村庄、学校中的成长的体会。我觉得那种半局外人的感觉可以让我保持理智。

我认为加入 WHO 不会改变我日常工作的模式。过去，每一两个月我都要到日内瓦一次，因为来这里太过频繁，以至于我感觉这里不像是国外，并且我也不觉得自己突然就变成了国际官吏。我没有"出卖"自己，我只是一位签了 1 年合约的顾问。

在控制艾滋病的流行上，作为 WHO 的高级顾问比留在安特卫普更能让我发挥更大的作用。当时，WHO 似乎是一个非常富有的组织，每年的预算是 20 亿美金，尽管这比欧洲或美国的许多医院还低，但仅艾滋病规划就调用了 1.5 亿美金，而且这个组织几乎可以触及世界的任何角落。在安特卫普，每年我管理的经费数大约是 100 万美元，而且我能影响的群体数也要小得多。另外，我想要了解国际组织是如何运作的。

从来到日内瓦的第一周起，我就领教了 WHO 的弊端。由于历史遗留问题，格蕾塔没有资格享受全额医疗保险。WHO 不能保障员工如此重要的权益，这一点让我很震惊。幸运的是，我们还可以受到比利时优越的医疗体系的保障，但工会的不作为让我感到失望。几年后，我还会与 WHO 的领导层、医疗保险体系以及当时的日内瓦联合国联合医疗服务负责人开启另一番斡旋，来保证艾滋病毒感染者也能够以正式员工的身份受到雇佣，并享有与其他工作人员相同的医疗福利。这是一场持续多年的拉锯战。

我的两项工作速见成效：一是重新组织全球艾滋病规划的研究

内容，二是监管新成立的性病部门，包括促进部门发展，调整管理结构以及确定优先事项。一时间，性病部门获得的资金支持远远多于过去 WHO 对这一部门的投入。由于涉及的患者群体相同，并且不同性病间相互促进感染的特性日渐明朗，因此我启动项目，研究如何整合力量，控制性病和艾滋病。

我曾听说过一个吸引人的项目，即研究加尔各答的索纳加奇（Sonagachi）地区的妓女，这里是亚洲最大的红灯区之一。乍一看，他们的研究方法似乎与内罗毕和金沙萨的研究项目相似，只是规模要大得多。所以到全球艾滋病规划上任后的第一站我选择了印度。在那里除了震撼，我也深受启发。当时，印度几乎没有艾滋病，但在离散人群中存在大量的其他性病，特别是在性工作者和嫖客群体中（但当时的卫生部长却对此否认，并告诉我，"我们这里不做那些事情"）。

让我印象深刻的是妓女们的工作环境。这里的卖淫规模巨大，具有极强的组织性，我觉得这里比我在非洲看到的任何事物都更加残暴。成千上万的妓女挤在巨大的妓院里，许多人被紧紧锁住，后来，我甚至在孟买看到有人住在真的笼子里。黑暗的小巷中，昏暗的阁楼上，2 名妓女在狭小的房间里同时接客。她们仅用简单的衣服挂在床上遮挡，周围还有跑来跑去的孩子们。这些女人最初往往是受暴力胁迫而卖淫，同时又受到社会的排斥，她们的痛苦显而易见。那难闻的气味，正如我写下的文字，混有下水道的臭味、湿气、汗味和生殖器分泌物的恶臭。

这是世界上穷困地区的性苦难。同南非的卡伦维尔矿场一样，我为那里的男男女女，尤其是女人们感到难过。这里有很多暴力事件，男人们喝完酒去妓院会殴打妓女。警察们也会强奸她们，妓院由此维持经营权。妓女们的生活骇人听闻。

这一项目的组织者斯马拉伊特·贾纳（Smarajit Jana）博士是一位具有开拓精神的孟加拉公共卫生专家，他刚刚开始与这些妇女们合作，为她们还有她们的子女提供医疗服务。他还帮助成立了一个由妓女们自己推动和组织起来的工会，以应对性暴力事件，成立信息和支持小组，并对妓院老板施加一定的压力，强制顾客使用安全套。该项目还与警方合作，希望改变警方的角色，结束"性虐待不受惩罚"的传统。这个项目令人钦佩，并且在疾病预防方面也起到了重要的作用。在当时，这是极具开创性的做法，尤其是在一个妇女在整个社会中几乎没有权利的地区。这里的事情以及后来在其他地方工作的经历使我信服，我们不仅要为性工作者和其他高危工作者提供良好的艾滋病和性病护理，发放安全套，还应该提供广泛的社会支持和保护措施，让妇女们免遭暴力。艾滋病只是众多问题中的一个，尽管人们认为这一疾病与她们每天挣扎着活下来没有关系，但是这确实事关生死。

现在我掌管着一定量的资金，可以资助这类项目。我已经从一个不断竞争基金和捐款的人变成分配经费的人。实际上，分配研究项目的经费并不容易，首先要制定极其科学的规程，我们不仅可以从这些规程中学习，还可以将所学应用于世界上的其他项目。

如今，一项名为阿瓦汉（Avahan）的卓越的艾滋病预防规划正在将这一复杂的过程向前推进。这个项目受到比尔和梅林达·盖茨基金会的资助，由阿肖克·亚历山大（Ashok Alexander）以及曾在麦肯锡咨询公司工作的员工进行管理。他们引入社交营销技巧来诱导性行为的改变和安全套的使用，就像卖肥皂一样，关注客户本身，如他们的口味、包装设计、促销活动等。他们还像销售人员那样获取顾客的反馈信息，查看销售额上升或下降的地区，定期调查人们的信仰和行为。他们使用细部规划和数学建模技术，详细地绘制出性工作者的情况。大多数的公共卫生项目制定五年计划，从不偏离。阿瓦汉的方法与印度出色的国家艾滋病计划相配合，使得印度在降低高危人群中新增艾滋病毒感染方面取得了巨大的成功。与大多数社会一样，印度的性行为没有所谓的"正常分布"，大多数人没有太多的性行为，而一小群人则性生活旺盛，但他们之间常常存在联系。因此，将精力集中在高危人群，也就是所谓的核心群体上，对公众的整体感染水平产生了非常好的成本效益影响。

　　亚洲和大多数其他国家都符合这种模式，但是南非可能不太符合，主要的原因是目前南非的艾滋病流行率太高了。例如，某位南非人首次发生性行为是在 18 岁，那么他或她的第一位性伴侣是艾滋病毒阳性的概率达到 20%～30%。总之，印度的私营部门与政府携手合作，一致行动，共同面向参与度极低的妓女，这使得艾滋病的整体流行率已经呈现下降趋势。麦肯锡咨询公司里那些拥有工商管理硕士学位的前员工们蹲在贫民窟里，与社会最底层的女人们交谈，这种景象令人过目难忘。大多数妇女甚至没有出生证，因此也没有身份证明。阿瓦汉的首要工作之一是确保这些女性获得国家税卡，这是一种允许他们开设银行账户的身份证，同时还要教会她们如何用手机将钱转入开设的账户，再转账给其他家人，这样皮条客或性伴侣就难以插手揩油了。

　　细节决定成败，任何写作水平上乘的顾问报告或科学文章都无法反映出印度性工作者复杂的生活现状，也无法反映出现实生活中艾滋病项目面临的挑战。即使现在，每当我访问一个国家或项目时，我都会特意同艾滋病预防和治疗第一线的人员坐一坐，和我们的同事及服务的对象聊一聊。我们的服务对象包括性工作者、卡车司机、孤儿、血汗工厂的妇女、建筑工人以及形形色色的艾滋病毒感染者、吸毒者和男同性恋们。2011 年在孟买，我花了半天的时间与性工作者聊天，那天下午印度和巴基斯坦正在进行一场历史性的板球比赛，所以她们的工作不多。我问："这个项目为你做了什么？"其中一位女士非常简洁地回答："我现在是一个人了"。现在她不仅可以掌管自己的钱财，还加入了一个组织，如果顾客或警察殴打她，她就可以向别的妇女们求助，她还可以更容易地获得艾滋病的预防信息。

最后，由于印度绝大多数患者是到私营诊所就医，而且无证的医务人员数量巨大，所以，我们决定进行一项小规模的调查，研究这个项目对当前的性病治疗有何影响。我们找人伪装成患者，把他们送去就医，并且声称这些人有各种性病症状，然后观察医生是否对他们进行检查，开什么药。事实证明，许多医生甚至没有让患者脱掉裤子查看症状，还经常开出一些完全没有用的药。因此，在项目列表中，我们增加了提供专业教育的内容。

我们应该有一个切实可行的方案。我回忆起在医学院了解到的莫里斯·皮奥特（Maurice Piot，不是我的亲属）的研究。20 世纪 60 年代，皮奥特在 WHO 工作。他分析了结核病的治疗方法，找到了其中的不足。虽然这一结果已经发表，但人们早已经忘记了他的系统化操作方法。就我们的目的而言，假设有 100 人患有梅毒，梅毒的最初症状是生殖器溃疡。现在假设有 80% 的生殖器溃疡患者就医，在这种情况下，也许 80% 的医生会要求进行梅毒检测。然后 80% 的患者做了检查，领取结果，继续就诊，获得治疗方案。再假设其中 80% 的人获得了正确的治疗方案，80% 的人正确使用这些治疗方案而被治愈。此时人数已经降至 32 人，但这样的计算过程是非常保守的近似值的估算，我们应该做得更为精确。

WHO 典型的做法是聚焦最后一个阶段，也就是编写治疗指南，指导如何选择正确的抗生素，如何进行正确的治疗。但这涉及一系列的事件，包括患者的求医行为和对医务人员的充分培训，后者被完全忽视了。对这一群体的忽视直接导致了疾病的高速传播，以淋病感染或衣原体感染为例，可能直接导致患者不孕、终身疼痛，甚至死亡。

所以当我到达日内瓦后我重新翻出了这一系统化的操作方法，并将其经验教训应用于非洲和巴西。我们成立了研究项目，制定了检测和治疗性病的指南，并在资源匮乏的环境中评估了这一指南的有效性。正如在斯威士兰一样，我们系统地开展了这项工作，并且把它应用到所有的性病中。我们制定的内容成为 WHO 的官方指南，今天您仍可以在世界各地的初级卫生保健诊所看到印有这些流程图的海报。所以在某种程度上，仅仅通过这一件事情，我们就影响了全世界，影响了数百万人正在接受的医疗服务。事实上，90% 的性病可以由初级护士或助产士处理，这就解放了专科医生，让他们可以解决更为复杂的病例，同时又确保护理得当。这并不是特别浪漫或探险的工作，但制定政策和规范会对人们产生巨大的影响。

接下来，我去了津巴布韦，在所谓的高人口密度的城市地区调查性病传播的另一个高风险因素。1993 年，津巴布韦是世界上艾滋病流行率最高的国家，近 30% 的孕妇艾滋病毒检测结果呈阳性。殖民时期，每个乡镇都是围绕着一个行政中心建设的，还有一所学校、一个保健中心和一家啤酒屋。啤酒屋归市政府所有，是乡镇的主要收入来源。通过与人交谈，可以很明显地看出啤酒屋就是性交易的中心场所。这里供应两种啤酒，西式的或传统的。传统啤酒盛放在体积不同的塑料桶里，用加仑来衡量。几个人分享一桶啤酒，当他们醉得很厉害的时候，就会去做爱，其中一些是付钱的。

我认为，如果女性在出现了严重的腹痛，或者男性在阴茎出现了严重的溃疡时才去医疗中心是不够的。我们应该走进啤酒屋，但医生通常是不会这样做的。可是我希望能在啤酒屋和周围看到安全套的推广信息，比如厕所里的海报、免费的安全套自取箱，以及各种关注预防行为的娱乐信息，这就像是 80 年代在安特卫普和其他地方，我们为联系酒吧里的男同性恋们所做的那样。今天，这样的想法不足为奇，但是在公共卫生领域，我们的传统是期望人们主动寻求保健服务，而不是把服务带到他们手中。

随后我去了泰国，那里的性工作者以及她们的配偶、子女和客户都在遭受艾滋病的折磨。我此行的目的是帮助泰国政府评估是否可以批准基因泰克（Genentech）公司研发的艾滋病候选疫苗进入 I 期临床试验（专业一点来讲，这个疫苗是基于艾滋病毒囊膜表面的 gp-120 蛋白设计的）。目前动物模型上的实验结果还不够，不能判断应该选择哪种候选疫苗，是否开展大规模的临床试验。泰国已经具备了一个活跃而又高效的生物医学研究团队，他们的疫苗项目由玛希隆大学（Mahidol University）的登革热专家纳特·比亚拉普拉瓦蒂（Natth Bhamarapravati）教授和泰国红十字会年轻的研究人员带领，这些年轻人中有传染性疾病领域的普拉潘·帕努帕克（Prahpan Phanuphak）医生和人类学家韦拉·斯提拉伊（Werasit Sittitrai）等人。当时，泰国是艾滋病最严重的亚洲国家。1994 年，21 岁的新兵中 4% 的人艾滋病毒呈阳性。因此，疫苗需求不言而喻。我们一致认同亚洲的研究不能放低标准，在泰国主管委员会做出决定之前，WHO 必须审查所有拟议的研究方案，并且如果一个国家中受到艾滋病影响的群体没有强烈的参与意愿，也没有随访计划，这样的国家就不能参与艾滋病的疫苗试验。此次访问后，我召集了日内瓦的几位研究人员一同商讨，虽然我们的意见不一致，但共识是应该推进早期的临床试验，但前提是要有安全规范和道德准则。事实证明，这种特殊的候选疫苗不能预防艾滋病毒感染，但正如 2009 年泰国的另一项临床试验所发现的，当其与另一种抗原一起使用时，可能提供一些保护效果。这些结果仍待确认，但不管怎样，免疫的方案太过复杂，要经过多次注射，这对于大规模的使用来说是不切实际的。现阶段的关键问题是要在理论上揭示是否可以达到保护性的免疫。

疫苗的临床试验很微妙：抛开其他因素，将受试者暴露于危险之中是不道德的，所以在建立安慰剂组和"疫苗接种组"的同时，要对两组人同时进行艾滋病毒的预防教育，可悲的是，我们都很清楚有时一些人被感染的风险很高。你要做的就是衡量可能避免的感染数量，这是一个奇怪而又难以量化的概念。提出全球性的建议是多边机构才能胜任的工作，因为这样的机构在原则上不会受到特定的国家或行业利益的约束，他们召集世界上最优秀的人，把他们锁在一个房间里，提供食物、水，还有讨论的议程，再提出一个不受个人利益影响的没有疑义的建议（这意味着要仔细筛选参与者，并清楚地了解他们可能的利益冲突）。

我在 WHO 中可以制定议程。在艾滋病毒研究中我个人的兴趣点是阴道杀菌剂，这是妇女可以放在阴道中的霜剂和胚珠（避孕药也有这种形式，但不太成功）。我深切地体会到，女性们可能无法强制要求伴侣们使用安全套，所以我们应该找到行之有效的女性用预防技术，可以让她们随意地使用，从而中断艾滋病毒在异性间的传播。一定的迹象表明，杀菌剂在一定程度上可以有效地预防淋病。1988 年，我获得了伊丽莎白·泰勒（Elizabeth Taylor）和玛蒂勒德·克里姆（Mathilde Krim）创办的美国艾滋病研究基金会的资助，研究杀精剂预防艾滋病的效果。我们在金沙萨和安特卫普开展了一项基线调查，评估妓女使用杀精剂的情况？例如，胚珠和阴道片，她们更喜欢哪一种？更喜欢哪一款杀精剂产品，频繁使用是否有副作用？我认为，这是首次将杀菌剂应用于预防艾滋病的研究。这个项目促进了在内罗毕开展的另一项更为广泛的实际效果的调查，这一调查由若昂·克赖斯教授领导。这项研究发现，含有化学物质壬苯聚醇 –9 的海绵杀精剂在实际应用时会造成阴道刺激和擦伤，进而提高了妇女感染艾滋病毒的风险。

　　然而，我没有放弃杀菌剂，所以在加入全球艾滋病规划后，我召集了这个领域的专家开会讨论，发起了对另一个产品的研究，结果也失败了。这就是科学进步的方式——并非盲目，但是却充满了艰辛和曲折。直到 2010 年，南非著名的科学家夫妇夸拉伊沙（Quarraisha）和萨利姆·阿卜杜勒·卡里姆（Salim Abdool Karim）才证明，在性生活前后各使用一次含有抗逆转录病毒药物替诺福韦（tenofovir）的阴道杀菌剂凝胶，艾滋病的预防有效率约为 40%。这在概念上证明了合适的杀菌剂可以预防女性感染艾滋病毒，并最终打开了一扇大门：加紧工作，进一步优化和增强凝胶的效果，从而达到更强的保护效果。

　　出于对阴道杀菌剂预防艾滋病的兴趣，我遇到了一位开发药物的天才，比利时杨森制药（Janssen Pharmaceutics）公司的创始人保罗·杨森（Paul Janssen）。保罗开发了 80 多种新药并且成功地将他们推向了市场，这超过了世界上的任何一个人。他是化学家和药理学家，同时博学又富有文艺气质，他思考的是历史和社会的大问题，又极其善于发现机会。例如，早在 1985 年，他在中国西安开办西安杨森制药公司，是中国第一家中外合资制药公司。保罗成为我一生的挚友，我们的想法经常引起彼此共鸣，我们针对药物和杀菌剂的开发以及如何将药物带给发展中国家的人们，进行了令人难以置信而又激动人心的讨论。他热切地希望能够发现一种简单而廉价的治疗艾滋病毒感染的方法，如果可能的话，可以治疗贫穷国家的患者。我常常不能理解他绘制出的潜在的新分子的化学结构，还必须翻阅药理学教科书（这是在 Google 出现之前）。

应我的请求，保罗投资了多种不同的阴道杀菌剂的药物制剂。他的员工亲切地称呼他为"保罗博士"。2003 年在罗马出席庆祝罗马教皇科学院成立 400 周年的纪念会时，保罗离世了。我以前的一位学生保罗·斯托弗尔斯（Paul Stoffels）博士，正致力于研发新型有效的抗逆转录病毒药物，这也是在继续完成保罗博士的梦想。其中有些药物我们在 20 世纪 90 年代的会议上就进行过讨论，现在正通过强生公司（Johnson & Johnson）旗下的杨森公司进入市场。这就可见新药上市所需的时间能有多长。斯托弗尔斯也是一位杰出的企业家，他创办了制药业的初创企业蒂博泰克（Tibotec）制药公司，很早之前，我在安特卫普的实验室就与这家公司有过密切合作。蒂博泰克不仅开发出了新的抗逆转录病毒药物，还研制出了急需的抗结核药物，这是 30 多年来首款抗结核病药物（尽管结核问题日益突出，但制药行业基本上没有资助这类研究）。

1994 年，几乎所有的艾滋病患者的结局都是病逝。全世界都是如此，尤以非洲受到的影响最为严重，那里的患者忍受的是非人道的待遇，患者死亡的速度也要快得多。他们甚至无法获得止痛药或治疗机会性感染的药物。作为全球艾滋病规划，我们不能再继续只注重预防，必须为艾滋病患者提供帮助，还要确保感染的人群能负担得起治疗的费用。杨森制药公司是第一家愿意提供帮助的制药公司，他们向非洲提供了数百万剂量的酮康唑（Ketoconazole）。

酮康唑是一种能有效治疗真菌感染的药物，这种真菌感染，会造成口腔和喉咙疼痛，从而使吞咽困难。这是一项突破：我们迈出了向艾滋病毒感染者提供国际援助的第一步，尽管还非常有限。我们必须建立一个分配系统，将资源分配给撒哈拉以南非洲公认的好医院，这实际花费的时间比我预计的要多很多。然而，想要达成这样的目标，我们面临的最大挑战并非来自杨森，而是来自 WHO 的律师，他们还没有做好与私有企业共事的准备，因此提出了一条又一条的反对意见。

* * *

一段时间后，我吃惊地发现自己在艾滋病规划中茁壮地成长起来，并且有了用武之地。人们认真地听取了我的建议，我遇到的官员（我希望可以影响他们）最不利的一面是会对我们施加巨大的妨害，有利的一面是可以做出重要的决定。我为疫苗试验制定伦理准则或推荐性病的治疗指南，这意味着我可以对公共卫生政策施加实质性的影响，调整健康实践。过程中每一步的进展可能都很缓慢，但它的波及面却广泛而真实。

我开始对最高级别的决策产生了兴趣。我关注艾滋病的政治环境，因为这不仅关乎确保实验室的功能运转、安全套的可及性以及药物的低温储存，还可以利用政治高压来施加重要的影响。预算必须经过投票表决，政治意愿和领导力也至关重要。我仍在考虑返回安特卫普，而不想成为 WHO 的一员。但在这里我可以做一些具体的工作，如组织严谨的研究项目把医学调查和社会科学紧密地联合在一起，为艾滋病政策和决策的制定提供最好的依据。所以当米夏埃尔·梅尔松让我留任 1 年时，我同意了。

此时，米夏埃尔花费了大量的时间与联合国开发计划署、世界银行、儿童基金会、教科文组织和人口基金会（世界人口机构），以及主要捐助国和非政府组织的代表们，讨论如何改变全球艾滋病规划。这个特别小组在 1992 年 4 月由全球艾滋病规划委员会成立，但由于缺乏对国际艾滋病工作进行协调的能力而出师不利。好消息是，当艾滋病开始对联合国系统工作造成影响时，这些大型的机构开始制定艾滋病的方案了，但正如国际发展体系一贯的做法那样，这些机构像竞争者似的，各自为政。

这些机构的负责人中不乏态度强硬之人，如儿童基金会的吉姆·谢里（Jim Sherry）和开发计划署的伊丽莎白·里德（Elizabeth Reid）。他们对所做之事有各自的看法，坦率地讲是针锋相对，他们制定不同的政策建议，有时还指责米夏埃尔·梅尔松不了解这个流行病。所有的机构都去找同一个捐助国，要求把钱捐给自己，不要捐给其他机构。同时，捐助国也可以观察到，让区域办事处处理日常事务，就意味着大把的资金滞留在这里，因此，WHO的政治和行政运营模式造成了极低的效率。虽然不存在腐败问题，但是管理和办事往往很草率，真是"事不关己，高高挂起"。与此同时，美国国际开发署和英国国际发展部等主要发展机构正在制定自己的艾滋病方案，他们不愿意通过控制权较少的多边体系输送资金，这对他们自己的国际发展组织益处不大。

WHO因管理不力而饱受诟病，很多人对WHO已不再抱有幻想，尽管1993年中岛在有争议的情况下重新当选为总干事。恰逢此时，许多北欧国家和其他国家采取行动，改革整个联合国系统，重新建立新的世界艾滋病项目成为其中重要的一项。另外，一些发展中国家，特别是乌干达，认为WHO资助非洲应对艾滋病的资金不足，并再次提出，底线是艾滋病需要一个有更高知名度的国际组织来领导。然而，联合国的其他组织想要的仅是一种弱化的秘书式的协调方式，继续由自己主持项目运行。这一过程充满了摩擦和冲突。但我没有参与其中。不论情感还是理智，我对此都不感兴趣，我认为这只是联合国内部的模糊地带。我只知道米夏埃尔会消失几天，去参加一个跨部门工作组的会议，这个工作组正在制定新的联合国艾滋病项目的框架。会议令人不快，充满了戏剧性，与会者还指责他是两面派、太自我。

汉斯·莫克（Hans Moerkerk）第一个提议由我担任新的、改革后的联合国艾滋病机构的负责人（对于是否使用"agency"一词表示机构，也成了冲突的焦点，最后决定使用"Entity"。）由于荷兰是艾滋病的头号捐助国，汉斯成为全球艾滋病规划委员会的主席。（荷兰有一个非常大的发展援助计划，还设定了战略性目标：不仅覆盖了方方面面，而且还聚焦几个关键的问题，提供了大量的援助）。汉斯头脑清晰，用荷兰人的话来说就是"nuchter"，是踏实而固执的荷兰人，他在外交部负责艾滋病事务，一直站在荷兰同性恋者权利运动的前沿。多年后我们成了朋友，此时他为艾滋病争取到了更多的资金，也在寻求解决办法，抵制"阻止艾滋病毒携带者进入美国或中国等国"的政策，并呼吁加强国际援助的责任感。他是一位精明的外交家和活动家，但是我拒绝了他的提议。这并不适合我，我对成为联合国官员不感兴趣。

然后比利时公共卫生医生让–路易·蓝波雷（Jean-Louis Lamboray）出现了，他曾在扎伊尔的比利时医疗合作社工作。我和他一起曾经在金沙萨，致力于建立 SIDA 项目的一个前哨基地，在那里为研究项目招募人员，增加了一两个护士，对他们进行培训，提高了实验室的实力，并且建立了一个功能齐全的冰柜。让–路易加入了世界银行的非洲分部，他可能是世界银行中第一位关注艾滋病对非洲经济影响的人。事实上，20 世纪 80 年代末，他在华盛顿的总部银行为我组织了一次演讲。在金沙萨我见证了世界银行对非洲的影响，也目睹了 WHO 的失败，以我单纯的世界观看来，世界银行是一家应该参与对抗艾滋病的国际机构。所以我前往华盛顿提出了这个观点，但彻底失败了。我敦促银行进行大规模投资，用于艾滋病的防治工作，但听众主要是经济学家，他们因为成本效益和投资回报的争论而把我踢出了局。我没有制订计划，仅用要点说明每一个具体行动将拯救多少生命，从而对经济产生多么积极的影响。我没有考虑到影响政策所需的强硬的论点。此后，我尽量避免再犯这样的错误。

不管怎样，让－路易代表世界银行参加了这个跨部门工作组，筹备新的联合国艾滋病机构。一天我们相约共进午餐，他说："没有领袖，我们只能原地踏步。所有的参与者都在诟病彼此，我们需要一位领导者。你怎么样？"我回复说："你肯定是在开玩笑。"作为联合国机构的负责人，我认为这需要有巨大的政治影响力，有魅力，能够推动政治家做出决定，并动员捐助者，而这些都不是我的强项。

但当我听到主要的候选人后，我想，为什么不试试呢？候选人既有联合国官员又有政界人士，例如当时的墨西哥卫生部长詹姆斯·库默特·罗德里格斯（Jesus Kumate Rodriguez）博士，他是中岛博士和詹姆士·格兰特（James Grant）的朋友。库默特博士是儿童基金会的负责人（顺便说一句，1990 年时，他反对在《儿童权利宣言》中提及艾滋病），已经 70 岁了，在安全套的推广等问题上相当保守。伊丽莎白·里德来自联合国开发计划署，她致力于艾滋病事业。还有联合国内部的其他候选人。

我对当地的艾滋病形势非常熟悉，而且对艾滋病的许多方面都非常了解，包括流行病学、微生物学、疫苗学、政策制定、临床表现和实验室研究等。我有一个完整的联系人和专家网络，与艾滋病活动家保持着联系，而且我正在迅速地积累如何在联合国内部发挥作用的经验。不利的一面是，我缺乏政治经验，也不熟悉联合国系统的内外情况，但这也可以被看作是一个优点。所以，我并不是某一天醒来，突发奇想，要指挥联合国机构的。

1993 年至 1994 年，我几乎每个月都要去一次东京。当初在商讨我在 WHO 的工作时，我就提出要在不领薪水的情况下，继续以国际艾滋病协会主席的身份工作，筹备国际艾滋病的年会，促成会议第一次在欧洲和北美以外的地区召开。当时，这些会议会在很大程度上影响艾滋病的议程，而组织会议就意味着我可以聚焦艾滋病疫情的具体方面，以及艾滋病运动中的关键人物。是的，艾滋病已经发展成为一场运动。我的任务是要为这次会议引入更多的发展中国家的观点，这是目前为止还不曾有过的。我也强烈地认为这场会议不应该只有医生和科学家出席，所以我决定邀请艾滋病毒感染者和团体组织者：毫无疑问，受到艾滋病影响的群体和非政府组织在艾滋病的防治工作中发挥了重要的作用，他们往往也是争取预算和完成工作的推动者。由于妇女们在这些会议中被边缘化，不仅全体会议的演讲者中妇女人数非常少，而且关于妇女问题的议题也是少之又少，所以我推动成立了一个关注妇女问题的小组。对于这场艾滋病疫情，人们缺少了全局视角——这不仅仅是异性间传播的问题、性暴力的问题、稳定的夫妻关系中感染风险的问题，还涉及如何确保艾滋病预防计划中大男子主义不会延续。

1994 年在横滨（Yokohama）召开的会议着实让我头疼，好在能让我欣赏到日本的美景，我逐渐地喜欢上了日本的社会、美食和文化。日本本国严禁卖淫与吸毒，几乎所有的亚洲和东欧国家都禁止美沙酮（一种海洛因的替代物）。我们猜测，如果有活动人士举着"我是个瘾君子"的大标语，可能会将媒体的注意力从会议本身转向抗议活动。我们要确保每个人都可以进入日本境内参加会议，还要培训酒店和餐馆的警察和员工，让他们避免由于在餐桌上为客人提供服务而感染艾滋病毒等。这是提高日本国民预防艾滋病意识的一个大好机会。此前，日本的艾滋病议程一直受到血友病血液替代品被污染的丑闻的影响，传统上被边缘化的团体的声音非常微弱甚至受到压制。我是一名中间人，协调官方决策者、国际社会活动家，以及新生的日本非政府组织团体之间的关系。国际社会活动家的代表是加拿大人理查德·布鲁钦斯基（Richard Bruczynski）和唐·德·加格内（Don de Gagne）。活动家、官员山本直子（Naoko Yamamoto）和我的好朋友樽井雅美（Tarui Masayoshi）则是日本非政府组织团体的一员。樽井雅美是庆应义塾大学（Keio University）的哲学教授，也是伊曼努尔·康德（Immanuel Kant）问题的专家。每天晚上我们都会在新桥火车站附近的大吾（Daigo）那里聚一聚，他经营着一家酒吧，实际上也只是一个可以容纳6名顾客的小吧台。从那时起，只要来到东京，我都会去拜访马斯特·大吾（Master Daigo），和几名日本朋友一起喝几杯那里的清酒，他们曾与我一起在联合国艾滋病规划署工作过，例如远藤宏（Hiro Endo）、梅田田美（Tammy Umeda）、池田千子（Chieko Ikeda）、岩本爱吉（Aikichi Iwamoto）。

决策过程非常缓慢。有一天我受到邀请，前往一个影子委员会。原来，会议的决策需要经过多轮的讨论。先是在多数人参加的会议上进行讨论，此时不必决定任何事，只要了解大家的观点和想法就可以了。然后这些人中的少数人构成了第一影子委员会，这个委员会的席位少，但是权力却更大。我最终进入了第二影子委员会，但我不知道是否还有第三影子委员会，也就是更为核心的小组。

1994年8月，会议由皇太子德仁（Naruhito）和他的妻子皇太子妃雅子（Masako）在横滨隆重揭幕。日本在19世纪向世界开放了第一个港口长崎（Nagasaki），横滨是之后的第二个。尽管这次会议上没有宣布科学上突破性的进展，但会议进行得非常顺利。此时正是艾滋病还在持续蔓延，似乎不可阻挡的可怕年代，多年来的科学研究也缺少进展，科学家们陷入了绝望。会议期间，我开始与来自世界各地的朋友们聊天（有些人已经有一段时间没有相见了），探讨如果我成为指导艾滋病规划署新计划的候选人，他们的看法如何；如果我是候选人，我是否有机会获胜。我发现，大家都很支持我，尤其是我的非洲同事们都在鼓励我，甚至敦促我参选。比如塞内加尔国家艾滋病项目负责人易卜拉欣·恩多耶、来自艾滋病援助组织TASO的乌干达人诺琳·卡利巴（Noerine Kaleeba）和卫生部的萨姆·奥夸雷（Sam Okware），还有艾滋病毒感染者、赞比亚活动家温斯顿·祖鲁（Winston Zulu）等人，他们相信我会为他们争取权益。

我同非政府组织团体还有他们所谓的"积极的人"有着非常紧密的联系，他们也很支持我。之后，我会见了德国官员弗朗茨·宾德特（Franz Bindert），他主要的关心点是要让欧洲人来领导这个新项目。他说如果我是候选人，德国会支持我。此外，由于德国在当时担任欧盟轮值主席国，他们会试着团结所有的欧盟成员国来支持我。那时我还不像现在这样，熟悉幕后国际政治的权力竞争。但即便如此，我知道这于我而言是个好消息。我还与其他可能的候选人进行了交谈，比如我的老朋友海伦·盖尔（Helene Gayle），她当时是美国国际开发署艾滋病部门的负责人，现在是世界上最大的私营援助机构之一国际关怀组织（Care International）的主席。海伦有着丰富的公共卫生和艾滋病的经验，在非洲艾滋病社区团体中很受欢迎。我们约定，无论结果如何，即便是像她预测的那样，"可能会有很多的黑幕"，我们也要保持联系。

会议结束后，我请假1周，和家人来到了阿尔卑斯山。我认真地思考了未来的发展。我思考新的联合国机构可能会如何运作，权衡它可能产生的影响，然后打电话给汉斯·莫克，告诉他我要参加新机构领导人的竞选，并补充说道我想赢得竞选。

第16章　水中鲨鱼

日内瓦是一座小镇，却有着联合国这样的巨型组织。此时已是9月中旬，到处是新艾滋病规划负责人人选的各种传闻。各级选区、政府等都因发起机构没有进展而感到愤怒。他们逐渐达成了共识，认为在新机构的负责人人选确定之前，项目是无法向前推进的。大部分的国家都在寻找政治上的热门人选：有名的大人物或是吸金能手。

负责人的推选工作开始在各界快速进行。荷兰和德国正式宣布我是他们的候选人，很快丹麦和我的祖国也紧随其后。换句话说，我不是由祖国比利时首先推选出来的，这与联合国高层职位的候选人情况类似。作为2004年下半年的欧盟主席国，德国团结了整个欧盟做我的后盾。不久之后，令许多人吃惊的是，塞内加尔的朋友易卜拉欣·恩多耶告诉我，他们的政府也正式决定要支持我。

易卜拉欣还告诉我，有一位修士是虔诚的教徒，为确保我的成功还杀了一头公牛。他还通过敦豪国际快递给我寄来一件特别的护身符。这是一块用线捆绑的无纺布，布里裹着东西，但我不清楚是什么。作为一名科学家这有些尴尬，但自此我把这件护身符放在钱包里孩子们的照片旁边。到目前为止，这件护身符都在起着作用。

尽管增长缓慢，但可以肯定支持我的人数在增加。其中一些支持者来自非政府组织，在选举过程中这些组织逐渐变得有话语权。此时，每天都会出现候选人的新传闻。起初，这让我有些动摇，但我决心保持冷静，继续完成 WHO 的工作，同时悄悄地为新职位拉票。我没有任何损失：在内心深处，我逐渐意识到这将是一件十分残酷的工作。我希望能找到一位比我更有能力的人承担起这份工作。安特卫普也为我预留了一个职位，是热带医学研究所的所长。这期间，别人曾 3 次要求我放弃新艾滋病规划候选人的资格，做其他人的副手，正如一位官员所说，他们"需要有人来开展这项工作"。我很有礼貌地感谢他们，并回答如果他们想让我负责这项工作，我就要成为实际的领导者。为了得到高薪、有声望的工作而妥协，在我看来任何时候都没有这个必要。

许多事情都危在旦夕。目前还不清楚这个新的艾滋病规划以后是会成为薄弱的秘书处（基本上是没有权利的协调性的行政机构），还是一个强有力的组织，运用其资金和政治影响力在实质上带领整个联合国系统，奋起抗击艾滋病。联合国各机构组成的特别小组仍然陷于瘫痪，仍称其为"entity"（组织），而且他们对事情的进展仍满腔愤怒。10 月 6 日，联合国开发计划署（UNDP）的一位主管告诉我，如果我被任命，开发计划署和联合国儿童基金会（UNICEF）将对我进行百般地阻挠。我想他们把我看成是来自医疗机构的技工，是 WHO 的宠物狗。即使我几乎不认识他们，联合国开发计划署和联合国儿童基金会的中层工作人员也对我怀有敌意。我仍然困惑于他们平庸无奇却又嚣张傲慢的行为。

我开始积极地参加竞选。10 月，我前往纽约参加经济和社会理事会（Economic and Social Committee，经社理事会）的会议，这是一个覆盖面广，但很薄弱的联合国机构，负责监管经济和社会事务。以前我从未听说过这个理事会，但它却有权利授权成立新的机构。我也前往华盛顿的世界银行，拜访美国州政府部门及健康和人类服务部的决策者们。在联合国系统的眼中，华盛顿类似于狮子的巢穴，因为这里是世界之强权所在，也由于其庞大的经济规模而成为联合国项目最大的贡献者。尽管有些人暗示美国对艾滋病规划的支持力度将取决于这一项目是否由美国人领导，但华盛顿之旅以后，我知道自己可以同美国人共事，美国人也认为我可以相处。

随后，发生了令人惊讶的转变，中岛博士以及 WHO 的区域主管们告诉我，他们将和墨西哥的库梅特博士一起提名我。许多等待 WHO 态度的卫生部门也紧随其后。此时，我处于一种微妙的境地：我不想被其他人认为是中岛的棋子，我们对新艾滋病项目的职能有着截然不同的看法。但我也明白若缺少 WHO 的支持，任何负责人都不会成功。

这项任命将于 1994 年 12 月 12 日在纽约召开的共同发起机构委员会行政首长会议上发布。为此成立的特别小组由瑞典外交官尼尔斯·阿尔内·卡斯特贝里（Nils Arne Kastberg）、乌干达外交官贝尔纳黛特·奥洛诺－弗里斯（Bernadette Olowo-Freers）以及塞内加尔非政府组织领导人哈吉·阿斯·西（El Hadj As Sy）共同领导。他们向各国政府和 100 多个非政府组织进行了所谓的"民意调查"，征询他们期望的负责人人选。据我所知，这在联合国历史上是前所未有的。12 月 2 日，我和海伦·盖尔共进午餐，她说出于个人原因她将放弃候选资格，转而支持我。12 月 5 日，民意调查的结果出来了，我吃惊地发现我的名字竟然频繁地出现。许多国家里很多我不知晓的人都提名我为候选人。与此同时，在法国政府主办的艾滋病峰会上，几个国家也表示他们将支持我为候选人。

12 月 12 日早上，我在纽约联合国大厦对面的比利时常驻代表处喝茶时接到一个电话，要求我立即参加共同发起机构委员会会议，他们正在商议新的任命。我不知道还有面试环节，面试官来自 6 家机构，包括 WHO、世界银行、开发计划署、儿童基金会、人口基金和教科文组织。我还从未踏足过联合国大厦，我甚至忘记了问会议室的门牌号。当我走进大楼时，保安拦住我，但我几乎就是冲了过去，这是在"9·11"事件之前！

此时我不知道会议的具体地点，所以我向他人询问秘书长办公室的楼层。我想如此重要的会议，关乎成立一个联合国的新机构，一定是在秘书长的楼层，也就是 38 层召开。最终有人告诉我会议的地点在地下室。我暗自想，对于新的职业生涯来说这真是一个糟糕的起点。我迟到了半个小时，紧张得要命。他们向我提了几个棘手的问题，因为每个机构的负责人都想在他们感兴趣的领域考查我。有时不同机构间的观点还有冲突，气氛不是很愉快。这些冲突更多地与体制有关，而非我个人。在这些人中，大部分是正直而有能力的人，但是创建这个新项目（不能忘记的是这个新项目的任务是提供帮助）的整个过程实际上受到了控制欲和权力欲的驱使。

我在走廊里等了大约 15 分钟，然后有人出来通知我，我被选中了。我又走进了会议室，每个人都向我表示祝贺，然后他们很快就开始了下一项议程。虽然我还在消化刚才发生的事情，但我意识到他们讨论的内容基本上是围绕着削弱新当选的负责人，也就是我的地位。联合国儿童基金会的代表吉姆·谢里博士 [当时的主管吉姆·格兰特（Jim Grant）已经病重] 递给我一张小纸条，上面写着 8个字，"彼得，恭喜你，可怜虫"。友好而又带着冷嘲热讽（至少他是真诚的），我当时就决定聘用他。

中午时分，中岛带我去会见了联合国秘书长布特罗斯·布特罗斯·加里（Boutros Boutros-Ghali），他正式对我进行任命。我们握手合影，此后我再也没有见过他。然后我们直接赶去新闻发布会，第一个问题就是：联合国的新规划对于自慰的立场是什么？

这又是一个很微妙的问题。几天前，美国的卫生总监乔伊斯林·埃尔德斯（Joycelyn Elders）被问及，是否应提倡自慰以防止年轻人进行不安全的性行为时，她回答："我认为这是人类性行为的一部分，也许人们应该传授这样的知识。"此后讨伐声接踵而至，比尔·克林顿 (Bill Clinton) 总统为此而解雇了她。如此微不足道的插曲，如此离奇的事情，竟然可能毁掉一份美好的职业。但我了解这件事，而且意识到错误的答案可能让自己迅速丢掉联合国的职位，成为任期超级短的人。所以我很温和地回答了记者的问题："对科学家来说，很明显，传播病毒需要 2 个人。请提问下一个问题。"我避过了雷区，我的政治技能在不断地提高。

然后美国有线电视新闻网邀请我参加国际新闻的现场直播，他们给我挂上了一些设备，向全世界宣布我的存在，宣布这一新规划将终结艾滋病疫情。媒体风暴就这样开始了，还要持续 14 年，我知道自己没有回头的余地。我回到酒店在日记本上写道："肩负着一项不可能完成的任务，我觉得很孤独。"

* * *

那晚我无法入眠，千头万绪涌进脑海。据估计有 1800 万的成人和超过 100 万的儿童感染了艾滋病，而且疫情曲线仍在急速上升。随后的 12 个月中，全球新增感染人数超过了 300 万。中国开始上报部分的感染数据，随后很快认定这是由河南中部非法卖血以及违法的医疗行为而导致的疫情，造成了至少 3 万～5 万人感染。在艾滋病面前，世界上没有一个国家是"安全的"，谁也不清楚艾滋病毒是否会像在非洲那样，迅速在亚洲传播。我们根本就没有这方面的资料，也没有治愈的手段。艾滋病毒感染者的生命可以延长，但却无法治愈。甚至连真正的疫苗研发都还没有开始。

我们需要大范围的、影响深远的行为方式的转变。除了确认的一夫一妻关系外，世界各地人民都应该学会在每次性行为中都使用安全套，无论是卖淫、同性恋，还是各种形式的偶然的性行为。"仅口头说不"对于遏制梅毒疫情、吸烟、赌博以及海洛因的滥用，都是无效的。

此外，在乌干达，如 TASO（艾滋病援助组织）这类的以社区为基础的项目卓见成效。诺琳·卡利巴是一位理疗师，她的丈夫克里斯朵夫（Christopher）死于艾滋病，她在另外 12 个人的帮助下创建了 TASO。诺琳是一位超级优秀的沟通者和组织者，这正是乌干达急需的力量。乌干达刚刚摆脱多年的内战，却面临着另一场人为的灾难，也就是艾滋病带来的死亡。就像我曾担任理事的安特卫普白乌鸦援助小组（White Ravens support group）一样，这些项目通过相互团结和人文关怀，以各种方式帮助每一个人。他们是街头的智囊团，我知道这对于任何一种社会行为的变革来说都是至关重要的。他们互相帮助、互相扶持，挺过疾病的痛苦以及失去亲人的哀痛。

诺琳创办的 TASO 中的组织者们也都是有趣而乐观的人，他们了解这个群体。例如，诺琳明白让艾滋病毒感染者们亲自说出被感染的事实是多么困难的事情，他们想出了一个办法：先选择一个让自己觉得心安的人，这个人甚至可以是 TASO 中的陌生人，然后同他或她分享你的故事，直到你可以自如地对另一半说出自己患病的事情，这样的信息是另一半们必须知道的。TASO 还推出了一个非常感人的"纪念册"项目。患有艾滋病的父母会在纪念册里记录下自己的生活，这样一旦孩子们成为孤儿，他们会保留关于父母的尽可能多的回忆。我永远也不会忘记那一幕，一位感染了艾滋病的母亲在同女儿聊天，母亲讲述着自己的生活，谈论着不可避免的死亡，语气平静而自尊，令人惊讶。这是人类力量的最佳体现。我当时在想（这已经不是第一次了）艾滋病不仅会诱发出人类最丑陋的一面，比如排挤和歧视，也会激发出人类最善良的一面。

TASO 在不断地成长壮大，据统计它已经为 20 万名艾滋病患者及其家属提供了治疗和援助。这类团体是艾滋病疫情中的无名英雄，我极想称赞他们，事实上，我想把 TASO 这样的社区组织与我们在全球或是单独国家所做的所有工作都联合在一起。人们应该认识到艾滋病是不同的。在受影响最严重的国家里，艾滋病呈现指数级增长，而且它对社会的长期影响和连锁反应是超乎寻常的，所以说这样的疾病传播应该是国家级的紧急事件。大多数疾病主要影响的是老人和儿童，但是艾滋病不同，它影响的是年轻人，是社会生产力和人类繁衍的主要力量。孩子们变成孤儿或者自己也是患儿，祖父祖母不得不照顾他们。即使今天我们可以阻止艾滋病（指抑制病毒的传播，阻止疾病的蔓延），它仍然会对未来几代人产生巨大的影响。它带来的经济损失和社会损害可能远远超出我们在现代所见过的任何其他的流行病，没有人能让 1400 万名孤儿的父母起死回生。

所以我们需要世界领导者们的参与，所有的联合国机构都应该团结起来，采取联合办法来实施艾滋病方案，减少重复，摒弃背后的指责。每个国家都应该对艾滋病做出更有力的应对，制定政策方针指导艾滋病的预防和治疗，人们也亟须了解具有实际效果的政策实例。我还希望建立一个更加可靠的流行病学数据库，我强烈地认为这个数据库应该由地方政府、非政府组织或企业来管理，而不是我们这些昂贵的国际官员来实地运行，实际上我们可能低估了地方政府的能力而越俎代庖了。我认为我们真正的价值应体现在协调、评估和政策指导方面，联合国的超国家性质意味着我们比任何一个国家和个体都更清楚哪些可以发挥作用，我们应该成为世界艾滋病防治的倡导者，动员迫切需要的资源。在我看来，我们可能规模很小，但应该灵活而且强大，成为支持发展中国家的催化剂。

一切的一切，还有很多其他事情在我的脑海中浮现，伴我度过了接到任命后的第一个不眠之夜。衡量我们成功的唯一真正标准就是我们挽救了多少生命。

* * *

接到任命的第二天，我前往开发计划署、人口基金和儿童基金会（总部设在纽约），以及一些常驻联合国代表团。讨论重心立即转移到项目成员上。发起机构的负责人认定，新的艾滋病规划成员应从现有的机构借调，换句话说，成员将是现有机构不想继续留用的人，或者是那些忠诚于支付其薪水的原机构的人。他们还想让发起机构决定我们的预算，让 WHO 进行管理。我认为这是为了安慰中岛博士，因为失去了艾滋病项目，WHO 就失去了最大的项目。此外，发起机构还希望我们能够"协调"他们的工作，但没有指定确切的项目。我们将是一个尽可能薄弱的简单的秘书处，我们产生的影响可能接近于零。

现在我满脑子都是各种各样的问题。首先，我要明确两件基本的事情：谁是我的上司；谁有权决定雇佣和解雇。发起机构的负责人希望我作为艾滋病项目的主管对他们负责。但我争辩道（在这里我讲些大话），我们必须对人民负责，从联合国的角度来看就是我们必须对政府负责。我的上级应该是执行委员会。这个委员会不仅要包括政府的代表，而且要有艾滋病毒感染者和非政府组织的代表。我想对患者有交代。联合国从来没有做过这样的事情，但对我来说，这根本就不仅仅是想法，我认为不落实这些问题就不能做好工作，问题中涉及的所有人都应该成为解决方案的一部分。同时，我也认为无法同时协调 6 个联合国机构实施的项目，再对所有的 6 个机构负责，这是不作为也是不负责任的做法。

此外，我希望新规划有一个小的但是强大的领导核心，也希望在受影响的国家设立办事处，直接负责联合国所有的艾滋病工作，并且雇佣致力于遏制艾滋病疫情的职员们。还有其他一些关键问题要经过彻底地讨论才能解决：我们可以支配的预算有多少；如何将这些预算应用于各个国家，优先事项有哪些；如何充分地调动各联合国机构的参与性；如何制定激励措施，促使机构间团结合作、和谐相处。这将是一场旷日持久的战斗。我们要在 1996 年 1 月之前在各国全面运行起来，我只有 12 个月的时间来明确新机构的职能、设计框架，还要配备相应的员工。我猜测 WHO 深信我无法完全解决所有的问题，大概 1 年之后，这个组织将回归到 WHO 的控制之中。所以我得保持低调，让他们抱着这种想法感到心安理得，直到我强大到足以仰头挺胸。正如我在西雅图所听到的，"枪打出头鸟，戟叉浮头鱼"！

就在此时，科菲·安南（Kofi Annan）给我发了一条信息。当时，他是联合国维和行动的负责人。我曾与他会面，一起讨论维和人员将艾滋病毒传染给柬埔寨妇女的问题。科菲·安南后来成为联合国最杰出的常务秘书长之一。他的信息是这样的：彼得，恭喜你！我给你讲一个故事：有个老头儿觉得自己快要死了，他叫 2 个儿子与他一同登上渔船，然后划向大海。他们划得很远很远，海岸线也消失了。此时，他叫儿子们停下来，然后说道，"孩子们，告诉你们，海里满是鲨鱼，所以不能掉下去。假如有一天你掉下去了，也不要流血。"祝你好运，科菲。

我航行在多边政治的惊涛骇浪中，多次想到这个故事。

* * *

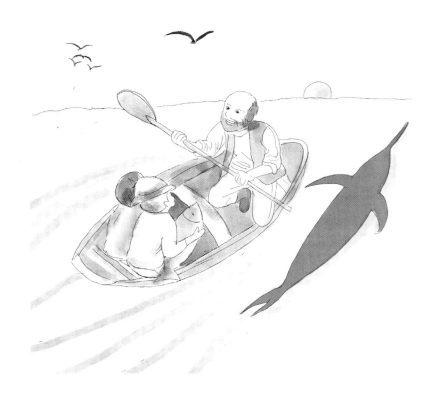

　　我的首要任务是召集一支顶级的团队，在日内瓦和几个关键的国家成立秘书处。起初，团队的核心成员，尤其是行政人员，大多数来自于 WHO 的全球艾滋病规划。最初他们是 WHO 式观念坚定的捍卫者。他们知道如何通过这个体系移动资金、改变工作内容。几年之后，他们抛弃了成见，不再遵循 WHO 一贯养成的陈腐规则，形成了一种更加积极进取的文化。我向那些没有参与机构间谈判的可信赖的朋友们寻求建议。现在担任这一机构的主席，也不知道算不算是幸运。

当时在洛克菲勒基金会（Rockefeller Foudation）工作的塞思·伯克利（Seth Berkley）博士（现为全球疫苗和免疫接种联盟主席；the Global Alliance for Vaccines and Immunization，GAVI）向我提供了基金会位于意大利北部贝拉焦（Bellagio）的中心，供我们召开头脑风暴研讨会。所以，1995 年 2 月，我邀请了十几个人去那里度过了一个周末。这是一次小型而谨慎的会议。我们商定会议中不做任何的记录或报告，这样人们就能畅所欲言。后来我偶尔也会使用这种方法，特别是在我认为进展缓慢或者要调整战略方向的时候。我希望听到各类人的声音，倾听他们对我们工作内容的见解。除伯克利外，与会者还包括 CDC 艾滋病负责人吉姆·科伦；法国年轻的流行病学家让 – 巴蒂斯特·布吕内，我首次访问卢本巴希时，他也一同前往；澳大利亚公共卫生专家罗布·穆迪（Rob Moodie），他曾在无国界医生组织工作；赞比亚艾滋病项目主任罗兰·姆西斯卡（Roland Msiska）；还有曾鼓励我参加竞选的赞比亚活动家温斯顿·恩祖鲁（Winston Nzulu）；从 WHO 借调来的苏珊·霍尔克（Susan Holck），是她将我带入了联合国这个迷宫；TASO 的创始人诺琳·卡利巴，她刚刚获得了著名的博杜安国王发展奖（King Baudouin Prize for Development）；以及红十字会组织中泰国艾滋病活动家韦拉·斯提拉伊（Werasit Sittitrai）。还包括在联合国艾滋病规划署新组织的创建中发挥重要作用的发展机构的 3 位代表：挪威的约·里森（Jo Ritzen），加拿大的乔·德科萨（Joe Decossas）以及荷兰的汉斯·莫克。虽然，这不是非常有代表性的团队，但是却值得信赖。

基本上我们设计了新项目的核心功能和组织框架。第一项任务是收集从阿尔巴尼亚到委内瑞拉的、全球范围内的艾滋病毒和艾滋病的可靠数据。这不仅仅是政策需要，健全的流行病学数据和数学建模对于任何一项科学或社会学的项目都是必不可少的。这些数据可以预测疾病走向、说明问题，也是评估我们工作影响的基准。同时数据也更有说服力。只有掌握所有的信息，才能协调好多方面的工作。为了使艾滋病在政策和预算方面受到更高的重视，我们要有可靠的事实和无懈可击的声誉，这些工作将引导舆论，提高我们的公信力。

尽管确凿的证据是我们政策和宣传的基础，但是我们决定除了流行病学评估以外，不会再进行全球艾滋病规划所从事的研究。在我们看来，与拥有巨额预算的艾滋病研究资助者，如美国 NIH 或欧盟委员会等相比，我们没有竞争优势，并且可能会偏离我们的业务核心。因此，除了政治和资源调动之外，我们的首要核心职能是知识转化、政策制定、艾滋病政策和行动评估，还有宣传有关艾滋病实际应用中的良好实践。

很显然，我们的项目是为了协调联合国系统的反应而设立的，但我强烈认为出于协调的目的而进行的协调不仅会扼杀智囊团，也可能会诱导新项目只专注于行政和政治流程，而对人们的生活几乎不产生任何影响。这既不是我的强项，也不是我的兴趣所在。我认为我们面临的最重要的考验将是，我们能在多大程度上实实在在地帮助各个国家抗击艾滋病，我希望从这个角度评价我们的工作。我们所有人一致认同，如果我们只是一个总部设在日内瓦的机构，我们将与政府和人民脱离，最终走向失败。那么，我们应该同谁合作呢？卫生部？财政部？总统办公室？非营利的私营部门？企业？社区团体？宗教实体？我们应该在哪里设立办公室呢？与联合国系统的其他部门、其他行政机构或政治实体的关系又是如何的？

因此，我们计划由普尔尼玛·马内（Purnima Mane）博士组织，在各个大洲举办一系列的区域性磋商。普尔尼玛·马内博士来自孟买，是一位身材娇小、精力充沛的女科学家。她的笑声很有感染力。在此之前，她是研究性别问题的、极具影响力的社会学家。我把这些会议看作是一种客户调研：我们希望召集从政府、学者到艾滋病毒携带者等方方面面的人士，询问他们："你觉得什么会奏效？"他们还将努力说服当地的领导人，推广新项目、招聘新员工。

最终，在贝拉焦会议上我们确定了新项目的名称：UNAIDS，也就是"联合国艾滋病规划署"。原来的名称是"联合并共同发起的艾滋病毒/艾滋病联合国规划署"（Joint and Co-sponsored United Nations Program on HIV-AIDS），你甚至无法弄清楚这个名称的首字母缩略词。现在，"UNAIDS"，就体现这个机构的名称。我的女儿萨拉（当时她15岁）为我们设计了徽标：在联合国徽标上添加了一条红色丝带，正如青少年们直截了当的想法一样。但是，当我前往维也纳参加共同发起机构的第一次正式会议时，我提出了这个新名称和新徽标，但马上就听到了刺耳的质疑声。虽然经过一场恶战之后，我说服了大家，但这样的事情不断上演，变成了家常便饭，有时仅仅是因为一些琐碎的小事。我时常觉得自己就像格列佛（Gulliver）一样陷于困境、步履蹒跚、渴求帮助。贝拉焦会议结束后，我邀请罗布·穆迪、韦拉·斯提拉伊（Werasit Sittitrai）和诺琳·卡利巴加入我们。对他们来说，这是一种真正的实现信仰的行为。我仍然感激他们冒着专业风险和个人风险加入我们，在仅有的少数联合国文件参考的情况下，帮助我们建立组织。罗伯协调国家事务，韦拉组织预防活动，诺琳搭建社区行动。

我挨过了最初6个月内各种联合国事务和没完没了的协调会议。其中，米夏埃尔·梅尔松以前的副手苏珊·霍尔克博士可谓是功不可没。随后，萨莉·考瓦尔也加入了，担任对外关系主管。她是前任美国大使，长期外派在各个国家。萨莉是个出色的人物，她是美国首批婚后可以继续留任的女性外交官之一（1972 年以前，美国外交部禁止雇佣已婚女性），尽管她缺乏耐心，但她外交悟性很高，这是我们急需的。她也是美国政府中一些重量级人物的好朋友。

塞内加尔传染病教授阿瓦·科尔·赛克博士加入了我们，担任政策、战略和研究的主管。此时，我的高管层队伍组建完成了。阿瓦是位坚强的西非女性，勇敢而务实。她曾在塞内加尔率先开展艾滋病的护理，并且是非洲妇女和艾滋病协会的联合创始人。她先后担任了卫生部部长以及击退疟疾行动的负责人。我也邀请了吉姆·谢里。他曾是联合国儿童基金会派来反对我们规划的人，但后来他改变了立场，成了我的特别顾问。我认为自己缺乏联合国系统和多边政治的经验，这可能会成为主要的障碍。而吉姆是真正的政治操控者，有能力一眼看穿看似无用的提议，他在建立广泛的艾滋病联盟方面提供了巨大的帮助。

因此，4 月份时，我终于有了一个可以依靠、充满活力、全力以赴的团队。我们甚至认为自己有能力移动大山。之后，每个人都尽自己所能，招募各自领域中最优秀的人才。我们汇集了学术界、经济学家、新闻界和社会活动家等各方面的人才。

很早的时候，我就下令所有的高层员工，包括我自己都要参加媒体培训。我希望联合国艾滋病规划署的发言都是清晰、响亮而且专业的。我们应该引起媒体的关注，他们是我们的喇叭，是一个巨大的、永久的扩音器。我想着乔纳森·曼是如此的机敏，他做到了这一点。他把问题解释给记者、大众和政客们，让他们明白自己必须做些什么。坦率地讲，相比之下，采访中尤其是在电视直播中，我最初表现很差，我甚至觉得它们很可怕。我仍然是典型的学者，习惯了陈述问题，讨论用什么方法进行检验，可能的结论是什么。

当我开始讲主要信息时，大多数人已经换台了。

媒体培训令人大开眼界，也是一次很棒的经历。培训师模拟采访，同时给我们录像，再回放，这样我们就能看到每一个令人头痛的犹豫和错误。然后他们告诉我，忘记自医学院以来学习到的一切科学方法和知识，把它们全部扔掉，切入正题，也就是开口就直奔结论。如果还有剩余时间，请一定提前准备一些其他的信息。把信息写出来就清楚了，而且要经常提到我们的"品牌"，即联合国艾滋病规划署。我发现第一次跟专业人员交流的经历就很有启发性，我似乎一直在等待着这样的机会。而且我认为随后在提出信息、活动和主题方面，我做得非常好："让钱发挥作用""艾滋病——有计可施"和"三个一"等。

回顾过去，我犯了一个错误，即同意将规划署安置在 WHO 的办公区内。我应该更彻底地打破他们的官僚作风。WHO 过去的艾滋病全球规划仍在运作，新旧组织在一个地方办公非常不自在。许多旧规划的员工都知道他们将失去工作，这也无济于事。我永远感激美国的内科医生兼经济学家斯特凡诺·贝尔托齐（Stefano Bertozzi），他特别擅长化解中岛和其他几位地区主管为削弱我们而采取的策略。米夏埃尔·梅尔松离开 WHO 担任耶鲁大学公共卫生系主任后，斯特凡诺·贝尔托齐接手了这项不值得让人羡慕的任务，也就是关闭全球艾滋病规划，其中也包括解雇数百位职员。斯特凡诺能胜任任何时间的所有任务，他才华横溢却偶尔健忘，在我遇见的过了而立之年的人中，他是最出色的可以身兼数职的人。自 20 世纪 90 年代初我们在金沙萨相遇以来，我一直在一些重大的专业问题上征求他的意见。现在，他是西雅图比尔和梅林达·盖茨基金会艾滋病和结核病部门的主管。但是，我们在一起却花费了太多的时间来与中岛的行政部门进行斗争，他们非常扭曲，甚至要把控人员招聘、物品采购、公务出差等各项事务。

我们与共同发起机构之间也存在着持续不断的、永无止境的摩擦，早在 1 月份的第 2 周就开始了。当时，我召集了 6 家合作机构中负责艾滋病事务的同事们开会，讨论我们要如何合作。这是一次发人深省的经历。会议开始时，主持人向与会者们提出几个典型的热身问题，比如这次会议的主题是确定新规划的职能，他们对此预期如何。开发计划署代表直截了当地回答："我对此不抱任何期望。"这定下了我们之间相处的基调。

对于我的任何提议，联合国机构代表们组成的特别小组会立刻否决。我不得不后退，寻求政治和外交上的支持，还要去拜访各机构的负责人，他们比这些代表们更加开放和理性。但最初，他们对这些令人恼火的不良行为置之不理。公平地讲，这些反对意见并不全是恶意，而是在很大程度上受到不同文化制度的影响，他们还没有习惯于跳出自己的组织框架而进行思考。但不断的争吵让人筋疲力尽。我仍然记得在一次会议中，WHO、联合国儿童基金会、世界银行和联合国开发计划署甚至无法就"规划"（program）和"编制规划"（programing）的含义达成一致意见。

WHO 想将所有的技术工作都控制在自己的手中。世界银行则在一份备忘录中强调，它对联合国艾滋病规划署"不承担任何责任"，并希望"尽量减少参与"。因此，在我任职期间，最好的情况基本上是反对方之间有冲突、互相对付，这就避免了联合国各机构间联合起来，将矛头一致对准我们而引发的灾难。想要达成对我们有利的共识，这简直是乌托邦式的空想。

今天，我意识到我们在联合多样化的联合国机构方面遥遥领先。联合国系统包含近 50 个不同的机构和组织，涉及社会和管理的各个领域。现在的联合国组织已经比 20 世纪 90 年代中期更加统一，我们是促成改变的先驱。但当时，我真的认为我面对的是人性中最糟糕的一面。对于在联合国工作的人来说，面对如此可怕的人类问题，他们如此纠结于地盘、自我和官僚政治问题，这是非常令人沮丧和极度缺乏职业道德的行为。这让我愤怒，也让我更加坚定。我在不断地强大自己，同时也提醒团队我们不应该被官僚游击战打败，而是要扩建组织，巩固联合国系统以外的支持，而且永远不要忘记我们有幸正在解决这个时代面临的最重要的挑战之一。这让我们不断地前进。

我怀念与脚踏实地工作的人以及艾滋病毒感染者的接触，因此我决定要在他们中间以联合国艾滋病规划署执行主任的身份首次公开露面。因此，3月份时，我参加了在开普敦召开的第七届全球艾滋病毒 / 艾滋病患者年会，这是有史以来第一次在非洲举行的会议。当时认为仅南非就有 85 万人艾滋病毒呈现阳性，这大概占了人口总数的 2%。在开幕式上，我与当时纳尔逊·曼德拉（Nelson Mandela）领导集团的副总统塔博·姆贝基（Thabo Mbeki）一起致辞。虽然他有点拘谨，但是演讲相当精彩。我认为我们的相处也很融洽。我印象尤其深刻的是他思维敏锐，也认为他会是我们强大、甚至是关键的盟友。但可悲的是，后来的事实证明我大错特错了。

当时南非正经历历史上的重要时刻。此时，无视迫在眉睫的艾滋病疫情的种族隔离政权已经被推翻了。随后非洲国民大会取得了政权，执政期还不足 1 年。所有人都憧憬着更美好的未来。这次访问期间，我与来自南非和世界各地的艾滋病活动家和艾滋病毒感染者进行了激烈地讨论。我遇到了一些了不起的人，他们每个人都凭自己的实力创造了历史，例如在南非仍由旧政府主管的卫生部挣扎着建立起国家艾滋病项目的夸拉伊莎·阿卜杜勒·卡里姆（Quarraisha Abdool Karim），以及艾滋病毒感染者、南非白人同性恋埃德温·卡梅隆（Edwin Cameron）。现在，埃德温是宪法法院的一位法官。艾滋病活动家对联合国艾滋病规划署寄予了极高的期望，在当前的资源匹配情况下，这完全超出了我们的能力。但当回到日内瓦时，我又重新振作起来，并且比以往任何时候都更加确信，如果不恢复艾滋病患者的健康和尊严，就不可能成功地应对艾滋病。我决心把这作为我们的核心目标。

我返回了政治斗争的战场。事实证明，联合国成员国不认同新规划的使命和构架。因此，尽管我没有任何经验，但必须设法在利益极为不同的政府之间促成政治协议。联合国的官员不应该干预政治进程，但如果我不直接参与，议程就会陷入停顿。我必须极速积攒政治经验，幸运的是，我可以依靠众多驻纽约使团的外交官朋友们，他们来自比利时、荷兰、印度、巴西、乌干达、加拿大、瑞典或美国等国。事实证明，理查德·巴特勒（Richard Butler）大使是我的一位主要盟友，他是联合国经社理事会澳大利亚主席。他就像一台推土机，致力于推动联合国的改革，提高机构间的透明度，增强对会员国的责任心。他认为联合国机构的负责人正在欺骗我们。他推动联合国经社理事会通过了一项决议，明确表示我主要对成员国负责，而非共同发起机构，并设立"规划协调委员会"，来监管我们的工作。

大家东奔西走，计算着哪些国家可以加入委员会。最终确定了22个国家，其中5个来自非洲，5个来自亚洲，2个东欧国家，拉丁美洲和加勒比3个，西欧和北美洲7个。我再次坚定地认为，委员会的代表中要有人来自于社区团体和艾滋病毒携带者。毫不奇怪，中国和古巴强烈反对非国家组织的加入。但出乎意料的是，荷兰也持反对意见。他们认为只有国家才能合法地代表人民，并且承担责任。在承诺这不会成为联合国其他理事机构的先例的情况下，5个非政府组织应邀参加，非洲、亚洲、拉丁美洲、北美和欧洲各有 1 个。这是以艾滋病传播的紧迫性和特殊性的名义设立的仍在增加的一系列例外中的第一个。尽管非政府组织没有投票权，但联合国艾滋病规划署仍然是唯一一个在其理事会中包括了非政府组织代表的联合国机构。由塞内加尔的阿斯·西领导的非政府组织实际上拒绝了投票权，因为他们不想对联合国艾滋病规划署的任何一项决定负责。

因此，1995 年 7 月 3 日，联合国经社理事会一致投票决定，建立联合并共同发起的艾滋病毒 / 艾滋病联合国规划署。这项决议是我们的创始章程，确定了我可以使用的"词语"。例如，WHO 不会"管理"（administer）联合国艾滋病规划署的预算，而是为我们提供"行政支持"（administrative support）。我试图向朋友们解释这种看起来吹毛求疵的细微差别，我看得出他们认为我疯了，我怎么能把时间浪费在这么琐碎的事情上呢？到目前为止，我一直清楚地知道国际关系中的每一个微小的字眼都能导致巨大的差别。

我们雇用了员工，听取了他人的意见，制定了战略规划，并确立了我们工作的法律基础。现在我必须要筹集资金了。但是，7 月份在规划协调委员会召开的第一次会议上，各国就对我们的预算存在重大的分歧。我知道有几个国家把联合国艾滋病规划署看作是削减自己对联合国的投入，并扩张自己对艾滋病双边项目的途径。我要求 2 年预算金额为 1.4 亿美元，顺便说一句，这远低于米夏埃尔·梅尔松在任时全球艾滋病规划的预算。我强烈认为，我们应该在各国部署少量的联合国艾滋病规划署职员，担任顾问和协调员，但不能直接支付他们工资或差旅费。各国政府应该承担起本国艾滋病项目的责任，将其纳为自己事务的一部分。所以我缩减外籍员工的数量，缩减四驱车的数量，降低津贴标准。我希望看到的是一位肯尼亚员工，由肯尼亚政府出资，协调肯尼亚的艾滋病工作。当然，赞助国也希望如此。此时正值冷战结束，援助金额受到了削减。

然而，各赞助国对联合国艾滋病规划署的职能仍存在分歧。美国认为我们应该踏实地开展艾滋病工作，英国则认为规划署应该仅是日内瓦的一个小机构，由协调员和科普人员组成。发展中国家和非政府组织则想要更多的预算，并投入大部分的预算，资助他们的工作。在委员会会议室，当意识到英国和其他赞助国正在激烈地进行着拉票游说时，我担心委员会批准的预算金额不足以支撑我们完成工作，我要求休息片刻。这是我一生中绝不能屈服的时刻之一。我直入虎穴。

当代表们在门廊周围闲逛时，我走向英国代表戴维·纳巴罗（David Nabarro）博士，他是一位有能力也有影响力的人，也是我们预算的主要反对者。一半的代表们围着我们，鸦雀无声，落针可闻。"听着，是你们这些赞助国成立了这个规划署，如果你希望它成功，就得批准预算，否则我就离开，这没有商量的余地。你的行为正在逼迫我们走向失败，若果真如此，你就得为没有采取任何措施来应对近代历史上最严重的流行病而负责"，我抓着他的衣领摇晃着他说道。（顺便说一下，我和戴维后来成了非常要好的朋友。现在他是联合国负责禽流感和人流感的高级协调员）。在事态失控之前，尼尔斯·卡斯特贝里打断了我们，让我们冷静下来。卡斯特贝里是瑞典的外交官，曾是 1994 年建立的联合国艾滋病规划署特别小组的初期主管。委员会最终授权我们，在 1996—1997 年 2 年期内制定 1.2 亿～1.4 亿美元的预算。

规划署还很弱小，但我们认为自己处于联合国改革的最前沿。我们是恐龙时代里一只战战兢兢的小型哺乳动物。

我们决定于 1995 年 12 月 1 日世界艾滋病日，在纽约联合国总部启动联合国艾滋病规划署。萨莉·考瓦尔确保高级外交官出席，其中包括美国驻联合国大使马德兰·奥尔布赖特（Madeleine Albright）。但这次活动并不成功。在原计划中，我将在联合国主楼的经社理事会会议厅发表演讲。我们邀请了所有的代表团、大量的名人和活动家们，但却没有将外来人员也受到了邀请这件事及时通知到联合国的安保人员，导致许多人没能按时通过安检。所以规划署不是在一片欢呼声中启动的，而是充斥着抱怨。

此时，全球艾滋病毒感染者超过了 2000 万，这也许是人类历史上最严重的疫情了，现在它成了在日内瓦一间小小的办公室里工作的 100 名员工的工作焦点。

1995 年早些时候，我接到了比利时国王阿尔贝二世（有趣的是比利时国王的英文是 King of Belgians，而非 King of Belgium）的私人秘书打来的电话，他询问我是否愿意被加冕为高贵的男爵。我的人生规划中绝对没有这一项，事实上，我对这些头衔的长久性持复杂的看法。但我想起了关于这类荣誉的谚语，"不求，也不拒"，因此我接受了。后来回想起来，我发现我确实很荣幸。"肯·乌兹夫（Ken Uzelf）：了解自己"是我的座右铭。显然我还可以有一枚勋章。我想在勋章上添加一条红丝带，那是艾滋病运动的标志。但是中世纪勋章章程确立时，还没有红丝带，因此这给比利时贵族理事会带来了些许麻烦，最终他们还是妥协了。现在，我的勋章上面是两只手握住一条丝带，还有一对努比亚蓑羽鹤。

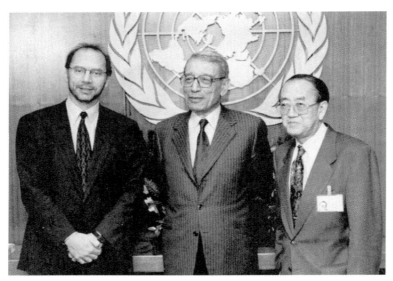

1994 年 12 月我被任命为联合国艾滋病规划署执行主任之日与布特罗斯·布特罗斯·加里和中岛·宏合影（来源：联合国艾滋病规划署）

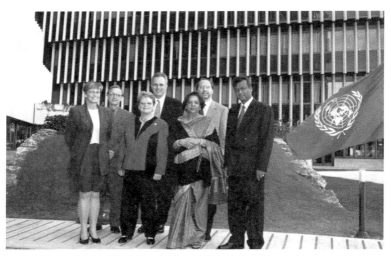

与联合国艾滋病规划署共同发起机构委员会卡罗尔·贝拉米，格罗·布伦特兰、马克·马裸赫·布朗、纳沙·迪克以及马特·卡尔森于 1999 年在罗马合影（来源：联合国艾滋病规划署）

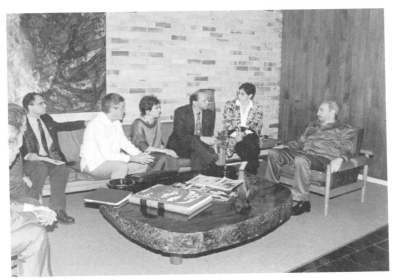

1999 年拍摄于菲德尔·卡斯特罗位于哈瓦那的私人办公室（来源：联合国艾滋病规划署）

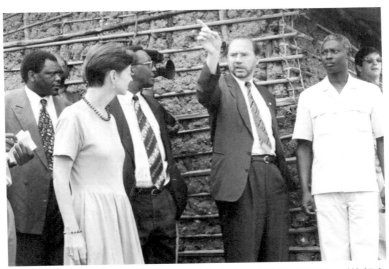

1999 年，与联合国驻地协调员、后来担任联合国艾滋病规划署副执行主任的卡特勒恩·克拉沃一起参观布隆迪的一个难民营（来源：联合国艾滋病规划署）

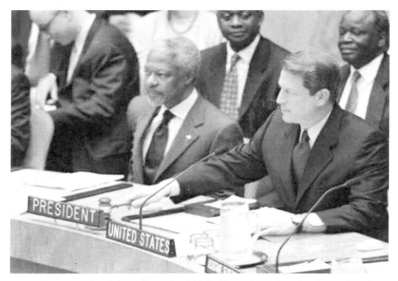

2000 年 1 月，在联合国安理会千禧年第一次会议上与美国副总统阿尔·戈尔以及科菲·安南就艾滋病问题进行了首次辩论（来源：联合国艾滋病规划署）

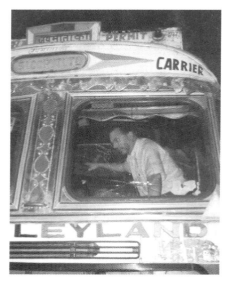

2000 年在新德里参加艾滋病毒预防项目时，与卡车司机一起检查卡车车厢（来源：联合国艾滋病规划署）

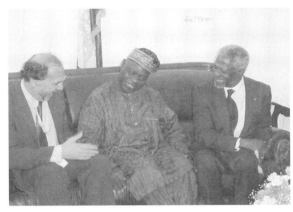

2001年在尼日利亚阿布贾与奥卢塞贡·奥巴桑乔总统以及科菲·安南一起筹备即将召开的非洲统一组织艾滋病问题特别峰会时剪影（来源：联合国艾滋病规划署）

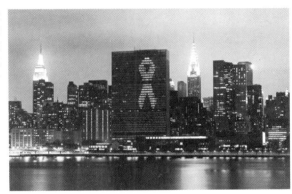

2001年6月联合国大会艾滋病毒/艾滋病问题特别峰会期间联合国总部亮起的红丝带标志（来源：联合国艾滋病规划署）

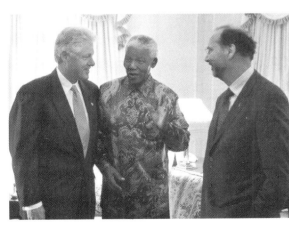

2002年，在纽约举行的联合国儿童峰会上，与美国前总统比尔·克林顿和纳尔逊·曼德拉讨论艾滋病防控战略（来源：联合国艾滋病规划署）

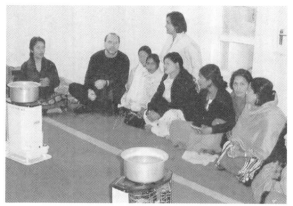

2003 年 2 月，在尼泊尔加德满都与性工作者组织"守望者"的成员会面，当时皮奥特（著者）刚刚在世界卫生组织的选举中失利（来源：联合国艾滋病规划署）

2003 年，在印度拉霍卡里（Rajokari）的阿斯拉亚整体护理中心与娜菲莎·阿里（Nafisa Ali）一起探访一位艾滋病患者（来源：联合国艾滋病规划署）

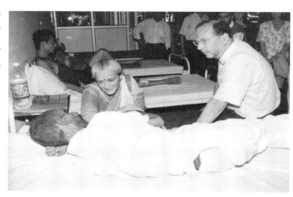

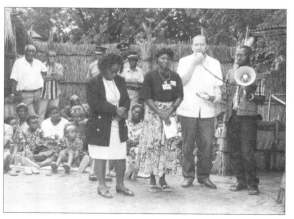

皮奥特（著者）于 2003 年在赞比亚利文斯通的一次艾滋病问题社区集会上发表演说（来源：联合国艾滋病规划署）

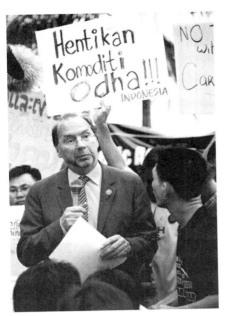

2004 年，在曼谷举行的国际艾滋病会议上，艾滋病活动家们质问皮奥特（著者）的剪影（来源：联合国艾滋病规划署）

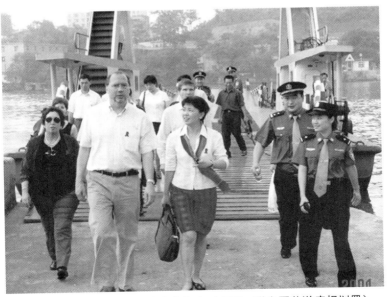

2004 年访问广东省妇女劳改营归来（来源：联合国艾滋病规划署）

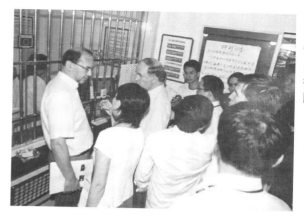

2005 年，与兰德尔·托拜厄斯（Randal Tobias）大使一起访问云南省的美沙酮治疗诊所（来源：联合国艾滋病规划署）

2005 年临时访问位于昆明的云南警察学院仪仗队（来源：联合国艾滋病规划署）

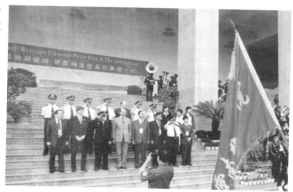

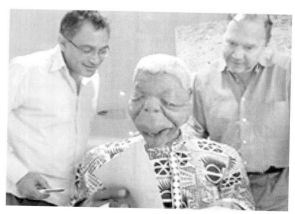

2008 年在约翰内斯堡的纳尔逊·曼德拉基金会，与治疗行动运动（TAC）创始人扎基·阿赫马特合影（来源：海蒂·拉森）

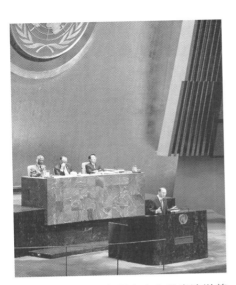

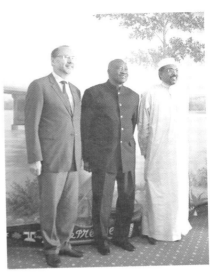

2005 年在纽约联合国大会上发表演说剪影（来源：联合国艾滋病规划署）

2008 年 12 月在马里巴马科，与总统阿马杜·图马尼·杜尔以及皮奥特（著者）的继任者米歇尔·西迪贝正式合影（来源：海蒂·拉森）

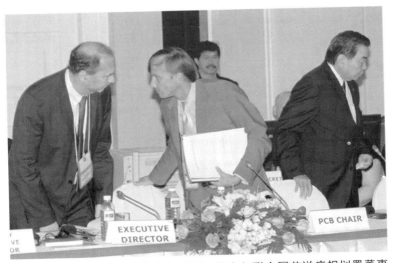

2008 年 12 月，皮奥特（著者）最后一次参加联合国艾滋病规划署董事会会议，与主席马克·戴布尔大使合影（来源：联合国艾滋病规划署）

第 17 章　获取正确的基础数据

　　为了让艾滋病规划署发布可靠的信息，我们应该有可靠的艾滋病毒数据、成功的案例、应对疫情的清晰的策略，以及代表性的国家。这同努力建立起全球广泛的艾滋病事业的支持者一起，是最初几年里我们的主要任务。

　　作为一名科学家，我希望可以统计出艾滋病毒出现和传播的真实数据，这不仅可以向当局和媒体展示出在特定国家和世界范围内的艾滋病的形势，还可以建立一个基准来衡量我们的影响。WHO 过去负责统计艾滋病的感染数量以及流行病学监测，这就意味着在实际工作中，WHO 的相关人员要等着卫生部提交报告，然后再将这个报告填到一个表格里，"啊，在罗马尼亚有 23 例艾滋病"。我看到 WHO 一直采用这种非常被动的工作方式，也知道这种方式会有大量的漏报，非常不准确，特别是可能存在官方故意隐瞒现实情况，"我们这里没有艾滋病问题"。拖延和标准化不足进一步削弱了所有数据的价值。

　　我邀请德国流行病学家贝恩哈德·斯瓦努德（Bernhard Schwartländer）建立一个系统。贝恩哈德是流行病学领域的领军人物，是典型的全才，他有非凡的凝聚力，能将大家召集在一起，这也是他成功的关键。他设计了一个体系，估算每个国家的人口数，确定样本容量。例如，在几个地区抽取 300 名孕妇（作为性活跃人群的代表）进行艾滋病毒的检测，同时，再包括性病诊所和其他高危人群患者的样本。我们费尽心力的要用标准方式在标准时间内获取报告结果，对几乎每个国家的人都进行了监测工作的培训，还对数据进行了质量控制检查。这虽然不是一个完美的体系，但我知道还没有对任何一种疾病进行过这种规模的调查。

我们与达尼埃尔·塔兰托拉携手合作，他曾是乔纳森·曼的得力助手，现在已经搬到了哈佛大学。他们开始独立评估世界艾滋病的情况。我们也与美国人口普查局合作，建立了引人瞩目的艾滋病毒数据库。最后，我们邀请世界上最好的流行病学家对我们的方法和数据进行独立评估，以确保其合理性。我们最不需要做的就是将不同的、相互矛盾的艾滋病毒评估混为一谈，扰乱全世界的人！

尽管贝恩哈德设计的系统很强大，但我们花费了比预期更长的时间才弄清事实。首先，许多国家的监控网络运行状况不佳。对一个国家的每个人都进行测试，找出确切的感染人数既不可行也负担不起，所以我们不得不利用有限样本量，然后推断整个国家的情况，这就像通过民意测验推测人民的投票意向一样。由于艾滋病毒在人群中分布不均，因此推测它的传播很复杂。这是一类性病，会在高风险群体中聚集。因此，所谓的普通人群的抽样样本并不适用于艾滋病的评估。在许多地方，艾滋病毒主要影响男同性恋者、卡车司机或吸毒者。

在艾滋病的评估中，我们也遇到了政治上的阻力，但已经审查的数据和死去的人是无法推翻的事实。像俄罗斯、印度和南非这样的国家，都曾指责联合国艾滋病规划署夸大了数字。事实上，俄罗斯以及大多数苏联国家（值得尊敬的乌克兰除外）根本不想应对艾滋病。当时，苏联还没有发现由于吸食海洛因而引发的艾滋病疫情，媒体也没有相关的报道，因此他们希望能维持现状。甚至在 20 世纪 90 年代末，俄罗斯在面对这场爆炸性的艾滋病疫情时，也淡化了这个问题。

起初中国官员不愿为建立科学的随机抽样调查而改变他们的统计系统。中国的人口数目也非常庞大，有的省份人口超过了 1 亿，进行任何的评估都将是一项巨大的挑战。然而后来，中国政府非常开放，积极地处理艾滋病问题。

印度长期以来一直质疑国际组织的统计数据，20 世纪 90 年代初期，印度国内的政客们还没有公开讨论过与卖淫、同性恋和其他禁忌话题相关的感染风险。事实证明，我们的评估不够可靠。2007年，在获得当地更准确的数据后，我们宣布在印度估测的艾滋病毒感染人数大幅降低。南非的评估报告中也存在很大的问题，尤其是在 2000 年姆贝基总统实行否认的政策之后。几个欧洲国家提供的数据也很敷衍，甚至比一些非洲国家更加过分。例如，2004 年我们收到的奥地利表格，竟然是用铅笔填写的。

尽管如此，我们还是对这些数据进行了多次重复检查，希望可以最准确地评估全球艾滋病感染的数据。我认为最重要的是做到公开透明，还要以科学为导向，而不是出于宣传或沟通的责任。所以当知道把数据搞错时，我们就如实地承认。

但是只有数据仍然是不够的。我们需要成功的案例，才能推广联合国艾滋病规划署的信息，仅仅证明问题非常棘手，并不能募集到资金，也不能说服政策制定者们。如果没有解决的方案，也就是无可救药，那还有什么意义？正如根特的一位社会医学的老教授曾经说过的那样，"没有解决方案的问题不是问题"。早在参加全球艾滋病规划时，我就开始寻找成功的案例。此时，乌干达和泰国报道称，有证据表明（基本上是轶事证据，译者注：指的是这个证据是来自轶事事件，由于样本比较小，没有完善的科学实验证明，这种证据有可能是不可靠的，轶事证据是一种对常见现象的不太有把握的证据，然而，对于一些特例现象，轶事证据常常被广泛接受。来自于百度百科），改变人们性行为的方案奏效了。20 世纪 80 年代，我们在几个北美和欧洲城市的同性恋人群中看到了类似的结果，但在发展中国家还是首次观察到。因此我立刻扑了上去。

我们的数据证实，在两个不同的国家，也就是乌干达和泰国，艾滋病毒新发感染率都略有下降，成功的关键是在早期迅速采取政治干预行动。在乌干达，约韦里·穆塞韦尼（Yoweri Museveni）总统于 1986 年从古巴领导人菲德尔·卡斯特罗（Fidel Castro）那里得知了艾滋病疫情。卡斯特罗曾帮助穆塞韦尼总统推翻了之前的乌干达独裁政权。这位总统曾是农民和牧师，为人坦率。他的演讲饱含乡村风光和对世界朴实的理解。他告诉我，当卡斯特罗告诉他送往古巴接受训练的乌干达士兵中大约 1/3 是艾滋病毒阳性的时候，他是多么的震惊。（当时古巴正在对全国人民进行检测，所有艾滋病毒阳性的人都将被关在难民营里）值得赞扬的是，穆塞韦尼领会了背后的含义，他意识到这可能会摧毁军队和整个国家。与大多数非洲国家政权不同，穆塞韦尼政府行动迅速，他们通过广播和传统渠道进行了大规模的教育活动。总统的口号是"零放牧"，牛还有另一种形象，也就是单配偶。这演变成了"ABC"运动：要么自制（Abstain）、忠诚（Be Faithful），要么戴上安全套（Condom）。

WHO 的全球艾滋病规划以及美国国际开发署提供了强有力的后勤和财政支持，而乌干达的应对也令人深思。萨姆·奥夸雷、埃利·卡塔比拉（Elly Katabira）、戴维·塞尔瓦达（David Serwadda）、纳尔逊·塞万坎博（Nelson Sewankambo）和戴维·奥普洛（David Opulo）以及诺琳·卡利巴的 TASO 组织等艾滋病先驱们带领不同的地区应对艾滋病。这是第一个可以在全社会公开讨论艾滋病的国家。一天晚上，我正在和乌干达的朋友们一起吃晚饭，其中一位与会者在用餐结束前站了起来，说："抱歉，我必须早点离开，我感染了艾滋病毒，需要休息。"没有人吓得从椅子上跌下来。我们祝他晚安，然后继续我们的话题。我认为，这是全世界的典范。

乌干达全国范围内艾滋病流行率在 1992 年时达到峰值，当时31%的孕妇检测结果呈阳性。到了1996年，这一比例降至20%以下。现在感染率略超6%，不过有些缓慢回升。

在泰国，前工业部副部长梅凯·维拉瓦迪亚（Mechai Viravaidya）具有鲜明的个性和对人民的热情。他受命于泰国总理坤·阿南·班雅拉春（Khun Anand Panyarachun），同韦拉·斯提拉伊一起开展了一场幽默而有效的反艾滋病运动。韦拉·斯提拉伊此时已加入我们。这一反艾滋病运动主要包括 3 个方面：与妓女交易时百分百地使用安全套，"尊重女性"运动，以及每小时都在电视和广播中播放一连串反艾滋病信息。还要求每一所学校必须教授艾滋病教育课程。梅凯还教小学生们像吹爆气球那样吹爆安全套，以减少尴尬，他甚至还经营了名为"卷心菜和安全套"的连锁餐馆。在泰国，安全套被熟知的程度已经和梅凯不相上下，这无疑是对良好品牌的最高敬意。2004 年曼谷艾滋病大会期间，我和梅凯在高速公路收费站发放安全套。每一位司机，不论男女，都认出了梅凯，而且似乎没有人感觉受到了冒犯。

虽然不那么引人注目，但同样重要的是，泰国总理阿南将艾滋病项目的负责人由卫生部转移到了他自己身上。泰国的主要目的是要保持性生活（包括利润丰厚的性产业）的安全性，处理方式是尽可能的务实。结果也同样明确，在全国范围内对新兵进行测试时，他们的数据非常准确，可以追踪到在本国特定地区艾滋病流行率的下降。

在当时严峻的形势下，这两个国家成了我们希望的灯塔。不久之后，塞内加尔也加入了这个行列。这个国家的艾滋病流行率也比较低，这可能要归功于多方面强大的协同作用，包括桑德拉·多布森（Abdou Diouf）总统的政治领导，年轻聪慧的塞内加尔专家易卜拉欣·恩多耶及苏莱曼·莫朴的技术领导，稳定的社会环境，还有穆斯林和天主教的领袖们通过传教，宣传艾滋病的预防信息。

艾滋病确实是非常糟糕的问题，但现在解决方案开始显现了，那就是坚定的领导，对艾滋病预防项目进行充分地资助（联合国艾滋病规划署启动时还没有有效的治疗方法），以及草根运动和支持。乌干达成为我们政治和策略交流的核心部分，原因是：①如果乌干达能做到这一点，那么赞比亚、柬埔寨或危地马拉就没有理由不能取得类似的结果；②对瑞典或加拿大来说，这种策略预示着真实有效的影响，因此值得进行投资。我们天真地以为，很快就会有国家加入泰国、乌干达和塞内加尔这个行列。但是，直到10年前，我们才看到十几个国家的艾滋病流行率开始下降。

在联合国艾滋病规划署的第一次重大国际会议上，我将乌干达的实例作为我演讲的基石。1996年7月，第十一届国际艾滋病大会在温哥华举行，这次会议是对我们更广泛的（也是至关重要的）艾滋病群体以及世界媒体的影响力的一次重要考验。当时，这个一年一度的艾滋病研究会议已经演变成了一场大型的活动，有15 000名代表和2000名记者参加。所以这对我来说是一个重要的宣传联合国艾滋病规划署的机会，但是我必须克服在众人面前演讲的羞怯和恐惧（孩提时我喜欢坐在角落里看书），为了我们这个名不见经传的组织可以在大会开幕式上获得一席之地，我努力地游说。太难了。作为国际艾滋病协会的前任主席，我本以为这很容易，但事实证明，当我转到联合国工作时，有些人觉得我已经改变了立场。

我们首次尝试了标准化统计，并在大会上进行了汇报。全球艾滋病毒感染的成人和儿童累计超过 3300 万。其中，超过 90% 的感染者生活在发展中国家。仅在过去 1 年，就有 300 万的新增成年感染者，每天新增 8000 例。非洲每天新增感染者超过 6500 人，东南亚每天新增 800 例，发达国家每天新增 270 例。一定程度上由于这些数据，温哥华会议是首次发展中国家牢牢占据议程的国际艾滋病大会。

最重要的是，温哥华的会议给艾滋病群体带来了极受欢迎的好消息，这个消息将彻底改变游戏规则，改变艾滋病患者的生活，改变人们对艾滋病疫情的看法。这个好消息就是同时服用 3 种或

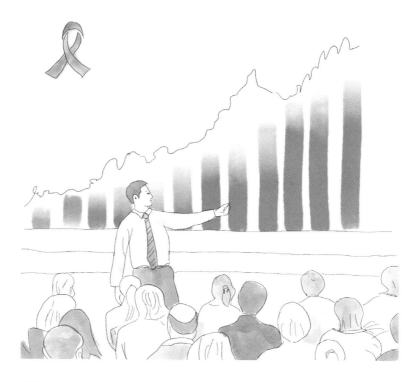

更多的抗逆转录病毒药物，可以显著延长艾滋病毒阳性患者的生命，延缓艾滋病症状的出现。HAART（Highly Active Anti-retroviral Therapy），也就是非常高效的抗逆转录病毒疗法（又称鸡尾酒疗法），给人们带来了希望，那就是艾滋病毒阳性的人能够过上正常的生活，拥有接近正常人的寿命。我打电话给安特卫普的继任者玛丽·拉加，分享这则艾滋病领域堪比"哥白尼革命"的好消息。由于即将分娩，她更热切地等待她健康的儿子杰夫的出世，而没能参加这次会议。

这种治疗药物非常昂贵，每人每年要花费 2 万美元。因此，尽管对这一突破充满了热情，但我也立即开始担心，大多数需要这种疗法的人都分布在贫穷的国家，根本负担不起这个费用。这是无法接受的现实。我们应该让发展中国家的患者也能够用上 HAART。为了人权，也为了简单的正义，应该如此。因此，我在演讲中呼吁"多管齐下"，以确保在发展中国家为艾滋病毒感染者提供抗逆转录病毒的治疗。然而，多年后这个梦想才得以实现。

下一项挑战是统一全球的艾滋病战略，首当其冲的是联合国艾滋病规划署在联合国的伙伴机构。一些政策问题极难达成一致意见。预防艾滋病毒母婴传播是第一个也是最困难的一个测试案例。1998 年 2 月，泰国公共卫生部和美国 CDC 宣布，一项临床实验数据表明短时间的 AZT 治疗可以显著降低艾滋病毒从孕妇传给新生儿的风险。不久之后，另一项试验表明，单剂量奈韦拉平（Nevirapin）也有效。对我来说，这绝对是非常棒的消息。既然我们终于有了拯救婴儿的经典的医疗干预措施，而且这项措施不涉及预防艾滋病毒性传播的任何争议，我天真地以为，预防方案将会迅速得到推广。我大错特错了！我一直敦促负责儿童保护的联合国儿童基金会把这个问题放在议程的首位。但即使是现在，也就是距离首次科学证据出现近 15 年后，干预母婴传播措施的覆盖率仍然只有 60%。

干预艾滋病毒母婴传播的行动进展缓慢，这在一定程度上反映出在很多非洲国家，孕产妇和新生儿的医疗条件非常糟糕。我知道，每天都有成百上千的妇女到诊所就医，医生通常给她们量血压，也仅此而已。过去是这样，现在情况仍然如此。政策处于瘫痪状态，其部分原因在于缺乏国际组织的领导，而这主要归因于艾滋病是否会通过母乳喂养进行传播还存在激烈地争论。毫无疑问，艾滋病毒可以通过母乳进行传播，但研究结果有时是相互矛盾的，例如一些研究发现，纯母乳喂养实际上可以防止艾滋病毒的传播。最重要的是，我们知道，艾滋病毒阴性的母亲（绝大多数的母亲是阴性）通过母乳喂养可以挽救婴儿的生命。联合国儿童基金会和其他组织希望保护在促进母乳喂养方面取得的进展，然而，母乳喂养总是受到出售婴儿配方奶粉的商业、企业的压力和威胁。的确，在许多无法获得洁净水的地区，婴儿配方奶粉反而会危害儿童的健康。艾滋病也是如此，二者极其相似。问题是如何确保感染艾滋病毒的妇女使用能够负担得起的、安全的母乳替代品，来保护孩子不感染艾滋病毒，也不发生腹泻，同时还能确保其他所有的妇女都进行母乳喂养。这造成了可怕的两难境地。很明显，迫切需要进行研究，比较哪种政策可以挽救更多的生命，是母乳喂养（有可能感染艾滋病毒），还是奶瓶喂养（有腹泻的风险）。但不幸的是，情绪主导了辩论。我召开了多次会议，都没有达成共识。多年来，联合国儿童基金会和 WHO 一直回避应对这些挑战，甚至在1998 年发表了一份营养手册，指出没有更好的方法能替代母乳喂养。回想起来，我想我本该更多地接触支持母乳喂养的团体，把他们同关注艾滋病的团体联系在一起。这个世界到处是只关注单一问题的组织，就像我们只关注艾滋病这一个问题一样，然而这种政治心理会导致视野狭隘。无论出于何种原因，在不幸的重要问题上犹豫不决，会浪费大量的时间和生命。

围绕防止艾滋病毒性传播的方法的争论也在激烈地进行着。当确认乌干达的艾滋病毒新发感染率在下降时，这个问题从理论转向了经验。对其他国家来说，了解哪些预防干预措施是有效的很重要，对集中我们的力量也很关键。但即使在今天，对于究竟是何种因素导致这种下降仍存在激烈的争论，少数人声称这仅仅反映了艾滋病的自然发展史，当高危人群全部被感染时，艾滋病感染率必然下降（顺便提一句，感染数据不支持这种说法）；另一些人则认为这完全是因为使用了安全套；但也有人争论，将成功归因于性节制或一夫一妻制。实际上，这可能是"ABC"3种干预措施的结合，加之全国动员和公开讨论而产生的紧迫感。在预防艾滋病中，"怎样做"和"是什么"一样重要。然而，对于是否需要狂热地寻找预防艾滋病的"灵丹妙药"仍存在争论，一些科学家和记者们还对此继续火上浇油，这一切都有所不同了。

我经常收到这样的信件或电子邮件，"亲爱的皮奥特博士，只要联合国艾滋病规划署采取……（填上在艾滋病预防方面的最新方法），艾滋病疫情就会得到控制"。有些人更加过分，指责我对重要的信息秘而不宣。有时，研究人员坚持认为我故意无视他们开创性的工作。只有寡廉鲜耻，才能成为联合国艾滋病规划署的主任！但是，除了狂热和偏执，我早就意识到，任何与"单一"这个词有关的东西都不适用于艾滋病，只有联合多项措施，才能产生群体效应。

阻止艾滋病毒在注射吸毒者中的传播也同样存在争议。在东欧大部分地区和亚洲部分地区，通过共用针头，艾滋病就像洪水一样迅速地蔓延。我有过这样的经历，90年代初期在搬到日内瓦之前，我在比利时帮助建立了第一个针头替换项目。直觉上，向吸毒者提供针头和注射器似乎是不可思议的。然而强有力的科学证据表明替换针头和用美沙酮（Methadone）替代毒品能减少艾滋病毒的传播，因此在联合国艾滋病规划署，我们推广了针具以旧换新和美沙酮替代品这两种方案。

在联合国艾滋病规划署的早期，只有少数几个欧洲国家，加上澳大利亚、加拿大和美国一些城市使用这种方法，而大多数国家则反对，有的甚至是强烈反对，如俄罗斯。例如，1998 年，美国卫生和公众服务部部长唐娜·沙拉拉（Donna Shalala）尝试资助针对注射吸毒者的"减少危害计划"，但失败了。直到 2010 年奥巴马（Obama）总统废除禁令，他们才不再禁止联邦援助。与此同时，许多州通过独立资助来支持这些项目。

成瘾是一个非常复杂而不幸的问题。我承认，对于药物成瘾，纯粹地镇压或是完全自由的政策都让我感到不安。我与双方都有过多次交锋。艾滋病群体倾向于自由，我不得不反对某些同事的观点，他们认为只要针头是干净的，使用毒品不是问题。我一直支持降低危害的技术，科学证明了其有效性，也是毒品吸食者的人权自由。但我认为，由于吸毒成瘾而引发的自主能力的丧失是一件很可怕的事情。

早在 1992 年，瑞士联邦当局就要求我和美国研究员唐·弗朗西斯（Don Francis）评估苏黎世针头以旧换新的计划。（瑞士仍然没有实行带薪产假，但他们有针头以旧换新和海洛因分配项目）所以大约在下午 4 时，我们前往他们的"针具公园"，这是一个靠近苏黎世中央火车站的大花园。那里到处都是注射毒品和购买毒品的人，人们对此习以为常。我看到有个女人在她的孩子面前向颈静脉内注射毒品，还看见一名穿着昂贵西装的男子直接从办公室走来购买毒品。在一个我曾猜测是卖冰淇淋的小亭子里，城市卫生部门正在分发干净的针头。我和唐都很困惑。从流行病学的角度来说，这个项目当然有效，所有种类的感染，不仅仅是艾滋病，都在降低。但是，我的天啊，疯狂的瘾君子聚在一起，近在咫尺，这一幕令人恐惧。

后来，为了让自己不再那么情绪化，我经常与吸毒者会面，并说服政策制定者采用合理的方法，结果是成败参半。联合国毒品和犯罪办事处加入了联合国艾滋病规划署，这为我们提供了途径，利用政治手段来促进伤害的降低，但是将他们从警察转变成公共卫生领域的一分子非常困难。我认为最重要的是持续对话，寻找解决方案，为瘾君子大声疾呼，改变政策，我一直希望有一天科学的进步，让我们发现治疗成瘾的方法。所以我想，即使是我有时也会梦见灵丹妙药。

* * *

在规划署成立的第一年，我们面临的另一个难题是如何精确地勾勒出艾滋病疫情。要阻止疫情，需要长期的社会变革？需要公共卫生干预措施？需要经济发展？联合国开发计划署迫切地希望将这一流行病视为社会、性别和经济发展的问题，而乔纳森·曼则认为这是一个人权问题。这两种观点都与 WHO 和联合国儿童基金会的短期技术解决方案发生冲突。当然，显而易见的是，我们不能等到每个人都摆脱贫困、所有女性都与男性平等，才开始控制艾滋病。同样明显的是，艾滋病疫情受到多种社会因素的影响，改变这些因素应该有助于解决这一问题。

以赞比亚卖鱼妇女为例。有些人在东北部的湖泊上买鱼，然后在西部的矿业中心和首都出售。为了让鱼在旅途中保持新鲜和良好的卖相，她们要在夜晚住宿的地方将鱼保存在大冰箱里。与冰箱的主人或经理发生性关系可以降低价格，但在一个高艾滋病毒感染率的国家里，这也使他们处于危险之中。因此，我们安排女性渔民集体购买冰箱，这就消除了交易性行为的需求。我喜欢这种脚踏实地的做法，一箭双雕，保护妇女免受艾滋病毒的感染，还为她们提供了强大的经济基础。同样，这不是非此即彼，我们既需要短期保护措施，也需要长期解决方案。

＊　＊　＊

我们应该把所有国家内不同的联合国机构整合到一个共同的艾滋病项目中去。所有的组织，包括关注儿童的联合国儿童基金会、提供健康服务的 WHO、教育类的联合国教科文组织、人口基金与计划生育小组、世界银行和联合国开发计划署等各部门都应该步调一致，制订一个统一的战略计划。这就是罗伯·穆迪（Rob Moodie）的工作。

罗伯为人风趣幽默，做事深思熟虑，也具有能够激励人们的无限活力，为了在国家层面上建立联合国艾滋病规划署，他付出了巨大的努力，同官僚主义和消极抵抗，特别是来自 WHO 和联合国开发计划署的消极抵抗进行了持续的斗争。在重要的国家中，我们有多位非常优秀的候选人可以成为联合国艾滋病规划署的"国家项目顾问"，但是，聘用他们的决议再次陷入似乎是无止境的艰苦争斗中。我们甚至准备了一份经过合作伙伴机构批准的最终版的候选人名单，但仍然受到挑战。比如候选人之一海蒂·拉森（Heidi Larson）这样的人类学博士，她曾在斐济与联合国共事，帮助我们解决亚洲地区的艾滋病问题，但由于她不是医学博士，也不是来自该地区，而被 WHO 和两个国家的卫生部长否决。我们开始通过所谓的艾滋病毒 / 艾滋病机构间专题小组来整合一些国家的方案。在我们任命的国家项目顾问的协助下，各个机构从一个预算开始慢慢展开合作。随着时间的推移，他们成了国家协调员，这种微小的语义转变体现出了更强的立场，现在他们在监管这项工作。他们成为联合国艾滋病规划署的推动力，是多个国家中领导艾滋病防治工作的先锋。

联合国驻地协调员，基本上是开发计划署的国家负责人，通常代表联合国机构的大家庭，成为实现这一目标的关键人物。在他们所在的地方，艾滋病成为当地所有联合国事务中的首要问题。博茨瓦纳就是如此，当时这是世界上艾滋病毒感染率最高的国家。1996年我访问哈博罗内（Gabarone，博茨瓦纳首都）之后，联合国驻地协调员、加拿大人戴比·兰迪（Debbie Landey）获得了在当地的领导地位。我们共同倡导博茨瓦纳进行政治领导，这里也成为艾滋病运动参与度最高的国家之一。2005年，戴比成为联合国艾滋病规划署的副主任。

我们不得不投入大量的时间，整合联合国的行动：无数个月的主题小组、联合计划、一个接一个的会议。这中间存在许多自我主义者和为自己立旗的人，许多机构甚至只想保证照片上的人穿着他们的 T 恤。我厌恶这种忸怩作态，而且顺便说一下，联合国艾滋病规划署的工作人员和车辆都没有佩戴我们的标识。我告诉我们的员工，我们的任务是不同层次的。第一项任务是战胜这一流行病。第二项是关注艾滋病毒携带者和受艾滋病影响的人。第三项是面向整个联合国系统，虽然我们职能不同，但可以肯定我们是一个大家庭。第四项任务就是这个组织，即联合国艾滋病规划署。这在我看来是不言而喻的，但有时当我说出来时实际上会引起他人的不安。

1996 年 12 月，我们与世界银行的合作取得了突破性进展，他们从最初的不情愿变成了我们强有力的支持者。新行长吉姆·沃尔芬森（Jim Wolfensohn）与艾滋病项目负责人、埃塞俄比亚免疫学家德布雷博·祖迪埃（Debrework Zewdie）都是非同凡响的人物。新任领导人卡罗尔·贝拉米（Carol Bellamy）领导下的联合国儿童基金会，以及巴基斯坦人纳沙·迪克（Nafis Sadik）博士领导的联合国人口基金也逐渐加入了战线。但在全球层面，在联合国艾滋病规划署成立的最初几年里，我最痛恨的会议就是所谓的"共同发起机构委员会"。现在这种会议仍让人感觉到雪崩般的抱怨和或多或少的蓄意攻击。例如，即使在 1997 年 10 月，也就是我被任命近 3 年之后，中岛博士指责我违反了联合国艾滋病规划署的谅解备忘录，扣留了发展中国家的资金。联合国教科文组织支持他的指控。这次会议上，联合国新任秘书长科菲·安南（Kofi Annan）首次出席。我很高兴他能参加，并对我们的工作表现出如此强烈的兴趣和支持。但这也是一次令人尴尬的事件，暴露了我们的体系和功能是紊乱的，我非常愤怒，我们错过了与秘书长进行更多交流的机会。尽管如此，科菲·安南仍然是世界上艾滋病项目最主要的倡导者，如果没有他的支持，联合国艾滋病规划署将无法完成我们已经做到的一切。

　　我们在搭建组织方面取得了进展，但也不可避免的在一定程度上意味着我们最初忽视了脚踏实地的行动。事实上，在我们的能力和想要做的事情之间存在着巨大的差距，特别是在资助艾滋病项目方面。我一直在努力地做太多的事情，这是贯穿我的一生的特点，我一直在学习如何与之抗争。

第18章 来自变色龙的启示
——杰出联盟的联合阵线

1998年7月，第十二届国际艾滋病大会在日内瓦举行。然而与会者的情绪却与上一届相去甚远。上一届会议于1996年在温哥华召开，当时刚刚证明艾滋病毒的感染可以治愈。而现在科学突破的时代似乎结束了，艾滋病疫苗的研究结果令人失望，抗逆转录病毒药物也出现了非常严重的副作用。对于联合国艾滋病规划署的人员来说，最致命的打击是在发展中国家，几乎无人能够获得抗逆转录病毒药物的治疗，只有巴西是一个例外。巴西政府早期就开始免费提供此类药物。同样致命的是，在规划署成立两年半之后，我感觉再也无法维系这个组织的工作了，我们投入了巨大的精力构建组织，在联合国和捐助机构之间周旋，但是我们对流行病的实际影响却是微乎其微。我担心自己并非是领导这样一项需要耗费如此巨大心力的项目的合适人选。

我们经常受到舆论的攻击。批评者中有捐助人员，但对我来说我更在意的是艾滋病活动家和艾滋病毒携带者们也在批评我们。《科学》杂志曾经写道，"我正在进行着世界上最不可能完成的工作"。我原本以为5年内可以将艾滋病事务推到联合国议程的首位，到那时，联合国艾滋病规划署也许会被吸纳进改革后的联合国机构当中。然而事实却恰恰相反。我陷入危机之中，急需建议。

因此，日内瓦会议结束后，我立即在塔尔洛伊斯（Talloires）召开了一次谨慎的头脑风暴研讨会。塔尔洛伊斯是位于安纳西湖上的一个中世纪小镇，从日内瓦开车就可以到达。我邀请了大概20人，组成了一个非比寻常的小组。他们中有一半人从事艾滋病的工作，另一半是其他领域的专家。我希望他们能够冷静地、仔细地审视我们的工作，然后坦率地告诉我，他们认为怎样可以改变艾滋病的现状。我邀请的专家有MTV的总裁比尔·罗迪（Bill Roedy）。比尔是一位超级沟通大师，他的电视节目影响着全球多达8亿的青少年人群，我当时刚刚与他结识；来自《纽约时报》健康专栏的记者拉里·奥尔特曼（Larry Altman）；对我们进行尖锐批判的美国国际开发署成员达夫·吉莱斯皮（Duff Gillespie）和英国国际发展部人员戴维·纳巴罗（David Nabarro）；以及来自美国CDC的我们坚定的支持者海伦·盖尔。我还邀请了赞比亚卫生部长恩坎杜·卢奥（Nkandu Luo）博士，他是另一位不断批评我们的人（当时我总是敦促国家元首接管艾滋病事务，这样就剥夺了卫生部长对艾滋病项目经费的控制权，从而冒犯了多个国家的卫生部长，因此我也必须将这样的人纳入研讨会）。最后，我邀请了几名艾滋病活动家和艾滋病毒携带者；制药公司的执行主管；乌干达穆塞韦尼总统的顾问；以及正在努力唤醒印度政府，增强重视艾滋病危害的普拉萨达·拉奥（Prasada Rao）。还有联合国系统的一位同事，也就是即将重新加入WHO的达尼埃尔·塔兰托拉，以及几位重要的联合国艾滋病规划署的工作人员，正在倡导世界银行在艾滋病方面做出更多工作的德布雷博·祖迪埃也在邀请之列。

像往常一样，我认为最佳的方式就是对问题持开放态度，真诚地坦白一切。所以我的开场既简短又严厉。我说："现在我没有看到任何的进展，疫情仍在进行，我急需帮助。"

会上的辩论非常激烈，我们几乎没有达成任何的一致意见，但他们为我提供了将联合国艾滋病规划署提升到新高度的想法和建议。最后的结论是：联合国艾滋病规划署在流行病学和制定技术解决方案方面做得很好，但是在联系世界各国的政治决策者方面做得还不够。我开始懂得，在国际政治中，只有两件事情是关键的：金钱与国家安全。就像法国人说的那样，其余的只是记录在案而已。

所以我们必须影响财政部长，这有点像墨菲（Murphy）抢劫银行的那个笑话。当警察问："墨菲，你为什么要抢劫银行？"他回答说："因为这里有钱啊。"财政部，而非卫生部，才是政府的权力所在。

我们还需要获得一家安全机构的支持。虽然那次头脑风暴研讨会上很多人都对联合国持怀疑态度，但却非常重视一家机构，那就是联合国安理会。这很关键。此外，我们还应该将艾滋病的话题带到其他重要的政治和金融平台上，如八国集团首脑会议、世界经济论坛和各种区域组织，特别是非洲统一组织和加勒比共同体，因为这里是全球受艾滋病影响最严重的地区。

此前，我的直觉告诉我，除非我们退出这个由艾滋病医生、研究人员和活动家组成的"贫民窟"，建立一个广泛的联盟，否则我们没有任何机会战胜这一流行病。现在在安纳西湖边的度假区里，我认为我们拥有了所需的核心力量。虽然我抱怨在墨守成规的联合国系统中工作有些困难，但几乎所有人都强烈地认为，作为联合国的一分子，这也是一个主要优势，它赋予了联合国艾滋病规划署的合法性，提供了与各个国家的最高领导人接触的渠道，以及推广政策指导的平台。当然，前提是我们没有受到系统内部协调的束缚。

我们的目标是在5年内遏制艾滋病毒的疯狂传播。我继续构建规划署组织，并努力领导联合国活动。从那时起我也开始集中精力主要关注政治，关注全球外交。

随着萨莉·考瓦尔和吉姆·谢里的加入，以及朱莉娅·克利夫斯（Julia Cleve）成为我的办公室新任主任之后，我们拟定出了一种利用更多的政治手腕解决艾滋病问题的方案。朱莉娅·克利夫斯是一位杰出的英国女性，她能在30分钟内就写完一篇演讲稿。只要终极目标是一致的，并且共同尊重一些基本要素，例如人权，即便最初与我们所持的观点不同，我们也可以与这样的团体或个人欣然共事。一些纯粹主义者认为我们已经穷途末路了，但这样的合作策略最终挽救了数百万人的生命。更激进的行动主义非常奏效，事实上，是必不可少的，但这不是我们的工作。

我们研究并探讨谁是朋友，谁是敌人，谁有可能被说服加入联盟，又有哪些人可以对政治权力和经济权力施加影响。很明显，其中的一位关键人物就是我的上司——科菲·安南。我们不仅需要他的支持，更需要他成为世界艾滋病运动的倡导者。为了提高对其他政策制定者的影响力，我请贝恩哈德·斯瓦努德及其团队开始研究2个新的统计数据：更精确地定义艾滋病对经济的影响，以及何种数目的资金支持才会改变艾滋病的流行形势。当时还没有人做过这类调查。

几个月后，也就是1998年9月，从纽约飞往日内瓦的瑞士航空111航班在新斯科舍省（Nova Scotia）附近的大西洋坠毁。乔纳森·曼和妻子玛丽·卢·克莱门茨（Mary Lou Clements）也在飞机上。玛丽正计划参加一个关于艾滋病疫苗的会议。因为我想同乔纳森谈一谈，让他以某种身份加入联合国艾滋病规划署，所以我让他也一同随行。乔纳森是一名兢兢业业的发言人，总是能提出非常棒的想法，我认为他能为这个在政治上更加高调的新策略出谋划策。

达尼埃尔·塔兰托拉在日内瓦机场给我打来电话，告诉我这一噩耗，当时他正在机场等候乔和玛丽·卢。我无言以对，几个小时后，我才意识到这竟然是真的，这是多么巨大的损失啊！这件事让我体会到难以置信的紧迫感，在事情再次发生之前，我要未雨绸缪。

随后米歇尔·西迪贝（Michel Sidibé）成为我的接班人。他是个善良的人，曾给我上过一堂课。我们于 2000 年在乌干达相识，当时他是儿童基金会的代表，担任跨部门国家艾滋病专题小组的主席。米歇尔来自马里，曾在扎伊尔（现在称为刚果）生活过，很会享受生活。我们一见如故，于是一同前往坎帕拉（Kampala）的牛排餐厅奥来龙堡（Le Chateau）共进晚餐，当时米歇尔给我讲了一个故事。

在青春期，和族中的大多数男孩一样，他经历了启蒙教育，学习如何成为一名成年人。他不得不独自与其他同龄男孩一起生活，还得饲养一只变色龙：在这一个星期内，他不得不观察和思考这只变色龙。在规定的时间之后，他返回长老那里。长老们为他讲述生活和族中祖先们的秘诀。讲完后长老们问道："跟我们说说那只变色龙的事吧。"米歇尔说："它会变色。""还有什么？"他们问道。米歇尔列出了一些特点。这是一个很长的、典型的马里人的故事。但结论是，只要观察变色龙就能学到生命中很多重要的准则。第一，变色龙的脑袋完全静止，它总是面向一个方向。这提示要坚持目标。第二，变色龙的眼睛一直在动，扫视周围，提示要时刻准备着。第三，颜色随环境而变化。这说明人要灵活，知道如何适应，但要保持头部指向正前方。如果脑袋移动了，表明你是机会主义者，那么你将失败。第四，变色龙移动时非常小心谨慎，这提示要三思而行。第五，变色龙通过射出舌头捕获食物，如果太快或太慢都将无法捕获猎物而难逃饿死的命运。因此，时机就是一切。

那天，我和米歇尔分享了一大块牛排，我们成了一生的挚友。几个月后我便邀请他加入联合国艾滋病规划署，担任所有国家业务的负责人。

变色龙的故事并没有告诉你目标是什么，但是告诉你要在改变颜色和坚持目标之间保持平衡。每当处于非常复杂的情况，不确定该妥协到何种程度时，我便会考虑所有的事情，问自己，这是否符

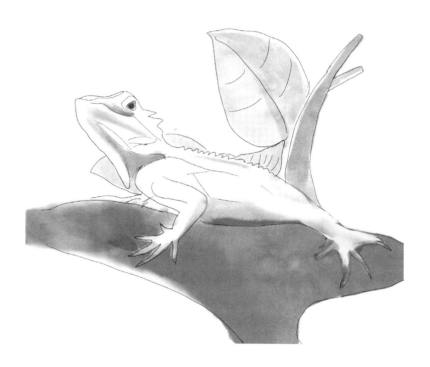

合我的战略计划，脑海中变色龙的形象便指引着我。

* * *

1998 年初，当时艾滋病的形势比预想的还要糟糕得多，特别是在撒哈拉以南的非洲地区。越来越多的证据表明这种流行病也会影

响经济发展。受影响最严重的国家的生产力正在下降，税收收入锐减，而保健服务的压力却在增加。孤儿问题成为日益严重的悲剧，也加重了社会的负担。显而易见，女人们易受艾滋病毒感染。我们的研究揭示了一个令人震惊的事实，即撒哈拉以南的非洲，25岁以下的女性感染艾滋病毒的可能性是同龄男性的2倍还多；在一些地区，例如肯尼亚西部，女性受感染的可能性则达到同龄男性的6倍。直到此时我才明白其中的原因，那就是年轻女性是受老年男性的传染而感染艾滋病，并非同龄的男性。在南部非洲的几个国家里，平均寿命甚至降低到半个世纪以来前所未有的水平。在博茨瓦纳，一名15岁的男孩一生中感染艾滋病毒的可能性竟高达60%。如此高的感染率对一个公司或国家来说，负担是多少？而为这些人做些必要的预防与救治又会花多少钱？我们应该比较生产力大量流失、疾病和死亡等对经济造成的巨大损失与治疗和预防所需的花费，哪个更多。重中之重是，我们可以用这样的数据，说服那些顽固的经济学家来支持艾滋病项目，并且资金投入的数目要真正达到改变现状的水平。

1998年1月，我在世界银行组织了一次关于艾滋病对人口影响的研讨会，并在会上汇报了我们对这一流行病导致的人口结构变化所做的预测。你可以看到所谓的"烟囱效应"。正常社会的年龄曲线是丰满的，也就是30岁左右的群体是峰值，而后随着年龄增长人口逐步降低。但是处于艾滋病疫情的国家，社会年龄曲线的峰值是20岁左右的群体，而后则会萎缩成"烟囱"状，而且总体人口数量损失巨大。在某些国家，平均寿命已回落至20世纪60年代水平。艾滋病不仅仅是一场健康危机，更是一场破坏整个社会未来的发展危机。这些预测图对世界银行人员产生了重大的影响，那些经济学家们看了这些图表，立刻明白了特定年龄段对生产力的影响。我们也终于用他们的语言讲出了我们的心声。

你永远不可能通过法令或合理规划来倡导运动或建立联盟。因为这是不断尝试与失败的过程，需要合适的时机和非常努力的工作。我开始疯狂地在全球各地进行游说，以说服政策制定者们拿出积极性来对抗艾滋病。我感到既愤怒又紧迫，愤怒于那些控制着权力和金钱的人的不作为的可耻行径，紧迫于不断增长的每天死于艾滋病的人数，现在每日死亡量已经超过了 6300 人。似乎人们在艾滋病中垂死挣扎无关紧要。我在想如果在美国或欧洲也发生这样规模的艾滋病疫情，他们的反应是否会有所不同呢？

艾滋病运动的终极拥护者还是那些艾滋病毒携带者和艾滋病毒感染者。因此联合国艾滋病规划署应该更好地与他们保持联系，但这并不容易，因为他们总是认为我们做得还是不够，而且他们的大部分观点是正确的。我们之前的关系总是很复杂，既然我们是一家政府机构，就得对政府负责。但是，我们也经常设法以双赢的方式，有时甚至是协调得当的方式与艾滋病活动家进行合作。

毕竟我们的目标是一致的，至少我是这样认为的。然而，与美国的艾滋病活动家和艾滋病毒感染者群体的首次接触警醒了我。1996 年，在华盛顿特区红十字会与来自美国各地的团体会面时，他们告诉我，他们必须动用全部精力以确保美国有足够的治疗药物，并支持失去工作与家园的美国艾滋病患者。他们祝我好运，但我并没有觉得哪里赢来了幸运感，因为事情已经这样了。

我很失望，但至少他们是诚实的。很多时候，人们总是在答应提供帮助之后就销声匿迹了。一个例外是我在 1994 年巴黎艾滋病峰会上遇到的艾滋病解放力量联盟（ActUp New York，译者注：是 1988 年 3 月 29 日成立于纽约州的一个艾滋病民间组织。ActUp 是 AIDS Coaliation to Unleash Power 的缩写，意思是艾滋病患者联合起来爆发巨大的力量）在纽约的联合创始人埃里克·索耶（Eric Sawyer）。他高大而充满活力，是一位罕见的早期就用全球视野看待流行病的人。

相同的事情，欧洲的情况却是不同的：抗逆转录病毒疗法快速地成为全民医疗保健系统的一部分，而且通常对患者是免费的。因此，在药物的可及性方面的批评就大大减少了。早些时候在法国，最大的艾滋病服务组织 AIDES（法语，援助的意思），开始支持非洲法语国家和东欧的团体。ActUp 巴黎（ActUp Paris）是一个非常小的团体，但他们具有出色的沟通技巧，受到媒体的欢迎，并且精力充沛地几乎同所有人斗争，包括在联合国艾滋病规划署的我们。ActUp活动家曾一度闯进我们董事会的会议，要求患者获得广泛的治疗，人身攻击是他们的拿手好戏。然而，有一天他们的行为太过离谱了，背离了法国的公众。当时我正在参加巴黎电视台举行的一年一度的为艾滋病筹款的法国防治艾滋病行动协会（Sidaction）活动。ActUp的代表高呼法国是不付钱的蠢货，还侮辱那些通过电话捐钱的人。捐款活动被迫中止了，法国的防治艾滋病行动协会从此未能真正地恢复元气。我可以理解活动家们面对自满和施舍时的愤怒，我们也很生气、沮丧。但这再次提醒我，极端主义是多么的危险和背道而驰，这样的朋友就是敌人。

最令我感动的一件事发生在 1999 年。当时，在乌克兰基辅召开了全乌克兰艾滋病毒感染者网络创始会议，我是他们的特邀嘉宾。乌克兰正在经历艾滋病疫情，来自全国大约 200 名感染者参加了这次不公开的会议。我走进一所由共产主义建筑师设计的大学建筑里，在那个冰冷的房间，在这个经常暴力排斥艾滋病毒感染者的社会里，我感觉自己可以触摸到他们的活力、希望和孤独。这些年轻的男男女女们漂亮、甜美、聪慧，尽管实际上大部分的代表和演讲者都是女性，事实上，女性往往是西方世界以外应对艾滋病的支柱。这让我想起了与他们年龄相仿的我的女儿萨拉。这些人并不是传统意义上的瘾君子，通常他们都受过高等教育，许多人是偶然感染，或是多少与滥用药物有关。

我花了几个小时和他们讨论他们的担忧、计划以及我们如何能帮助到他们。他们才是我们存在的理由，而且与他们的遭遇相比，我的工作就是"小菜一碟"。团结一致，积极对待生活才是他们坚持下去的力量源泉。在随后的几年里，经过多次斗争后，他们确实对乌克兰做出了重大的改变——事实上，他们是这个国家一系列草根民主运动的创立者。会议后，我前往气势恢宏的总统府看望列昂尼德·库奇马（Leonid Kuchma）总统，他的女儿埃琳娜·平丘克（Elena Pinchuck）掌管一项活跃于艾滋病事业的基金会。我向库奇马总统传达了刚刚会面的那些年轻人的诉求，也就一些问题展开了讨论。后来，乌克兰成为联合国艾滋病事务的重要代言人。

* * *

巴西是艾滋病问题的早期领导者，其国内的同性恋群体在早期遭受到艾滋病疫情的严重侵害。经过多年的军事独裁统治后，巴西终于在20世纪90年代建立了充满活力的公民社会。巴西的新宪法规定健康也是一项权利，这为政治家和艾滋病活动家的需求提供了法律依据。此外，巴西社会对艾滋病的预防、安全套和性行为等持开放态度，提供的信息坦率而且务实。巴西人对这些事情的焦虑似乎也比其他许多国家的民众要少。

巴西的艾滋病项目围绕着嘉年华展开，还在大量的受欢迎的节日中宣传艾滋病的预防信息，分发数百万个安全套。1999年，我在位于里约热内卢（Rio de Janeiro）一个拥挤的热门街区的著名学校曼汉·桑巴（Mangheira Samba）学校参加排练。随着难以置信的、令人陶醉的嘉年华鼓声回响，老老少少们穿着校服一样的粉红色和绿色服装，跳着轻快的滑步和桑巴经过，人们还在争论如何使用安全套才能更令人兴奋和充满情欲。我很尴尬，不知该如何参与他们的讨论。

在任职联合国艾滋病规划署期间，我和老同事巴西人路易斯·洛雷斯（Luiz Loures）和佩德罗·切克（Pedro Chequer）一起成了巴西的常客。他们除了在技术上非常称职之外，还是巴西公共卫生专家，两人还都是操控政治的高手。因此，我们一起在巴西利亚，也就是那座始建于50年代，位于丛林深处的不可思议的蝴蝶形首都，在城市的走廊中我们度过了很多的时光。

1998年，巴西经历了一次重大的财政危机，国家债台高筑，流通货币贬值。在此情况下，国际货币基金组织还大幅地削减预算，才对巴西进行援助。削减的预算中就包括原定向艾滋病患者提供的抗逆转录病毒药物。巴西是唯一一个大规模提供这种治疗的发展中国家，并开始生产其仿制药，以降低治疗费用。

对于当时正在接受治疗的巴西人来说，这相当于受到了死刑宣判。这也是国际救援史上的一项重大倒退。我立即飞往巴西利亚。实际上，说服费尔南多·恩里克·卡多佐（Fernando Henrique Cardoso）总统和他的卫生部长若泽·塞拉（José Serra）并不困难，他们对艾滋病事业的决心坚定不移。我和卡多佐在总统府召开了备受瞩目的新闻发布会，确认了巴西政府将继续向艾滋病患者提供治疗药物的决心。

卢拉（Lula）总统继任后，继续投身到艾滋病事业中。他在亚马逊热带雨林——橡胶的源头，创办了一家安全套工厂。卢拉是我见过的众多国家元首中特点最为鲜明的人物之一。2005年在他办公室召开的一次会议中，卢拉告诉我："我的卫生部长说我们应该戒烟，但总统太喜欢雪茄了。他说应该少吃糖，但我喝咖啡怎么能不加糖呢？他说应该戒酒，但总统每天晚上都要喝卡沙萨酒（Cachaça，编著注：一种烈性甘蔗酒，巴西的国酒）。你现在要来告诉我不许有性生活吗？"然后他大声地笑了起来。这一番言论让他的卫生部长很尴尬。2位总统都指示他们的外交官支持联合国艾滋病规划署，并立场坚定地要求发展中国家可以获得抗艾滋病的药物，包括仿制药。巴西的外交大使非常称职，如果一个多边组织不能维护较贫穷国家的利益，那么巴西大使就会非常执着地据理力争。

当然巴西也有另一面，有世界上最大的不公平。2002年，我前往位于东北部的福塔莱萨（Fortaleza），参加美洲开发银行的会议。那时，我已经学会了如何与会议中的银行家和财务人员交谈，但会议结束后与他们的联谊并不是我的菜。因此，我走遍城镇，与人们谈论他们的生活——虽然艰辛，但充满欢乐和希望。早上在海边慢跑时，我看到孩子和大人们在挖垃圾。当时我在想：这个世界总共有两种人，一种是用手中的垃圾填满垃圾箱的人，而另一种则为了生存而把垃圾箱掏空的人。

* * *

人们总是希望听到有关我和菲德尔·卡斯特罗会面的故事。诚然，他真的非比寻常。20世纪90年代，我曾多次前往古巴参加会议，还与当地的官员会面。古巴有一个小范围的艾滋病疫情，大多数是由协助各种非洲战争的士兵带到岛屿上的，但政府基本上将所有艾滋病毒阳性患者监禁在疗养院中，这一政策明显侵犯了他们的人权，更不用说由此而来的高昂费用了。1999年10月，我抵达哈瓦那（Havana），与联合国艾滋病规划署拉丁美洲负责人路易斯·洛雷斯和加勒比地区负责人佩吉·麦克沃伊（Peggy McEvoy）一起召开了所有拉丁美洲卫生部长会议。佩吉是一位经验丰富的美国公共卫生专家，麦卡锡时代在古巴长大，当时她的父亲是编剧，被禁止在好莱坞工作。她用古巴语的方式讲西班牙语。正当我们由于时差累坏了，准备回到房间睡觉时，我收到一条信息——司令官想见我。

大约是晚上 9 时，我们在一场热带风暴引发的暴雨中抵达了总统府。这里是西班牙殖民地巴洛克风格和现代建筑的混合体，拥有令人惊叹的热带蕨类植物和岩石花园。稍作等待后，菲德尔穿着一条橄榄灰色的长裤，脚上一双旧的阿迪达斯运动鞋，头戴一顶帽子。（顺便说一句，绝不能称他为卡斯特罗先生。）他是一位令人惊讶的大人物，皮肤状态表明这是一位老人，但他的体态充满活力，他几乎不间断地讲述了几个省的洪水问题。他似乎对数字很着迷，详细说明了每个省份每平方米的百升水量。在谈话过程中，我设法说："对不起，司令官，我们对于您的洪水灾民表示声援，但我此行的目的是艾滋病。"

"哈！是的，你是那个负责艾滋病的家伙。"于是他转向一堆艾滋病的问题。牙买加（Jamaica）有多少病例，安哥拉（Angola）有多少病例，发病率、流行率是多少。他带我走进办公室，问我想喝点什么。我要了一杯水，但被他彻底地拒绝了。所以我改口说要一杯莫吉托（译者注：一种鸡尾酒），谈话才得以继续。他想了解所有的事情：哪个国家疫情控制的最好，如何做到的，为什么能做到。接着是我，我的背景、非洲的经历、非洲的艾滋病疫情等。当时是有一位翻译在场的，但菲德尔讲的西班牙语缓慢而且非常清晰，他过去常常对群众发表讲话，所以我几乎可以理解他的所有语言，同时，他也可以理解我的英语、法语和粗浅的西班牙语。

我们讨论了古巴的政策，也就是对每个艾滋病毒阳性的人进行隔离，并对他们过去的每一位性伴侣进行检测。我告诉他这是无效的，不公平也太昂贵，而且根本没办法全面地开展工作。他仔细地倾听，然后突然打断我："你不饿吗？"此时已过午夜，但菲德尔指示秘书给副总统和几位部长打电话："嘿！我办公室里有个有趣的家伙，来见见他。"45 分钟内，他们到齐了，睡眼惺忪地直接走进餐厅。夸张地讲，在古巴工作，你就别想睡觉。

佩吉和路易斯一直在餐巾纸上记录下所有似乎重要的讨论，但此时我们已经开始谈论全球变暖和联合国了。菲德尔夸夸其谈，评述资本主义迫在眉睫的衰落。我说："嗨，菲德尔，不要跟我说这些好吗，我认为资本主义是不会衰落的。"此刻几乎残存的外交礼仪也消失了。

显然另一场长久的争论即将开始，但此时我尿急。在外交场合中，这种事情很微妙，规程要求永远不要激发如此卑微的身体机能。然而，我说："菲德尔，浴室在哪里？"他很快回应道："哈！我跟你一起去。"这是一个令人难忘的时刻，我跟在菲德尔·卡斯特罗身后，在凌晨 2 时，途经身着军装、撑在枪支上熟睡的年轻士兵的身旁，穿过哈瓦那革命宫（Palacio de la Revolucion）的幽暗走廊。

凌晨 4 时左右，我们互相告别。虽然我已经筋疲力尽了，但仍无法入睡。我的会议是在早上 9 时，所以我冲了澡，然后复习讲稿，并设法用我那糟糕的西班牙语向拉丁美洲的卫生部长们演讲。与泛美卫生组织主任乔治·阿列内爵士（Sir George Alleyne）相比，他们对艾滋病规划署，甚至对整个艾滋病主题都非常敌视。艾滋病被视为是同性恋的问题，因而基本上是不正常的，许多人还反对在他们的国家推广安全套。

但是在上午 11 时左右，门口出现了骚动，是谁？是司令官！

他的到来毫无预兆，此时他正凝视着这边，并用西班牙语咆哮："彼得在哪里？"菲德尔看着我说："哈，你没有梳头发，什么时候起床的？"紧接着他发表了关于艾滋病的长篇即兴演讲——艾滋病是多么重要啊，而我就是那个既了解疫情又指导如何防治的人。我想也许他已经忘记了联合国艾滋病规划署的名字，因为他把它称为"彼得的项目"，这非常有趣。这件事帮助我打破了与许多部长间的僵局，因为即使房间里的大多数人（如果不是全部）没有认同指挥官的政治观点，他们也很尊重他，这可能是出于古巴在健康和生物医学研究方面的良好记录。

此后，我多次访问古巴，并启动了数个技术合作和培训项目。古巴的艾滋病流行病学很复杂，同时存在异性恋和同性恋传播。有一天，我参观了省会马赞塔斯（Mazantas）的一所学校。在10岁孩子以艾滋病为主题的标准化演讲之后，一个小女孩站了起来，在省长和共产党书记这两位男性面前对我说："医生，你知道我们为什么会有艾滋病的问题吗？"

我说我也不是很清楚，我非常想听听她对此的看法。她说："因为这里所有的男人都是双性恋！"每个人都大笑起来。

我有时试图与菲德尔讨论人权问题。在一次到访中，我听说有70名反对者被判入狱长达27年，所以我再次提出这个问题，但每次讨论进行得都不顺利。然而，他对我个人和联合国艾滋病规划署仍然非常尊重。在2000年4月举行的南方峰会上，菲德尔告诉50多位总统，他们应该采取行动对抗艾滋病，联合国艾滋病规划署是寻求帮助的好地方。他向我介绍了几位非洲领导人、民主人士和独裁者，包括津巴布韦的罗伯特·穆加贝（Robert Mugabe）。而且，顺便说一句，后来古巴放宽了疗养院的规定。如今，如果发现人们感染艾滋病毒，政府只强制其参加为期6个月的安全性行为训练。

* * *

1999 年 7 月 13 日，《纽约时报》的拉里·奥特曼（Larry Altman）在他的《医生的世界》周栏中刊登了对我的采访。标题是"在非洲，对艾滋病的致命沉默正在升温"。那时艾滋病世界中很少有人相信我，但是在我多次高强度的国家访问中，我感觉事情开始变化了。艾滋病的传播正在减缓，虽然只有少数几个国家，但我认为变化已经开始了，而且我认为这大部分要归功于这些国家的各级领导。

几乎所有的领导人，最明显的是在非洲，在其他地方也有，都因极其严重的拖延和否认艾滋病疫情而有过失。在乌干达，约韦里·穆塞韦尼是一位健壮、平易近人、出身农民的士兵，他是一个例外；另一个例外是塞内加尔的阿卜杜·迪乌夫（Abdou Diouf），他将天主教会和伊斯兰宗教领袖也纳入了活跃和聪明的预防项目之中。到 2000 年在博茨瓦纳，超过 30% 的成年人检测出艾滋病毒阳性，总统费斯图斯·莫哈埃（Festus Mogae）坚决在艾滋病应对方面发挥个人的领导作用。他是一位说话温和的前公务员，经民主选举产生，并且他的全体内阁成员都对艾滋病方面的工作负责。他对国际合作持开放态度，特别欢迎与哈佛大学、宾夕法尼亚大学和美国 CDC 等美国机构合作。莫哈埃并不是一位可以轻易被说服的人，他经常会问很多尖锐的问题，但是一旦他觉得这样做是正确的，他就会去做。我记得 2007 年与他会面，在场人员还有一半的内阁成员，以及时任比尔和梅林达·盖茨基金会全球健康总裁的山田达奇（Tachi Yamada）、联合国儿童基金会执行主任安·维尼曼（Ann Veneman）。我们提供的研究结果显示，男性包皮环切可以将男性感染艾滋病的风险降低 50%。这对于一个不存在男性割礼的国家来说，是一项艰难的挑战。我们讨论了所有问题，直到会议结束也没有结论，但随后男性割礼成为这个国家的一项政策。同样重要的是，博茨瓦纳超过 85% 的艾滋病患者现在接受了抗逆转录病毒治疗。这是目前世界上最高的比例之一，高于很多高收入的国家。这正是优秀的领导、完善的管理和国际间合作的结果。

在卢旺达，总统保罗·卡加梅（Paul Kagame）让我感到震惊，因为他是给我留下最深刻印象的人之一，他不露圭角，但却敏锐清晰，足智多谋。我是在 1994 年种族清洗后在基加利与他会面的第一批高级联合国官员之一。出于联合国维和行动和联合国安理会（以及所有其他世界大国）未能阻止对 80 万人的种族清洗行动，我们会面时的气氛有些微妙。尽管如此，原定为 30 分钟礼节性的会议却持续了几个小时。

卡加梅穿着运动衫，在他简洁的住所里接见了我，这里受到几层安全线的严密保护。我向他请教了他的战略建议，在发言之前他向我询问了几个深思已久的问题。我们一致同意继续共同思考，他也同意与同事们讨论这个地区的艾滋病问题。他的妻子珍妮特（Janet）是一位优雅的心理学家，是推动"非洲女性第一组织"防治艾滋病的重要力量。这一组织在 2000 年后的 10 年里活跃于几个国家，极大地帮助提高了艾滋病这个流行病的知名度。

卡加梅让阿格尼丝·比纳吉（Agnes Binagwaho）博士负责卢旺达的艾滋病项目。阿格尼丝是来自非洲卢旺达的侨民，是一名精力充沛的儿科医生。她曾是我的学生，这让我感到非常自豪。她组织的艾滋病防治工作是一种成功的军事行动，但是主要的参与者是那些在种族清洗中幸存下来的携带艾滋病毒的寡妇等社区团体。我见过其中几个人，所有人都在种族清洗期间被强奸了，很可能就是那时感染了艾滋病毒。许多人已经怀孕，因此她们将养育强奸犯和凶手的孩子，这些人通常是杀死她们丈夫或之前孩子的罪魁祸首。仅仅思考他们的处境就让我产生巨大的精神压力。我们确保每个人都能够获得抗逆转录病毒药物的治疗，而与我一起在东非旅行过的新闻周刊的摄影师乔纳森·图尔戈尼克（Jonathan Turgovnik），此时也创办了一个基金会，为这些经常受到侮辱的儿童提供教育基金，他还出版了一本十分感人的书籍——《有图谋的罪恶：因强奸而出生的卢旺达儿童》（*Intended Consequences*: *Rwandan Children Born of Rape*）。

卢旺达是一个令人难以忘怀的国家，处于近代事件引发的恐惧和阴影之中。但是我喜欢卡加梅清晰的管理风格。有一次，我和英国国际发展部常务秘书苏马·查克拉巴蒂（Suma Chakrabarti）共同参加了在阿卡盖拉国家公园举办的政府务虚会，每位内阁部长必须就主要指标配合幻灯片进行汇报。在每一个部门的汇报中都有一张图表，列出目标、时间节点和完成的百分比。不得不说，不论以何种标准来衡量，这样的工作都令人印象深刻。

非洲许多其他领导人拒绝面对艾滋病的事实，或者躲在道德舆论的背后。我记得有一次赞比亚总统弗雷德里克·奇卢巴（Frederick Chiluba）（赞比亚是受艾滋病影响最严重的国家之一），从他坐的办公桌后面拿出了一本圣经，然后开始大声地朗读其中的一段，对他而言这一段文字在暗示艾滋病是对"乱伦"的惩罚。我认为西方关于艾滋病的言论也让人产生不安，这些言论通常被视为极具攻击性，充满了欧洲普通大众对非洲人过度性生活的谬论。

我总是在思考，艾滋病这种流行病几乎每天都在屠戮这些国家最强壮的生产力，但这些国家的领导人却总是不采取任何行动。越是思考其中的原因，我越是想问他们为什么不采取行动呢？如果他们连公民的其他疾苦都漠不关心，他们凭什么要去关心艾滋病呢？我形成了一套快速评估遇到的国家元首对抗艾滋病可能性的测试：

鞋子或手表测试。卡加梅通过了测试，他的手表充满了高科技，有各种各样的小配件，但价格并不昂贵。与之形成鲜明对比的是加蓬的奥马尔·邦戈（Omar Bongo）。在接待像我这种身份的人时，他坐在高处一个像王座的椅子上，脚上穿着一双手工缝制的有跟的鳄鱼皮鞋，手上的表还镶嵌着钻石。另一位总统则带着他自己的肖像到处旅行，在他入住的酒店的每个房间里都挂上他的肖像。他的妻子们在外国旅行时每天至少要更换一套完整的珠宝。这样的领导人不胜枚举。

与此同时，我们在南非面临一道特殊的难题。早期，尽管毗邻扎伊尔这种艾滋病患者数量庞大的国家，南非的疾病流行情况与欧洲国家类似，艾滋病几乎只存在于男同性恋群体中。1990 年，全国几乎每个地区的患病率都不足 1%。然而到了 1998 年前后，艾滋病暴发了，其传播速度与 20 世纪 80 年代在旧金山男同性恋中传播的速度一样惊人。然而，这种情况的传播并非集中在一个小群体中，而是在整个社会中，就像海啸一样，悲剧性地、均匀地、以势不可当之势席卷南非。

南非艾滋病问题的根源在于种族隔离，其劳工组织方式割裂了整个南非的家庭。在矿山和城市工作的男人们不可以携带家眷，他们背井离乡，同其他孤独的男人们一起在公司宿舍中居住 11 个月，时不时地召妓宣泄。随后种族隔离制度垮台了，打开了南非自由迁移的大门。受内战和干旱困扰的地区中，南非是最富有的国家。国土法的终结也使人们可以在国内自由通行。

无独有偶，流行病的传播还有其他一些因素，如同时期高数量的性伴侣。刚刚感染艾滋病毒时，患者血液中的病毒水平会非常高，此时如果同多个人发生性关系，就可能传染所有人。但是没有证据表明南非人同时期拥有的性伴侣数目比其他国家的人多。缺乏男性包皮环切术是否也是因素之一呢？确实，受过割礼的男性感染艾滋病的可能性要小得多，而南非男性很少受到割礼，但欧洲、中国和其他亚洲国家的大多数男性也未受割礼。特殊的性生活方式，如肛交？根本没有证据指向这一点。亦或是未经治疗的性病的辅助？这也是一种可能性，但是在其他社会中也有类似的问题，而疫情增长的速度却远远低于南非。特殊的病毒株或遗传因素？没有证据。有人认为，南非艾滋病传播的关键因素可能与性别有关：男性主导，性高压。其他人则认为可能是过早的性行为，但实际上，15岁以下的性行为在南部非洲女孩中并不常见。是因为性伴侣比其他地区更多吗？实际上，全球调查结果表明，美国的男男女女们一生中的性伴侣数目比非洲人还多。

我自己的观点是，南非的灾难是多种因素糅杂在一起的结果。正如在矢量数学中，矢量的结果是所有矢量影响的累积，几个看似很小的因素累积在一起产生了多重推力，制造了一场完美的风暴。现今，我们称之为过度流行。

* * *

不仅仅是发展中国家应该摆脱对艾滋病的否认，接受劝告并支付长期的治疗费用，某些发达国家也是如此。在所谓的捐助国中，荷兰、瑞典和挪威非常支持联合国艾滋病规划署的工作，这是少数几个在实际行动中仍能尊重国际协定的国家，这项国际协定规定最富裕的国家要将国内生产总值的0.7%用于国际发展。然而，千禧年后的几年中，他们拒绝将发展援助资金用于抗逆转录病毒的治疗。他们认为这是一个无底洞，他们负担不起患者的终身用药，而且每人每年的费用是1.5万美金，真是贵得要死。由雅克·希拉克（Jacques Chirac）总统领导的法国强烈声明要让每位患者获得药物治疗，但事实上却是发展援助方面最吝啬的国家，因此严重缺乏诚信。

我们知道美国的立场是关键。美国是世界上最强大也是最富有的国家，他确定发展方向，也为其他国家构建了思考问题的方式框架。比尔·克林顿总统在白宫内设立了艾滋病部门，由桑迪·瑟曼（Sandy Thurman）领导。桑迪努力提高国会议员和其他人对非洲艾滋病的认识。在克林顿政府的最后几年，国际援助资金逐渐增加。然而，美国国际开发署官员为了维护对传统项目如人口控制的支持，反对将国会资金专门用于海外艾滋病工作。时任美国国际开发署高级副助理署长的达夫·吉莱斯皮写到如果没有像疫苗这样的简单工具，发展中国家的艾滋病活动只能"榨干"来自重要援助项目的各种资源，却对流行病的防治毫无裨益。这道出了 20 世纪 90 年代后期大多数国际发展专业人士的心声。

1998 年 6 月，达夫和来自英国的戴维·纳巴罗代表所有主要捐助国寄给我一封措辞强硬的信件，就联合国艾滋病规划署目前的情况进行了一定程度的谴责，同时又对如何让其发挥更好的作用提出了强烈的建议，其中对我们工作业绩的批评非常中肯。信中总结道，"未来几年内，艾滋病活动的资金将难以筹措"。我顿然失色。然而 1 年后，国际艾滋病资助首次超过了 10 亿美金，并在随后的 10 年里继续大幅增长。

那年晚些时候，我向华盛顿的一名高级援助官员施压，询问为什么没有对艾滋病做出更多援助的时候，他的回答是，"但是彼得，我们并没有为此做过计划啊。"难道死于艾滋病的数百万人中的任何一个人都是计划好的吗？我被这种冷酷的官僚主义作风彻底激怒了。

预测未来总是困难的，但所有这些人似乎都与非洲发生的事情，与他们的文明社会发生的事情，甚至是与政治家之间发生的事情严重脱节。在收到吉莱斯皮和纳巴罗的那封信时，我感觉举步维艰，但我想起了变色龙的哲理，然后回信道，我们会通过几项具体的方式改善工作业绩。然后迅速返回到动员工作中，基本上，我的目的就是努力证明他们是错的。不久之后，达夫和戴维成为我们艾滋病事业的盟友。

与媒体和记者接触的努力初见成效。我们已经成为全球流行病信息的集散地，报道也成了头版新闻。涵盖艾滋病众多领域的文章，从艾滋病的孤儿到对经济的影响等，这些充满人情味的故事刊登在《纽约时报》《新闻日报》《新闻周刊》《华尔街日报》《经济学人》《今日美国》《法国世界报》、西班牙时尚杂志《El País》等刊物。我甚至于 2000 年进入了名利场（Vanity Fair）的名人堂。当《华盛顿邮报》的记者巴顿·热尔曼（Barton Gellman）打电话给我说他正计划调查世界如何应对非洲艾滋病危机时，我抓住了这个机会，曝光了很多令人震惊的不作为的行为，并向他开放所有档案和笔记的访问权限，当然个人信息除外。可以想象，WHO 是肯定不会透露这些信息的。结果，3 篇系列文章全面详实地揭露出，"大多数手握权力之人决定不予理睬"，援助机构的应对也是"需求管理"等。换言之，他们试图通过质疑预防和治疗的可行性，来尽可能缩减本应对艾滋病患者的付出。热尔曼也同时发表了我的一些猜想。企业对这一问题正在慢慢觉醒，尽管觉醒的速度很慢，就像其他人一样，甚至是在受艾滋病影响严重的非洲开展业务的公司，他们的反应也很慢。也有一些警醒的人早期就有了察觉，如旧金山的利维·斯特劳斯（Levi Strauss）。意料之中，但也有例外。在联合国艾滋病规划署成立之前，我曾与金沙萨、赞比亚的喜力啤酒厂的员工共事，预防艾滋病感染，渣打银行已经启动了一项保护员工的计划。他们都是先驱，但我们仍然需要触及大企业、大公司的核心，他们可以帮助数百万的雇员保护自己，还可以影响政府做更多的事。

达沃斯世界经济论坛位于瑞士阿尔卑斯山，这里成为公司加入艾滋病事业的理想平台，随后也成为通过谈判降低抗逆转录病毒药物价格的理想场所。达沃斯论坛是一个非常独特的俱乐部，你要么花钱参加，当然花钱参加这种事可不是联合国艾滋病规划署的选择，要么就作为一名重要的政治家、学者或思想领袖而受到邀请。现今，几乎每次达沃斯论坛总会有联合国机构的领导团参加，但是 1997 年的时候事情还不是这样。那时我进入达沃斯的通行证是纳尔逊·曼德拉的名字。

通过南非当时的卫生部长，同时也是联合国艾滋病规划署委员会主席恩科萨扎娜·祖玛（Nkosazana Zuma），萨莉·考瓦尔设法说服了曼德拉总统出席达沃斯论坛，并向全体论坛成员发表关于艾滋病的讲话。这是曼德拉就艾滋病问题的第一次演讲。然而达沃斯的国会大厅太小，无法容纳所有想要听到那个已然成为这个时代最伟大偶像的曼德拉的声音。我完全可以感受得到他散发出的魅力。这一环节的其他演讲人包括我和理查德·赛克斯（Richard Sykes）爵士，他是 AZT 药物的生产商葛兰素惠康（GlaxoWellcome，英国制药公司）公司的首席执行官。当我们坐在狭小的绿色房间里等待发言时，气氛非常不好。此时正值曼德拉政府商讨通过一项新法规，也就是将仿制药的进口合法化。但当时的制药公司，包括赛克斯本人，正在大力游说反对新法规，事实上他们接着就起诉了纳尔逊·曼德拉总统。即便你不是公关天才也能看得出这是一个非常愚蠢的举动。

此时，观众已经厌倦了，但曼德拉给他们带来了触电般的刺激。他呼吁全球抗击艾滋病，并敦促商界支持艾滋病的防治。然后，我呼吁建立一个艾滋病全球商业理事会，该理事会于 8 个月后在爱丁堡（Edinburgh）举行的英联邦国家元首和政府首脑会议上正式启动。曼德拉是理事会赞助人，理查德·赛克斯是首任主席，但最初只有少数几家公司加入。当时在葛兰素惠康工作的本·普拉姆利（Ben Plumley），也就是理事会的首任执行董事。他后来说道："起初，公司的反应就如同从石头中挤出血来一般。"几年后，大多数大公司才看到他们的商业收支底线可能会受到旷工、死亡的影响。

* * *

1998 年 3 月在伦敦的马克俱乐部，伴随着美味的烟熏黑线鳕鱼和精致的侯伯王庄园美酒，MTV 国际网络公司的总裁比尔·罗迪与我一拍即合。他是一位非比寻常的商业总裁，是西点军校和哈佛大学的毕业生，导弹部队前任指挥官，是世界上几乎所有摇滚明星的朋友。他将 MTV 变成了第一个覆盖全球的通信网络，在全球范围内拥有强大的当地资源，但非洲是个例外。固定的年轻用户达到 8 亿。他的自传题名《如何创造商业摇滚》，这个标题已经说明了一切。

比尔当即同意成为联合国艾滋病规划署的特别大使，当时对于这种名誉任命还没有明确的程序。我们达成一致，认为 MTV 要推出"活着"（Staying Alive）倡议（现在是一个基金会），以预防年轻人间的艾滋病毒感染。很显然，要接触年轻人，就得通过他们的渠道，另一个明显的事实是，至少在预防传染性疾病传播中，相对于医生来说，记者和媒体可能会挽救更多的生命。

有组织的宗教宣传是我希望塑造的杰出联盟的最后一项。这并不是我的主意，我见过太多的教会和宗教人士对安全套的使用评头论足，或者将艾滋病毒感染者贴上罪人的标签。然而，萨莉·考瓦尔让我确信，解铃还须系铃人，她非常明智地指出宗教对数十亿人的影响。根据曾经深入扎伊尔的经历，我知道除主要城市之外，宗教组织往往是人们医疗和教育的唯一来源。如果我们想要接触到乡村人口，就必须让这些宗教人士也加入我们，共同努力。

1995 年，我奔赴泰国北部清迈（Chiang Mai）附近的佛印寺（Wat Pra Baht Nam Phu Temple，译者注：又称帕巴喃浦寺，意为佛足印喷泉寺，是泰国最大的晚期艾滋病患者收容中心，距曼谷约 160 公里），对这里可敬的修行僧进行了一次访问，此行开阔了我的眼界。当时这一地区约有 8% 的孕妇是艾滋病毒携带者，是亚洲比例最高的地区。一位可敬的修行僧正坐在高台上，周围至少有 50 个小袋子。这些袋里装满了无人认领、死于艾滋病的患者的骨灰——家人将他们拒之门外，甚至在死后都不曾改变。他解释说，这座寺庙是该地区唯一一个收治艾滋病患者的地方（这是在抗逆转录病毒治疗之前），许多患者被扔出家门。一些年轻女孩的家人经常鼓励他们到首都找工作，在这个贫困的地区，这是额外的收入。在曼谷的妓院里，她们感染了艾滋病。

那一次在乌干达的际遇给我留下了深刻的印象：乌干达圣公会（Anglican Church of Uganda）的吉迪恩·拜加吉沙（Gideon Byamugisha）教士愿意公开自己感染艾滋病的事实。一位牧师，感染了艾滋病毒，我认为这一定是他可以遇到的最耻辱的一件事情了，我很同情他。但是他非常快乐，他的大眼睛充满了活力，随时发出爽朗的笑声。他给我讲述，当时他所在的教会已经在驱逐艾滋病患者，他如何努力向妻子、同事和教会透露自己感染了艾滋病。但是，他的主教要求他领导圣公会在乌干达的艾滋病项目。他出人意料地成了非洲艾滋病问题的发言人，并在基督教社区还有其他地区采取大量措施来融化人们心中关于艾滋病的坚冰。

那次会议之后的几个星期，我参加了在科特迪瓦的天主教会为年轻女性举办的健康教育课程。在这家天主教堂附近的亚穆苏克罗（Yamoussoukro）城镇，是费利克斯·乌弗埃·博瓦尼（Félix Houphouet–Boigny）总统的出生地，他在这里花费了大量的公共资金，打造世界第二大教堂。在课程过程中，活动挂图上出现了一个安全套的图画，我询问正在讲课的修女（欧洲人）："修女，您支持安全套吗？"她红着脸回答道："博士先生，当我展示这张图画时，我的身份是一位女性"。我认为，她的意思是说，她此时仅代表一位正常的女性，而不是一位虔诚的天主教修女。

我想知道她的上级会如何看待她这种偏离教义的行为。之后，在访问南部非洲纳米比亚（Namibia）的一家天主教医院时我得到了答案。门诊诊所的一个篮子里，装着一堆的安全套，每个人都可以免费领取。我向管事的修女问了同样的问题："修女，您支持安全套吗？"她的答案很简短："皮奥特博士，罗马离纳米比亚远的很。"随后她便走开了。这让我明白，甚至如罗马天主教会这样具有明显僵化的阶级结构的宗教，也并非顽石一块，在日常工作中也是由具有多样化风格的个人来主导进行的。

来自瑞典的卡勒·阿尔梅达尔（Kalle Almedal）曾是多米尼加僧侣，在联合国艾滋病规划署任职，他帮助我们与明爱会（Caritas）形成一致意见。明爱会是天主教援助组织，在大多数国家积极开展活动。这是 1996 年，几年以后，大多数的联合国组织才开始向组织有序的宗教团体寻求帮助。我们与明爱会的项目顺利开展，但一些天主教牧师继续强势地宣传要反对安全套，且教皇约翰·保罗（John Paul）在访问非洲国家时也坚决反对安全套。

对我来说，梵蒂冈对安全套的反对是不负责任的、令人震惊的。尽管如此，我们还是继续与当地教会处于等级制度中的成员们合作。后来，我定期在日内瓦会见多任的教皇大使，他们都是理性之人，同时我也发现他们既务实又受过良好的教育。然而 2003 年的某一天，罗马教皇家庭委员会负责人红衣主教洛佩斯·特鲁希略（Lopez Trujillo）发表了一项广为宣传的言论，即安全套绝不能阻止艾滋病毒，安全套上面有小洞，病毒可以通过小洞进行传播。这超过了我的忍耐极限。我致电日内瓦的教皇大使，表达了我的沮丧，同时我说他的言论毫无科学依据，我会公开表示就是像特鲁希略这样的人，才造成了正在艾滋病中垂死挣扎的人。我想，教皇大使实际上也很尴尬。我们达成一致，我应该直接与罗马教皇的人讨论这个问题。在那里我与谦逊的罗马教皇牧师关怀委员会的主教哈维尔·洛萨诺·巴拉甘（Javier Lozano Barragan）大主教两次会面。大主教威风凛凛，类似于梵蒂冈的卫生部长，他在老家墨西哥曾是一名拉丁语老师，这让我想起了弗朗西斯·培根（Francis Bacon）著名的肖像画——《教皇英诺森十世肖像》（Pope Innocent X）。

几周后，教皇大使告诉我教皇已经同意了与我会面的预约。罗马此行的目的有两个：我想在联合国艾滋病规划署和教会之间找到双方更多的共同点，希望停止关于安全套的争论。我知道教皇约翰保罗二世永远不会推广使用安全套，而我内心的变色龙告诉我，完全纠结于这种问题是没有任何作用的。但天主教神职人员至少应避免宣传安全套的负面信息，特别是其中涉及错误信息时。

我在梵蒂冈度过了 2 天美好的时光，从红衣主教的一间办公室走出来，通过文艺复兴时期和巴洛克式长廊，长廊中全部是小天使的装点，谈论着艾滋病的相关话题，步行到他的另一间办公室。他们组织得当，当我看到接应的人时，他已经收到了我与所有其他同事会面的简报。在特拉斯特维勒的一家小餐馆里，同大主教洛萨诺享用美味的午餐后，我们达成了一致意见：联合国艾滋病规划署在神学和道德问题上能力不够，但正如他所说，教会也没有能力辨别"材料质量"的好坏。换句话说，教会要克制有关安全套的言论，而联合国艾滋病规划署也要克制批评教会的演说。我认为，这个措辞谨慎的口头协议挽救了许多人的生命，而保护生命不正是他们所有人最高的道德准则吗？

　　世界上有不止一位教皇。1997 年在开罗，我就同萨莉·考瓦尔一起，此时她不得不用大围巾遮住头发，我们遇到了埃及科普特教会的教皇谢努达三世（Shenouda III）。教皇由 5 位主教陪同，他们看起来像是教皇的克隆人一样——所有 6 位都穿着黑色教服，留着长胡须。在他的教服下我能看到的只有他那令人印象深刻的鼻子和神采飞扬的眼睛。我请求他向所有的教会宣传，告知教徒们艾滋病的信息，还有提倡包容艾滋病毒感染者。他立刻接受了，但随后又操着一口带着浓重口音，但很流利的英语大声说："教授，艾滋病是由非法通奸造成的。"

　　教皇唇下白色的胡须随着每个音节抖动，铿锵有力的声音在每个字眼上徘徊："通奸！有些人出生就是如此，他们应该接受救治，而有些人则是为了淫乐，他们应该为此忏悔。"

　　我瞥了一眼萨莉，此时我们不敢相互对视，会议中余下的时间也是如此。这是一个愚蠢的小学生式的反应，因为我们刚刚对同性恋的本质进行了公开地、有趣地讨论。这当然没有前一天与埃及第一夫人苏珊·穆巴拉克（Suzanne Mubarak）的谈话那么糟糕，她对我说，没有足够高大的树木，可以绞死"这些同性恋们"。

　　之后，我们的下一个预约会谈对象是逊尼派伊斯兰教一位最受尊敬的宗教学者，埃尔阿什哈尔清真寺的伊玛目谢赫·赛义德·坦塔维（Sheikh Said Tantawy）。他看起来更像是一位教授，而非神职人员，办公室里堆满了书籍。这也是一次富有成效和比较友好的对话，因此他也常规性地谈到了艾滋病。

　　当一个国家的整个宗教领袖聚集在一起，传播开放的并反对歧视艾滋病毒感染者的信息时，它的影响力将是巨大的。正如 1999 年在埃塞俄比亚首都亚的斯亚贝巴（Addis Ababa）发生的事情一样，我与埃塞俄比亚东正教会大牧首阿布内·保罗（Abune Paulo），以及总统内加索·吉达达（Negasso Gidada）进行了多次会谈。最终在这个有近百万人感染，却仍将艾滋病彻底隐藏起来的国家，创造了一个安全的空间，让少数艾滋病毒感染者走向公众，人们正视艾滋病问题。后来，希望之曦（Dawn of Hope）——埃塞俄比亚第一个艾滋病毒感染者协会诞生了，我很自豪能帮助实现这一目标。

无独有偶，来自开普敦的大主教德蒙·图图（Desmond Tutu）在宣传艾滋病运动的广告语中说得最好，他的话刊登在了南非的报纸上——"性是上帝美丽的礼物"。如果他的所有同事都这样认为就好了。

* * *

然而并不是尝试过的每一件事都能奏效。1998 年 6 月，在西非布基纳法索的首都瓦加杜古（Ouagadougou）召开非洲统一组织首脑会议，我向全体与会者进行了大会报告。对于不是非洲人，也不是国家元首的我来说，这是一种罕见的特权，我认为这反映出非洲人越来越认识到必须采取大胆的行动来对抗艾滋病的流行了。我预言说，以后很可能会形成一种国际伙伴关系，它将汇集非洲各国政府和民间社会以及捐助者和联合国的力量，为艾滋病的预防和治疗筹集资金，并为之努力行动。

但是，我们还没有成功动员政治家们，也没有募集到所需的资金。我认为失败之处在于提出的关于国际伙伴关系的计划太过以联合国为重点了，这让非洲政府没有意识到他们才是这项计划的"主角"。此外，当时捐助机构还没有准备好在非洲为艾滋病投入大量的资金。他们想要控制议程，而不是让联合国艾滋病规划署来操控这一切，因此他们以许多微妙甚至是露骨的方式破坏了这一倡议。他们仍然没有了解到这种流行病正在摧毁他们的非洲发展计划。

从积极的方面来看，1999年5月在亚的斯亚贝巴举行的年度会议上，所有非洲国家的财政部长第一次坐在一起，共同讨论艾滋病问题。我谈论到这一流行病对经济发展的威胁之后，会场死一般的寂静。我以为这是再一次地极端否认——像往常一样，停顿之后，每个人都做出一副严肃的表情，然后又是老样子。但随后贝宁财政部长站起来说："是的，我们遇到了问题，现在是我们面对现实的时候。"部长们一个接着一个地发言，有时也会提起家人和同事中的艾滋病患者。那天晚上，许多人和我一起在酒店饮酒继续讨论，并询问他们如何才能有用武之地。

同年，世界银行在主管非洲地区事务的副行长办公室设立了非洲艾滋病运动工作组（AIDS Campaign Team，ACT Africa），由德布雷博·祖迪埃直接带领。由于世界银行在非洲地区拥有强大的权力，这是另一项重大的进展。我们还迫使所有主要援助机构之间就艾滋病问题，于1999年4月在伦敦进行单独讨论，1999年12月再一次召开会议，由联合国秘书长科菲·安南主持，非洲部长、活动家和企业领导人等也加入了这次会议。

这场会议就是一次赌博，差点儿使我丢掉工作。我向安南的副秘书长路易斯·弗雷谢特（Louise Frechette）保证，会议将有高层参与，我集中力量说服非洲人到场，他们也确实参会了。但随后我们了解到，在英国和瑞典的带领下，捐助国计划采取消极进攻的策略，只派遣初级职员到场。无奈之下，我和吉姆·谢里呼吁几位私人朋友，打破捐赠者们实际的抵抗行动。克林顿的艾滋病大使桑迪·瑟曼和来自安特卫普的同胞安德鲁·巴拉尔（Eddy Boutmans，比利时国际发展国务秘书）改变了原定的计划，及时赶到了会场，代表着他们强有力的支持。安南当时正处于最佳状态，非洲的参与者明确表示他们要行动起来，对抗艾滋病。

联想到科菲·安南最近有目共睹的大力承诺，这一切都毫无疑问地向捐助国发出信号，他们必须共同行动起来，对抗艾滋病。这也意味着非洲开始慢慢地接过艾滋病问题的主动权。在这一系列的变化过程中，我们是催化剂。但这花费了很长的时间，才走到今天这一步。

截止到1999年，约有2600万成人和儿童感染艾滋病毒，其中2/3的人生活在非洲。每天新增感染病例超过9000例，也就是说每分钟新增感染人数超过6人。超过1/5的新感染者是15—24岁的年轻人。约有590万名非洲儿童因为艾滋病而成为孤儿。在16个非洲国家，每10位成年人就有1位患有艾滋病。而1000名患者中，勉强有1人接受了救命的抗逆转录病毒治疗。我们关于世界艾滋病状况的年度报道表明，1999年艾滋病已经成为撒哈拉以南非洲人民的第一大死因。几十年间，艾滋病从无到有，到现在已经发展成为所有健康问题的主要因素。

然而，到了千禧年之际，我们的"杰出联盟"开始朝着各式各样、多姿多彩的状态发展。南非矿业协会、英国圣公会、共产党以及贸易联盟，这些组织与治疗行动运动（Treatment Action Campaign，TAC）、无国界医生组织以及联合国艾滋病规划署这些单位的共同点是什么呢？一个共同的目标：战胜艾滋病，照顾受害者。强大的联盟成了变革的推动力。

第 19 章 尖峰时刻

进入 21 世纪，人们对流行病的态度发生了急剧转变。短短一年之内，艾滋病疫情俨然成了世界领导人和各国组织迫切而不可避免的话题。我认为这些变化得益于我们联合国艾滋病规划署的"全球健康外交手腕"，今天时常还有人这样称呼我们的工作。这是一个有些拗口的术语，代表着将科学专业知识与传统外交手段结合起来，将国家和战略利益置于重中之重，形成的一种跨国界合作的新形式。

我们成功地将艾滋病的地位提升到了任何健康问题都无可比拟的程度。此前，从未有健康问题获得如此广泛的讨论，如今这俨然成为国际与各国政治的重任。成功的关键在于联合国安理会，而在联合国安理会中起关键作用的正是里卡德·霍尔布鲁克（Richard Holbrooke）。他不知疲倦，但脾气尖刻，是一位富有传奇色彩的美国外交官，时任美国驻联合国大使。此前我曾在美国驻联合国代表团的一次正式会面上见过他，对他印象深刻。所以当得知他计划于 1999 年 11 月访问非洲大湖区时，我便设法从他的助理处打听到了他详细的行程。

我让工作人员对卢旺达、布隆迪和刚果地区的艾滋病情况进行了简短而有力的评估，而我则确保这些评估结果包含在霍尔布鲁克将要阅读的介绍文件中。然后，在他将要访问的每个城镇，我们都通知联合国艾滋病规划署的驻国工作人员和当地的活动家团体，还有艾滋病毒感染者与他相遇，向他提问，并展示他们的生活条件。

这就是活动家的行为方式——穷追不舍。

霍尔布鲁克回到纽约便举行了新闻发布会并发表了讲话，大意是：毋庸置疑，当地的安全局势的确很糟糕，但目前来看真正威胁人们生命的是艾滋病，我们必须对此采取行动了。他要求与我见面，并对我说："彼得，我们要在安理会讨论艾滋病的问题，因为那些家伙根本不知道当地的真实情况。"当然，我知道6个月之前的霍尔布鲁克对此也是一无所知，但我没有说破。然后他补充道："为了把这个问题提上议程，我知道引子是什么——维和部队。"

安理会是联合国的权力所在，在那里讨论的任何事都足以改变人们的生活。但是这个组织拥有的权利也并非是无限的，因为经社理事会通常负责监督其经济和社会事务。安理会的决定具有约束力（至少在理论上），可以做出战争或维和的裁定。但正如霍尔布鲁克现在所知道的那样，联合国维和人员（目前有12万人）有可能感染或传播艾滋病毒。他的想法是将此作为引子，辩论艾滋病对国家安全的影响。此外，由于美国将于2000年1月担任安理会轮值主席国，霍尔布鲁克希望非洲的艾滋病能够成为21世纪安理会第一次会议的主题。这真的是太机智了。

在圣诞节前后的几周内完成这项艰巨的任务，困难可想而知。我指派了瑞典前维和人员乌尔夫·克里斯托费森（Ulf Kristoffersen）和我的顾问吉姆·谢里开展这项工作。他们与霍尔布鲁克的办公室人员一起，校对数据、筹备会议。我们的圣诞假期就是这样度过的。我在12月中旬确认了会议将包含艾滋病版块，当联合国的外交官们回国吃着火鸡或者享受其他美食时，我们仍在努力奋战。当他们回来时，我们让所有的人都刮目相看。所有的这一切都是在与科菲·安南的加拿大籍副秘书长路易斯·弗雷谢特的密切协商下完成的。她是一位坚强的女性，起初似乎阻止科菲·安南参加联合国艾滋病规划署的活动，她可能认为这是一个不靠谱的、以某种方式混进联合国系统的非政府组织类型的团体。作为前任国防部副部长，路易斯极其敏锐，也极富幽默感。当我说服她艾滋病问题不但重要，并且实际上已经逐步开始解决之后，她便积极地参与进来，并确保我在多边政治的雷区和迷宫中能够保持良好的工作效率。我欠了她很大的人情。

美国副总统阿尔·戈尔（Al Gore）于 1 月 10 日主持了这场辩论，并明确表示艾滋病是对和平与安全的威胁。科菲·安南告诉与会的重要人物，艾滋病对非洲的破坏性作用与战争不相上下，它正在引发社会的经济危机，影响政局的稳定。我努力专注于台上的发言，但注意力却被悬挂在戈尔和安南身后的巨幅画作吸引。这是一部阴暗的表现主义作品，使用深色调表现了审判之日的场景。我认为这幅画非常适合挂在安理会会议的大厅，希望国家代表们在做出庄严的战争决定时，会时不时地看它一眼。

然后轮到我发言了。我是那种无论会议大小，上台前都会紧张得不得了的人。我陈述了事实，将艾滋病重新定义为是对国家发展和社会稳定的威胁，因此也构成了一种新形式的安全威胁，并要求所有的维和行动都具备预防艾滋病的条件。理事会于 7 月 18 日投票通过了第 1308 号决议，感谢霍尔布鲁克的不懈努力。

会议产生了巨大的效果。会上强调了艾滋病如何拖垮一个国家的卫生服务系统、消灭人口中大量的活跃的生产力量，并制造席卷全国的社会和经济危机，从而破坏国家政局的稳定。更重要的是，会议得以召开这件事本身就是我们获得的重大突破。在接下来的几年里，各国总统和总理们总会对我说："既然艾滋病问题能够在安理会上辩论，问题肯定已经相当严峻了。"内心深处，我当然认为这种想法很荒谬，但是我确实听到过这种观点。

在安理会辩论期间，乌克兰驻联合国大使曾建议召开一次联合国大会专题会议，专门讨论艾滋病问题。在苏联集团中乌克兰特立独行，是当时唯一一个制定了相对连贯的控制疫情对策的国家。之前我曾2次访问这里，与乌克兰国家领导人和社区团体会面。显然我得到了回报。

乌克兰提出的召开大会特别会议的建议令所有人大吃一惊。说实话，我没有立即理解他的用意。我听说，准备一次这样的活动通常需要2年的时间，要召开多次区域预备会议和前期会议，这些会议花销高昂，而且差不多就是耗费时间的讨论。我认为这会耗尽我们的精力，希望尽可能地缩短准备时间。我们首选的会议时间是2001年6月。另一个可行的时间是2001年9月中旬，而受"9·11"事件的影响，这将无法如期举行。如果真是如此，那也将改变艾滋病的流行趋势，资助艾滋病活动的全球基金不会启动，很多其他事情也不会发生。

联合国大会特别会议将聚焦全球外交官和政治决策者们的看法。这个宝贵的机会，不容闪失。一旦失败，就再也没有第二次机会能够将艾滋病问题置于世界议程的首位了。因此几个月后，我将联合国艾滋病规划署副主任、纽约人卡特勒恩·克拉沃（Kathleen Cravero）全职派往纽约，开始准备备战工作。我是在世界卫生组织与她相识的，当时她正与米夏埃尔·梅尔松共事，随后又担任联合国儿童基金会乌干达代表，期间她帮助乌干达开展了关于艾滋病的开创性的工作。在布隆迪担任联合国负责人期间，在一次访问内战时期的难民营时她险些丧命，她的2名同事被执行死刑，但她侥幸逃脱了，至今仍不能确定凶手是叛乱分子还是政府军队。如果将国际公务员比作王冠，卡特勒恩就是上面耀眼的宝石。把她安排在任何地方，她都会做得非常出色。她帮助我把联合国艾滋病规划署带到了另一个新的高度。当她觉察出我处于压力之中时（实际上大部分时间都是如此）就会给我讲笑话让我恢复活力。正是卡特勒恩克服种种困难，为我们圆满地完成了特别会议的准备工作。因为不论是议定书还是辩论的文本，几乎所有的内容都是有争议的，我们不能指望任何事情会顺利地运转。

安理会辩论的严肃性使得艾滋病在世界政治议程方面具有了全新的地位。这甚至让联合国共同发起机构的负责人们感到震惊。而联合国艾滋病规划署也成了被研究的对象。1年后，我的女儿萨拉告诉我，她必须要在伦敦的国际关系硕士课程上学习我的讲话。在没有任何争议的情况下拓宽安全的概念，艾滋病是首项典范。

此外，安理会会议之后，财政部长们开始非常关心艾滋病造成的经济损失。媒体也更加关注此事，并带领了许多大公司也参与进来。发达国家的艾滋病活动家们开始更加专注于解决发展中国家的问题。艾滋病开始牵动起情报机构、安全机构和宗教领袖们的神经。诸事顺利。

* * *

截至 2000 年，南非有超过 430 万的人口感染了艾滋病，成为全世界感染人数最多的国家。虽然其中很多人由于是新增感染者，尚未出现症状，也还没有死亡。但是，我很清楚那只是时间问题。

由于最高领导层没能认识到艾滋病对国家存亡的特殊威胁，因此浪费了大量的时间，代价就是数十万人的性命。南非当时正在经历世界上传播最快的疫情之一，但即使我们与纳尔逊·曼德拉总统早在 1997 年 2 月就在达沃斯会面，此后他仍然没有在他的国家公开讨论过艾滋病问题。直到 1998 年 12 月 1 日世界艾滋病日，我陪同他到夸祖鲁纳塔尔（Kwazulu Natal）的一个军事基地，此时他在祖鲁国王古德威尔·兹韦利蒂尼（Goodwill Zwelithini）的面前，发表了实况转播的电视演讲。曼德拉说："我们敬佩那些勇敢的人……今天，他们要和我们一起说出，'我们就是艾滋病的人类面孔，我们也将不再沉默'。"那一天，这个时代最受尊敬的偶像，也为自己的国家打破了沉默。

当塔博·姆贝基于1999年当选南非新一任总统时，我对他的领导能力寄予了厚望，他诚实正直，又极其睿智，且口才极佳。但是2000年3月，负责非洲南部和东部事务的主任哈吉·阿斯·西在加入联合国艾滋病规划署以前，他任职于塞内加尔非政府组织第三世界环境与行动联盟（ENDA Tiers Monde）]提醒我，姆贝基似乎对这一流行病抱有一些极不寻常的观点。基本上，姆贝基受到加利福尼亚州（California）伯克利大学分子生物学家彼得·迪斯贝格（Peter Duesberg）的影响，认同一个极其严重的错误理论，即艾滋病源于贫穷和药物的使用（用于娱乐或医疗目的），而艾滋病毒要么不存在，要么只是一种过客病毒（译者注：passenger virus，是一种经常在病变组织，如肿瘤组织中发现的病毒，但是这种病毒并不是导致这种疾病的原因）。我们不知道姆贝基的脑海中对这种观点认同到何种程度，但我确信只要我与他见面并进行讨论，就能把他拉回现实，因为他似乎是一个理性的人。

希为我争取到一次与姆贝基总统会面的机会，时间定在2000年3月31日星期六晚上。当时我在尼日利亚，但由于没有直达航班，我不得不先飞回到苏黎世，再转机飞往南非，所以当我抵达时已经是晚上8时。希直接驱车将我带到了州议会大厦，在那里我受到了姆贝基的妻子扎内莱（Zanele）的款待。她加入了非洲第一夫人抗击艾滋病联合会，我因此与她结识。她带我走进她丈夫的书房。壁炉里燃烧着火焰，姆贝基穿着羊毛衫，抽着烟斗，手边还有一杯威士忌。他正在与写稿人一起商议一份讲稿，这是他将在开罗举行的非欧峰会上就非洲的私人投资问题发表的讲话。在这个南半球寒冷的秋夜里，这一幕带有典型的英伦特色。他抬起头对我说："请坐。"但没有与我握手，而是继续写他的演讲稿。所以我只是坐在那里。过了一会儿，他对那位写稿人道谢，写稿人随后离开了。然后他递给我一份联合国开发计划署发表的人类发展报告年报，要求我找出一些数据。完成演讲稿之后，他才再次抬头，对我说："那么，你想讨论什么？"

我说我此行的目的是查明联合国艾滋病规划署如何做才能更好地支持南非控制大范围流行的艾滋病疫情。我忆及 1995 年他在开普敦的艾滋病毒感染者会议上的精彩演讲，但是现在人们越来越担忧南非对这一流行病的对策。此行，我的身份是一位科学家，而且是将职业生涯的绝大部分时间用于非洲的科学家，同时我也非常钦佩非洲国民大会反对种族隔离而进行的斗争。我开门见山地说："我听说了南非政府所谓的政策立场的传言，但在我看来这样做会适得其反。"

塔博·姆贝基彬彬有礼，我想他可能很少会提高音量，但也会非常冷漠。他的论据组织巧妙而且详尽，但却是片面的。他也提到了大量的事实，虽然过时了，但仍有证据可以支持，但是这些事实却是以完全扭曲的方式关联到一起。他质疑数据的准确性以及艾滋病毒检测中的高度假阳性率（过去确实如此，但是新进开发的检测中已经基本解决了这个问题）。我告诉他，已经有非常有力的证据证明艾滋病毒可以引起艾滋病。但他反复强调还没有满足"科赫法则"。科赫法则是由 19 世纪德国学者罗伯特·科赫（Robert Koch）提出的，是一个用于评估某一微生物是否是导致疾病元凶的验证方法，他也是结核杆菌的发现者。这一法则包括每一患病的个体必须都有这一特定的微生物，当将这种微生物的纯培养物接种到另一位健康而敏感的个体时，会导致同样的疾病发生。健康的个体内不存在这一特定的微生物。事实上，艾滋病毒满足科赫法则。毕竟随着微生物学和免疫学的进步，以及更复杂的技术的应用，人们不再使用科赫法则了。你甚至可以发现很多健康的结核杆菌携带者——我自己的检测结果就是阳性。在安特卫普的实验室工作期间，有一次防护罩出现了功能故障，我因此而感染了结核杆菌。

姆贝基继续说着。他声称，许多所谓的死于艾滋病的患者实际上是死于结核病，而不是艾滋病毒。所以我向他解释什么是机会性感染。随后我们讨论了治疗的影响，以及 AZT 的毒性和用于预防母婴传播的奈韦拉平的毒性。的确，AZT 有副作用（阿司匹林也是如此，药物也会导致死亡，这是事实）。但是目前还没有足够智能的方法，不需要在这些药物因挽救生命而带来的巨大好处和使用过程中出现的可控的副作用之间做出权衡。他还声称没有人真正见过艾滋病毒，我告诉他我自己就在电子显微镜下亲眼见过，但他说那些只是假象。事实上，很多在电子显微镜下观察到的事物都是假象。

在每一个问题上，姆贝基提出的论据都不是荒谬的，事实上全部基于某些事实，但他们确实又是不对的。他的面部和肢体语言让我难以理解，我不知道他是否接受我的观点。显然，他是一个非常喜欢辩论的人。他小口地喝着威士忌，虽然我也有一杯威士忌，但是由于紧张和疲惫，我几乎没有碰这杯烈酒。此时已过了深夜 11 时，此前的 24 小时我一直在飞行。最后，他让我提供更多的信息，也同意出席由国际艾滋病协会策划的、将在德班（Durban）召开的艾滋病国际会议。他还提出要组织一个讨论会，就艾滋病及其病因发起全国性辩论，他希望会上"各方观点"都能发声。当然，我们商定联合国艾滋病规划署也会参加这场辩论。就在我要离开时，他说：

"彼得，你难道不知道真正的问题是什么吗？西方的制药公司想要毒害我们非洲人。"

我惊呆了！此时已近午夜，我和扎内莱·姆贝基夫人吃了一顿非常晚的晚餐，饭菜是简单的山羊肉炖蔬菜。他们都是穿着得体之人。我好像对夫人只说了几句话，我认为我失败了。姆贝基强调他们需要时间，并且重申非洲必须对他认为的特定的非洲问题进行回应。他认为非洲的艾滋病是一种完全不同的疾病，与西方吸毒者和同性恋的神秘疾病无关。然而，他的论据却是基于那一位毫无根据的美国人的理论之上。姆贝基是一个聪明，也确实冷酷理性的人，他对我的辩解无动于衷。这种否认主义来源与何处？我原以为可能是经济，比如治疗费用，但那晚之后，我知道情况并非如此。那么是心理因素，心理上的盲区？也许我们人人都有一个认知盲区，但可悲的是，在这个受艾滋病影响最严重的国家，总统却有这样特殊的盲区，这足以伤害到大量的国民。我在笔记本上写道：我感到很沮丧，这可能会给非洲带来非常负面的影响。

我立刻（并且秘密地）警告科菲·安南以及与我们共事的联合国机构负责人，这可能是南非领导层的一个主要问题。但姆贝基的行动非常迅速。显然这一问题对他来说非常重要。几天后，也就是4月3日，他给世界各地的同事和联合国秘书长发了一封长达5页的信。信中，他的措辞充满挑衅和防御，尽管他也提出了很好的观点，认为非洲艾滋病的流行和传播与西方的情况截然不同，非洲需要找到自己对抗疾病的方式。他说，"简单地复制西方经验将构成我们对自己人民的犯罪和背叛。"这样的言辞非常激烈。他将对艾滋病修正主义者（如迪斯贝格）怪异主张的批评，比作是将"异教徒绑在火刑柱上烧死"，并且评论，"不久前，人们被杀害、折磨、监禁，就因为已经掌权的政府认为他们的观点是危险的，不可信的，而且这些观点也被禁止在私下或公开场合提及。"他继续说道,"我们现在被要求做的事与我们反对的种族主义者的种族隔离暴政完全相同,因为据说存在一种得到大多数人支持的科学观点,禁止不同的意见……历史很可能将要重演,书籍和写书的人再次被火焚毁的日子可能并不遥远了。"

多年以后,当姆贝基质疑艾滋病的暗黑时代终于归入历史的尘埃时,祖玛总统将艾滋病的应对政策拉回了正确的轨道。南非医学研究委员会主席、现任德班夸祖鲁纳塔尔大学副校长的杰出免疫学家,曼加普鲁·马克戈巴(Malegapuru Makgoba)教授与我分享了来自林波波省省长恩戈阿科·拉马索迪(Ngoako Ramathodi)的另一封私人信件。信中他再次重复了姆贝基总统关于艾滋病的论调。这封长达22页的信中,涉及我的就有数页,如"对艾滋病和非洲的残忍犯罪和侮辱言论者,无出比利时教授皮奥特之右"。作者将我类比于非洲的"sangoma"(桑哥玛,巫医),并暗示我的态度源自比利时殖民统治刚果时代的殖民主义。这已经构成了对我的人身攻击,真是丑陋!

接下来的5月份举行了为期2天的南非"艾滋病议题总统讨论会",讨论艾滋病的起因,塞内加尔人阿瓦·科尔·赛克代表联合国艾滋病规划署参加了会议。会议基本为真正的科学家和否定主义的骗子们分配了同样多的时间,然而这却混淆了视听。多年来,姆贝基不遗余力地反对抗逆转录病毒的治疗,这对我来说是一个可怕而又令人头痛的问题,也给非洲南部艾滋病的紧急应对设置了障碍。整个南非外交使团都参加了这次运动,尤以姆贝基时期的卫生部长曼托·查巴拉拉·梅森(Manto Tshabalala-Msimang)为代表。在每次国际会议上,他们都确保将病毒和综合征区分为单独的、无关的疾病,也就是"艾滋病毒和艾滋病"而不是"艾滋病毒/艾滋病"形成的一个词组。语言和符号对姆贝基来说至关重要，他成功地将他的语义强加于人，艾滋病团体开始使用相同的书写方式，但却没有意识到它的真正含义。无论如何，几乎没有非洲领导人有兴趣或是勇气，站在姆贝基的对立面，即使私下里大部分首脑并不认同他的观点。西方大国也需要新的南非领导人来维持非洲大陆的稳定。所以我知道，出于宏观政治的因素，我不能再指望常规的盟友了。

但这些"更高层的政治"带来的最终结果是平添了更多的艾滋病患者的尸体。2008 年 11 月，《获得性免疫缺陷综合征杂志》发表了一项哈佛的研究报告，宣称由于没有向孕妇和其他艾滋病患者提供抗逆转录病毒治疗，在姆贝基担任总统期间的 8 年时间里，南非估计有 36.5 万人因此而丧生。除此以外，还应该加上在这一地区的其他国家的因姆贝基的反对而减缓艾滋病应对措施导致的死亡人数。这次失败对他的政治声望造成了很大的伤害。他曾被视为非洲的明星领袖，但最终，当他在 2008 年 9 月辞职时，受到了人民的广泛质疑。对国家最严重的健康问题管理不善，这一丑闻是姆贝基声誉受损的重要原因。

塔博·姆贝基并不是唯一一位持有阴谋论观点的人。2000 年 6 月，在日内瓦，他的同事、邻国纳米比亚的总统萨姆·努乔马（Sam Nujoma），背离了他在国际劳工组织年度会议上演讲的主旨。国际劳工组织在胡安·索马维亚（Juan Somavia）的领导下成为联合国艾滋病规划署的第八个共同发起机构。在世界上几乎所有的劳工部长以及商界和工会领导人面前，努乔马突然放下他原来的讲稿，宣称艾滋病是一种人造疾病。他继续说道："众所周知，某些国家制造化学武器用以毁灭别国，他们可能就在这里，他们有责任清理这种艾滋病乱局。"我就坐在讲台旁边，惊得差点从椅子上掉下来。这并不像姆贝基的观点那么复杂，但我怀疑垂垂老矣的努乔马大声说出了许多人心中的隐秘想法。我的发言在他之后，我对艾滋病发表了正确的言论。随后的午餐时间我也试图说服他，目前不仅阴谋论调荒谬可笑，此外还没有技术可以创造出新的病毒。显然，他不相信我。

* * *

这一年，国际艾滋病大会首次在发展中国家举行，主办城市是南非最大的港口——德班。姆贝基将在开幕式上发言，我也将致辞。我们原本约好了，随后将一起飞往多哥参加非洲统一组织首脑会议。但是当姆贝基抵达巨大的金斯米德板球场时，开幕式已经在寒冷的海风中开始了，他的领队告诉我，姆贝基的飞机上没有我的位置了，他会在我之前致开幕词，旋即离开。看样子他不想听我的演讲。

开幕式的第一位发言人是艾滋病毒感染者库基·约翰逊（Nkozi Johnson），他是我在访问约翰内斯堡期间结识的一个非常年轻的男孩。他的讲话让人动容，许多人眼含热泪。1 年后他病逝了，年仅 12 岁。然后姆贝基出场了，他逐字逐句逐页地宣读 WHO 关于贫困和健康的旧报告。他说道："贫困才是非洲的问题。"贫困确实是非洲的一个关键问题，但他没有多说艾滋病的问题。这不仅令人失望，简直令人不寒而栗。观众们鸦雀无声，我想，他们对姆贝基表现出的对参会者们的侮辱和挑衅感到厌恶。当他的讲话结束时，所有的目光都转向了我。

我虽然很生气，但不能毁掉沟通的可能性。我大声并清楚地说出艾滋病毒会导致艾滋病。掌声响了起来，观众的愤怒和沮丧终于得到了宣泄。我谈到为了提供治疗，我们应该做更多的事情，我想传递的主要信息是大家都普遍接受的，我深知不能让姆贝基的想法劫持会议和运动。我说："这是从 M（million，百万）字头转变到 B（billion，十亿）字头的时候。我们需要数以十亿计的经费而不止是数百万，才能在全球对抗艾滋病。我们不能指望小人物来对抗这种流行病。"我确信如果只是在现有的资源下略有提高，我们是没有机会打败这种流行病，挽救已经感染的数百万人的生命的（当时为非洲募集到约 3 亿美元），我们需要的是质的飞跃。一些捐助者不能原谅我的言论，会议期间，就有一名援助官员打电话给我，说身居要职如我者，不应该做这种不负责任的陈述，并且也没有钱能再捐助给我，我应该停止做白日梦。

也许会议上最生动的声音来自治疗行动运动。会议开始时，他们就举行了大规模游行，以获得治疗机会。会议结束时，他们又开展了"抗争行动"，将印度制造的氟康唑（Fluconazole）仿制药引进南非。（氟康唑仿制药用于治疗真菌感染，这是艾滋病患者中最常见的一种条件致病菌，比辉瑞公司的品牌药便宜许多，但南非始终不允许使用仿制药）治疗行动运动于 1998 年底在南非成立。虽然其成立时间较晚，但是这一组织发起运动，旨在为所有的艾滋病毒感染者提供负担得起的治疗。在我看来，他们是世界上最聪明的艾滋病活动家团体。他们综合使用了 3 种策略：街头示威和市民抗议；联合教会、共产党、商界领袖、学者、矿业商会以及其他任何人，甚至包括非洲国民大会的成员，建立一个广泛的联盟；运用合法的手段，产生巨大的影响。同非洲许多其他的国家不同，南非享有法治和运作独立的法律制度。治疗行动运动的不断诉讼最终迫使姆贝基政府提供奈韦拉平，以防止艾滋病的母婴传播。

此时，治疗行动运动已经成为群众运动，拥有数千名忠诚的成员，扎基·阿赫马特（Zackie Achmat）是他们的策划人。扎基首先是一位天才政治战略家和组织家，在反对种族隔离的斗争中，还有争取同性恋权利的运动中，他不断地磨砺自己而变得更加坚强。除此之外，他还聪明、思维奇特、口齿伶俐。在所有人都拥有接受治疗的机会以前，他自己拒绝接受抗逆转录病毒治疗，他用自己的生命作为活动的广告牌。尽管治疗行动运动也在不断地向我们施压，要求我们做得更多，但是在联合国艾滋病规划署的关键时刻，我向扎基寻求建议。在政府不作为的那几年里，联合国艾滋病规划署向治疗行动运动直接提供经费，这让政府感到非常恼火，我们还为他们的北美之旅提供便利，以帮助他们从其他渠道筹集资金。

南非卫生部长曼托·查巴拉拉·梅森开始在会议上越俎代庖，试图控制所有的信息，对签署了一份明确肯定艾滋病毒导致艾滋病声明的5000名科学家进行攻击，质疑姆贝基在此问题中的态度，质疑通用治疗方法的有效性，质疑预防艾滋病毒母婴传播方法的有效性。我和她进行过几次气氛凝重的会谈。有一次，她甚至威胁要剥夺胡森·M·杰里·库瓦（Hoosen M. "Jerry" Coovadia）的公民身份（当然，卫生部长没有剥夺公民身份的法律权力）。胡森是德班的一位著名的儿科学教授，长期以来一直是反对种族隔离运动的支持者，也是这次会议的共同主席。没有哪个国家的艾滋病问题会变得如此政治化，遭受如此的对抗，这种情况在此后仍持续了5年。

会议闭幕式是一个真正的高潮，此前有传言称，前总统曼德拉将到场致闭幕词，他的确做到了。伴随着休·玛斯凯拉（Hugh Masekela）的音乐，他以自己独有的步伐进入了会场。此时，1万多名与会者高呼"纳尔逊·曼德拉"。曼德拉呼吁全世界联合起来，共同提供艾滋病毒的治疗。虽然没有批评自己的继任者，但他挽救了南非政客们的荣誉。

在德班会议上，关于发展中国家艾滋病治疗的可及性的辩论已经暴露无遗，但基本上只有全球的艾滋病团体清楚这一情况。那时，除了无国界医生之类的组织外，只有法国、巴西和联合国艾滋病规划署支持在发展中国家开展这种治疗。WHO和任何主要的援助机构都没有加入到抗击艾滋病的斗争中。

但是，姆贝基关于艾滋病毒和艾滋病的令人费解的观念在整个地区都有持续的影响。他成为支持自己思想的好战分子，试图说服，尤其是通过他的卫生部长劝说其他非洲国家元首支持他的观点，但没有取得多大的成功。他的卫生部长坚持用甜菜根、大蒜和其他或多或少的欺骗性"药物"来治疗艾滋病。在姆贝基辞职的几年以前，也就是 2008 年，南非艾滋病政策得到了迅速的改善。但是，错过了多得可怕的时间和机会之后，一切都太迟了。

9 月，我们又经历了另一个决定性的时刻。在纽约举行的第一届联合国千禧年大会上，有 160 名国家元首和政府首脑出席，这也是有史以来规模最大的一次会议。为使世界变得更加美好，会上大家达成一致，将通过加速对具体问题的行动而实现 10 项目标。这些具体问题包括贫困、饥饿、孕产妇死亡率以及儿童死亡率等。千年发展目标的第 6 项就是"防治艾滋病毒 / 艾滋病、疟疾和其他疾病"，目标是"到 2015 年停止并开始扭转艾滋病毒 / 艾滋病的传播"。

为设法将艾滋病纳入 10 项千年目标中，我们要与兄弟机构进行另一场外交斗争。有传言说只有疟疾才会被包括在其中，而艾滋病将被排除在外。所以我去拜访了加拿大学者约翰·鲁吉（John Ruggie）。他冷静而幽默，办公室位于联合国总部第 38 层的一个小房间里，隔壁就是副秘书长。自我介绍之后，我向他陈述了为什么应该有艾滋病这一目标的所有论据，并且告诉他，在他同意将艾滋病列入千年目标之前，我是不会离开的！他有点吃惊，由此我怀疑这样的激进主义策略在受到良好保护的 38 楼可能很常见。但幸运的是，约翰富有同情心，联合国开发计划署署长马克·马裸赫·布朗（Mark Malloch Brown）也完全站在我们这边。而且我们也没有花太多的时间就说服了科菲·安南，认同艾滋病必须在名单上。

从那时起，关于艾滋病的政治态度开始转变。2001 年是防治这一流行病的转折点。年初，我带领许多重要的联合国艾滋病规划署的工作人员到了一个度假村。我开门见山："从现在开始，我们要志向远大，突破的时候到了。我们现在的任务是确保在 2 年内，将艾滋病问题推向世界上所有地区的首要政治议程，我们所需的经费要以指数增长。我们的工作目标非常清楚，那就是到 2005 年非洲艾滋病毒流行率要下降 25%。"

为了在 5 个月后召开的联合国大会上增加艾滋病单元，卡特勒恩·克拉沃夜以继日，每周 7 天每天 24 小时都在为了这项看似不可能完成的任务而工作。与此同时，我则到世界各地拜访高层领导，寻求他们承诺对我们进行强有力地支持，而且要求他们参加 6 月在纽约举行的重要会议。我认为，国家不分大小都应该照顾它的子民，并在国际舞台上扮演一定的角色。

加勒比地区的国家受到艾滋病的影响日益严重。早期，海地经历了异性传播疫情。随后，艾滋病在这个拥有数百万游客，人来人往的地区迅速地蔓延。多亏了与乔治·艾力（George Alleyne）爵士的顺利合作，2001 年 2 月 15 日，我受邀出席在巴巴多斯岛西班牙港举行的加勒比联盟（CARECOM，Caribbean Community）峰会。乔治·艾力爵士来自巴巴多斯，是一位才华横溢、擅于雄辩的学者，也是泛美卫生组织的负责人。我同巴巴多斯的总理欧文·阿瑟（Owen Arthur）、来自圣基茨和尼维斯（国家名，位于加勒比海）的登齐尔·道格拉斯（Denzil Douglas）、乔治·艾力爵士和约兰达·西蒙（Yolanda Simon）（加勒比地区艾滋病毒 / 艾滋病感染者联络网的创始人）一道，共同发起了 PANCAP（the Pan-Caribbean Partnership against HIV/AIDS，加勒比海地区防治艾滋病伙伴关系）。在一个众多岛屿国家的地区，各国之间的合作是至关重要的，因为这些国家很少有能力解决诸如艾滋病等的复杂问题，而且这些岛屿之间的人口流动性极大。在峰会上，所有的总理们都承诺要在自己的国家抗击艾滋病，他们也达成了一致，在 6 月举行的联合国峰会上将采用联合战略，强调提供抗逆转录病毒治疗的必要性。因此，加勒比地区成为第一个将防治艾滋病提上议事日程的地区，我们也因此获得了一位坚定的盟友。

开幕式结束后，亚瑟总理邀请我和他的 12 位同事以及乔治·艾力一起共进午餐，这是一种难得的特权。站在小山重叠的热带花园，俯瞰着深蓝色的加勒比海，我和亚瑟讨论着如何提出"反男性同性恋"的法律问题，这些法律使同性恋在整个加勒比地区都是违法的。我不想让我的东道主难堪，但他同意我可以提出这个问题。大多数与会的总理们似乎都在西印度群岛大学的法学院相识。这是一所独特的地区性大学，校区分布在几个岛屿上，他们谈话的大部分内容都是关于一些我不认识的熟人：这真的是一个私人的社交圈，但同时也是政治和经济的社交圈。当讨论转向峰会的热门话题之一，也就是创建加勒比海高等法院时，我感觉属于我的高光时刻到来了。

我讲话的大概内容是：我赞赏你们建立自己的最高司法机构，这样人民和律师就不必再跑去伦敦才能为委托人进行辩护了。也许此时也该废除另一项始于维多利亚女王时代的已经过时的法律了。反男性同性恋法律是有效预防艾滋病传播的一个主要障碍，这项法规迫使同性恋人群只能进行地下活动，我们也因此难以接触到他们。一种令人不安的沉默随之而来。欧文·亚瑟打破了僵局，尽管他不赞成同性恋，但他说道："彼得说的有道理，也许我们应该重新考虑一下。"随后我们进行了激烈地讨论，但没有达成一致意见。在随后的多次访问中，我不断地提出这个问题。但是直到今天，这些法律在加勒比地区仍然有效，当地人对同性恋者的厌恶和恐惧心理仍然非常强烈。

2001 年 4 月，我们见证了另一个重要的里程碑：非洲统一组织（Organization of African Unity，OAU）在尼日利亚阿布贾组织了一次关于艾滋病、结核病和其他传染病（后者是对南非的外交让步）的特别峰会。奥卢塞贡·奥巴桑乔（Olusegun Obasanjo）总统是东道主。我曾在达沃斯世界经济论坛上见过他，并请他作为当年非洲统一组织的主席，召集同事，召开峰会，并在会议上大声而清晰地说出：非洲存在艾滋病问题，我们已经做好了准备，直面问题。这对非洲人民非常重要，而且不断地有捐赠者向我提出，非洲人自身从来没有提出过艾滋病问题，因而认为这一定不值得资助。

科菲·安南和近 50 名非洲国家元首，还有在尼日利亚非常受欢迎的美国前总统克林顿（在阿布贾，连接机场和城镇的道路以他的名字命名）出席了峰会。这非常重要，2 天的时间里，几乎所有的非洲国家元首都在谈论艾滋病（还有少许关于结核病的讨论）。这也是我见过的最混乱的首脑会议之一，奥巴桑乔总统甚至介入并请走了会议中心入口处的安保，而且晚宴直到晚上 11 时之后才正式开始，但是所有的等待都是值得的，我们看到了比尔·克林顿在尼日利亚的上乘音乐中翩翩起舞。我经常回想，认为自己非常幸运，是在扎伊尔开始担任组织者，因为除尼日利亚以外，其他事情都倍感轻松。

非洲总统一个接一个地打破了对艾滋病的沉默。这真是太棒了，即使我知道口头讨论和实际行动之间的距离可能很长。但是，在采取行动之前，我们需要准确说出问题的所在，这不正是精神分析的基本原则之一吗？因此，与会的国家元首们通过了一项声明：艾滋病是非洲大陆的紧急事务。他们承诺将防治艾滋病作为国家发展计划中的首要问题，并领导国家艾滋病委员会的活动，对其承担个人责任。这真的太重要了，因为这消除了对艾滋病的极力否认，驱散了笼罩在非洲上空的滚滚乌云，正是他们阻挡了非洲人民尝试解决问题的巨大努力。

会议还决定制定并利用适当的立法和国际贸易规则，以确保药物的价格可负担得起，确保可用于治疗、护理和预防艾滋病和其他传染病的技术。每个国家都郑重地承诺，将本国生产总值的15%用于健康问题，特别是艾滋病。直到2010年，只有博茨瓦纳、布基纳法索、马拉维、尼日尔（Niger）、卢旺达和赞比亚履行了这一承诺。我总是雄心勃勃，追求宏大的目标，但我也努力避免不切实际。事实上，不切实际的目标不会鼓舞士气。相反，只会让人沮丧。

科菲·安南是阿布贾的主要发言人，他非常出色。我们和他的讲稿撰写人通力合作，提供了尽可能多的信息和数据。据联合国艾滋病规划署估计，我们需要大约70亿～100亿美元才能阻止艾滋病蔓延，安南也呼吁建立一个全球性的、数十亿美元的基金来阻止并扭转艾滋病在非洲的流行趋势。安南称其为"战争基金"。它将成为抗击艾滋病、结核病和疟疾的全球基金，这是一种全新的公私合作伙伴关系。

70亿～100亿美元的数字并不是空穴来风。它是基于由施贺德和他的同事（联合国艾滋病规划署和其他机构）在《科学》杂志上发表的研究结果而来。这是第一次对扭转艾滋病流行和为大多数的患者提供治疗所需费用的估计。重要的是，他们指出，这些资源中有1/3可能源自发展中国家的国内资源，2/3来自国际援助。这一事实经常被活动家和记者们忽视，他们只记住了100亿美元的数字。而且他们描述这些数字的方式，就好像所有的资金都必须由高收入国家提供似的。这一估计本身就是一项突破，框定了在当年6月的联合国特别会议，还有其他许多会议上关于筹资的讨论。

安南在阿布贾的讲话是我们蓄势待发为 6 月召开的特别会议进行战略部署的关键一步。这也是我第一次正式加入联合国秘书长的官方代表团。这是一个高效的独立单位，不论身在何处，科菲·安南都在不间断地处理当下的政治危机。相应地，这里也在每天 24 小时持续地运作着。我本就对他非常敬重。但是此后，心中对他的敬仰更甚从前。

　　这次峰会的闭幕式荒诞离奇。按照议程，应该是穆阿迈尔·卡扎菲（Moammar Kadhafi）在炎热的、非常拥挤的会议大厅里致辞，向大家公开致谢。这通常是一个简短的礼节形式，结果却变成了长达 50 分钟的激烈的长篇演说，讨伐"伟大的撒旦"（美国）制造了这种病毒来消灭非洲。台上的人不是酒吧里的酒鬼，而是一位资深的非洲国家领导人，领导着具有丰富石油资源的国家。我和 40 多位总统一起，不得不忍受这种侮辱性的无稽之谈，这让我极度不安。过了一会儿，克林顿和许多西方代表们走出会议厅以示抗议——理当如此。但我必须承认，卡扎菲的演讲口才非常棒。他说话温和，几乎是呢喃细语，高潮部分又是那么的热情高涨。他戴着太阳镜，身穿棕色的贝都因长袍，他的一举一动都牵动着观众的神经。然而，值得注意的是，外交礼节决定了这个明显疯癫的人仍可以要求整个非洲大陆的领导人专心地听他讲话。

　　几周后，也就是当年的 5 月份，尼日利亚总统奥巴桑乔访问华盛顿。美国总统乔治·W·布什（George W.Bush）在白宫举办了一场活动，并承诺投入 2 亿美元用于全球的艾滋病基金。安南当时也在场，他也捐出了即将收到的费城自由勋章的 10 万美元奖金。这是非同寻常的，以前从未有过针对任何事项的超过百万美元的捐赠。但是今时不同往日，现在人们已经有了应对艾滋病的坚定决心。

　　随着 6 月联合国峰会的临近，我们几乎每天都与 2 名强势的女性，也就是副秘书长路易斯·弗雷谢特和她的办公室主任玛尔塔·莫拉（Marta Mauras）打交道，而且在这关键的时刻我们也获得了科菲·安南的定期建议。卡特勒恩·克拉沃、吉姆·谢里和阿斯·西（应我之邀，西从南非搬到纽约来领导我们），以及其他许多人，在 2001 年的前半年时间里废寝忘食地工作。每隔几周我都要到纽约一次，我爱上了这座世界上最伟大的城市之一。

虽然人们普遍大力支持解决艾滋病问题的重大工作，但在做什么和怎么做的问题上仍然存在重大的分歧。在对次要问题进行了些许争论之后，基本上只剩下 4 个比较棘手的问题：宣言中涉及的同性恋、吸毒和卖淫 3 个词汇；抗逆转录病毒治疗的可及性和相关的知识产权问题；财政保障，以及艾滋病活动家的参与。我们必须逐一解决，各个击破。与人们的普遍看法不同，联合国的政治决定权不在组织，也不在秘书长，而是取决于 192 个成员国。这些国家通常捍卫着不同的、甚至不可兼得的利益。联合国艾滋病规划署只能提供技术咨询和后勤支持。

联合国大会主席、时任芬兰外交官的哈里·霍尔克里（Harri Holkeri）（该职能每年轮换一次）任命了 2 位"协调人"，他们将成为使节，领导幕后的领导谈判。哈里·霍尔克里的选择给我们带来了好运：来自澳大利亚的彭妮·温斯利（Penny Wensley）大使和塞内加尔的易卜拉欣·卡（Ibrahim Ka）大使。我与彭妮在日内瓦相识，她是澳大利亚驻联合国大使，也是艾滋病事业早期坚定的支持者。她是一位完美主义者，工作努力，又掌握多门语言，是纽约最受尊敬的一位大使。她不知疲倦地工作，只为在 6 月份的大会上凝聚共识，促成一份强有力的宣言。

另一股甚至是更强硬的力量介入了——"公民社会"，这是所有艾滋病活动家和利益团体公认的术语。他们也想影响谈判。由于这些干预者们举止粗鲁，往往得寸进尺，许多外交官也受到了干扰。但我坚持认为他们有权发表意见，尽管有可能与我们的意见不一致，有时甚至是完全不同的，但我仍感觉到我们有共同的观点。此外，我还阅读了由埃莉诺·罗斯福（Eleonor Roosevelt）起草的《联合国宪章》：我们人民……，这些人也是"人民"。这类非国家行为者正越来越普遍地参与到国际论坛中。他们代表着非正式的国家和非国际机构的一种新的民主形式，没有特定的领导者，通常是跨国组织，并通过快速地沟通而联系起来。联合国艾滋病规划署给了他们参与其中的机会，于是，艾滋病再次成为例外，成为开拓者。

科菲·安南再一次来帮助了我们。他亲自打电话给国家元首，并敦促他们出席会议。每当他遇到某国元首、政府首脑或大使时，他都会谈及艾滋病，并且总是抽空接见我。很久之后，在伊拉克危机期间，当我再次走进他的办公室时，我都能感觉到他当时的压力非常大。我说："秘书长，我不会再占用你的时间了，我知道你还有重要的事情要处理。"但安南回应说："现在死于艾滋病的人数，已经超过了任何战争。"他与纳尔逊·曼德拉有一种相似的珍贵品质，那就是给你一种被关心的感觉。他总是纯粹地专注于你的问题和你这个人本身，可能你只能跟他相处半个小时，但那半个小时完全是属于你的。

此外，就对联合国系统内的工作而言，安南是最高级别的协调人，同时他也是一位要求极高的领导者，他的耐心远远少于他柔和的嗓音和温和的举止，因此我们这次直奔主题，聚焦问题的核心。

在特别会议的闭幕宣言中，即便仅仅提及同性恋，也存在着无法调和的文化冲突。以埃及为代表的伊斯兰国家组织宣称，他们不同意在书面文本中出现包括男 - 男性行为者、性工作者以及毒品注射者等在内的关键词，因为这会暗示这样的行为可以被接受，而在他们的国家这样的行为是违反法律的。他们的观点得到了几乎所有非洲和亚洲成员国的支持。我花了几个小时的时间与他们辩论，试图说服他们，陈述生活事实和重要的艾滋病疫情的现状并不意味着认可这些行为。但是我的努力徒劳无益。这超出了我的外交能力，也让可怜的彭妮和卡特勒恩不得不和我一起听取数小时的关于同性恋行为难以容忍的言论。

最终，各国领导人允许使用"易感人群"这一折中的术语，时至今日，这一措辞仍是那3个无法在联合国文件中出现的群体的代号。我经常思考为什么很多对其他事情非常开明的人，却对性取向的问题如此激进和不理性。是因为他们对自己的性取向感到困惑吗？难以置信。但在我看来，这就是问题的症结所在。同性恋问题几乎让这一庄严的会议夭折。甚至直到最后一刻，我们仍不能确定6月份的特别会议是否能如期举行。联合国艾滋病规划署向其他几百个非政府组织提议，允许国际同性恋人权委员会作为观察员参加圆桌辩论（甚至不是正式的与会者）。但是许多国家都反对，埃及和其他一些国家甚至威胁要退出。我认为，受艾滋病影响最严重的国家的代表不可以被排除在讨论之外，这是一个原则问题。

欧盟[当时还没有像马耳他（Malta）和波兰（Poland）一样，支持埃及立场的成员国]发言支持这些委员会的加入。最终，加拿大坚持在联合国大会上进行全体投票。此前，联合国大会从未对如此沉重的社会问题表态。因此，由于要表决一个非政府组织是否可以以观察员的身份参会（事实上，是对同性恋权利的表决），特殊会议的开幕式进行了史无前例的投票，其开始的时间也因此而推后。竞争非常激烈，我们仅以一票的优势获胜。我不确定这样的投票结果，其在今天的影响是否是正向的。

可悲的是，在另一个关键问题——获得抗逆转录病毒治疗上我们没有达成妥协。10 年后，这一点尤其难以理解。里约集团 [由智利（Chile）和巴西领导的拉丁美洲国家组成]、加勒比地区、法国和卢森堡提出了一个目标，即为数百万艾滋病毒感染者提供治疗，否则他们将会死亡。但这些国家只占少数，尽管里约集团能言善辩，组织良好，几次会议也持续到午夜后很久（唯一的限制因素是凌晨2 时的时候，翻译们回家了），但是由英国领导、受到美国支持的欧洲国家，乃至非洲国家（由南非领导），反对任何有意义的提议。无论是对治疗目标，还是降低艾滋病药物的价格，他们都反对。捐助者被巨额的花费吓破了胆。面对他们的抗拒，我无能为力，并为此而羞愧。更糟糕的是，一些艾滋病活动家让我对这次的失败负责，甚至有人试图对我进行人身攻击。

令人惊讶的是，捐助国让步了，他们同意截止到 2005 年，将提供 70 亿美元的资金资助。这很具有讽刺意味，要知道这些钱涵盖了在宣言的谈判中他们所反对的为治疗而提供的费用。这下我放心了，因为另一种方式可能会带来更多的问题：如果仅仅就提供治疗达成一致，却不提供经费，我们仍将停滞不前。所以我对此保持了沉默。

2001 年 6 月，紧张而忙碌的 3 天特别会议期间，每晚在纽约的联合国大楼里随处可见艾滋病的红色丝带。尽管这样的安排困难重重，我必须获得多个从未听过的部门的授权。当会议时间逼近，我的耐心也即将消耗殆尽时，我打电话给路易斯·弗雷谢特。她在 10 秒钟内就赞同这是一个伟大的想法。所以，带有这一符号的照片传遍了全世界：这是我对不朽艺术的贡献。我们还确保在纽约市这个有严重艾滋病问题的城市，从公共汽车上的海报到教堂服务区，红色丝带随处可见。

与此同时，在庄严的联合国大会厅里，46 位国家元首和政府首脑以及世界各国的高级代表，从一位南非女性艾滋病毒感染者开始，

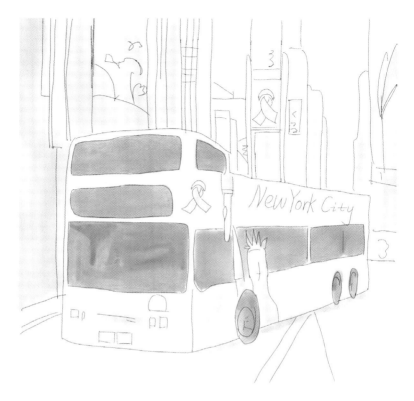

一个接一个地，各自发表了 5 分钟的讲话。但我们仍然没有就结论性声明达成一致！轮到我讲话了，我深呼吸，走到了在电视上经常出现的绿色大理石讲台上。自二战以来，几乎每位世界领导人都在这个讲台上发表过演说。我注视着庄严的大会厅，说道："摆在本次联合国大会特别会议面前有两条道路，通向两种可能的未来。一条道路是沿着我们目前的方式继续下去，我们与这场流行病进行搏斗，但终将眼睁睁地看着它一点一点地击败我们。但还有一种可能性。想要摆脱这一类的特别会议，就要走出一条致力于遏制疫情的道路。我们应该不断地努力，直到艾滋病毒携带者不再受到歧视，不再被排斥，不再被拒之门外，直到所有的青年一代都知道该应如何保护自己不被艾滋病毒感染，直到婴儿不会在出生时就被艾滋病毒感染。我们要继续努力下去，直到由于艾滋病而成为孤儿的孩子和其他孩子一样，拥有光明的未来，直到每一个艾滋病毒携带者都能得到基本的抗逆转录病毒治疗。"

这是一场不可能实现的梦吗？我已经在思考后续行动，以及如何才能确保结论性声明不会成为毫无意义的言论。尽管关于声明中措辞的谈判已经陷入了僵局，但我利用这个机会会见了不计其数的总统、总理和代表团，为了让我能够在合适的时间、合适的国家和合适的地点出现，各方的努力让我应接不暇。和往常一样，这一切都在我的行政助理玛丽·奥迪莱·埃蒙德（Marie-Odile Emond）的掌控之中。多年来，无论何种危机，她一直以奉献精神和对细节非凡的洞察力，有条不紊地打理我的生活。没有她，我永远不可能与如此多的重要人物会面，也不可能完成许多其他的任务。最非凡的会议是与索马里（Somalia）代表团的会面：曾经属于索马里的3个自治区，为了解决艾滋病问题，他们首次进行了合作，尽管在无休止的内战和饥荒的情况下，这肯定不是这个地区的首要难题。

最终，温斯利和卡，与代表他们一边的克拉沃一起，敲定了一项详细的、可量化的抗击艾滋病的目标协议。在特别会议的第3天，也就是会议最后一天的凌晨4时，我们终于费尽心力地拟定出一项所有人都能接受的声明。这份声明对同性恋和全球艾滋病治疗的可及性方面进行了模糊处理，但是明确强调了其他所有的问题，尤其引人注目的是，呼吁建立"全球健康基金"。这确立了一张全球路线图，包括成立国家艾滋病委员会，这将受到总统或总理的直接监管，将艾滋病提升到实际政策的水平；设置可量化的定期目标，来资助艾滋病事务，降低艾滋病毒新增感染人数；以及为消除歧视、推广安全套和预防计划而制定行动指南。《关于艾滋病的承诺宣言》成为了全球行动的准则。世界领导人要对他们所赞同的这一系列承诺明确负责。媒体对艾滋病进行的前所未有的大量报道有助于提高全球对这一疾病的认识。领导人再也不能声称他们不了解艾滋病危机的特殊程度，或者不知道应该采取何种措施来阻止这一疾病的蔓延了。

回顾一下，2001 年确实是政治领域的转折点，敲定了许多能够迅速到位的资助。但我仍然感到非常沮丧，在协调联合国各机构间共同协作方面，我们的进展极其缓慢（在联合国毒品和犯罪问题办公室加入之后，共有 7 个部门）。这些机构的高层领导给予了我们大量的帮助，包括世界银行的吉姆·沃尔芬森、联合国儿童基金会的卡罗尔·贝拉米、人口基金的纳菲斯·萨迪克（Nafis Sadik）以及未来的副秘书长马克·马裸赫·布朗等。在实地执行层面也已经出现协同推进的极好的典型案例。但是，中层管理者们仍然固守旧例，而且对艾滋病规划署取得的成就心怀嫉妒，并且与日俱增。我知道我们不应该因为这种不良行为，而对自己的使命心生退意，但这至少是对资源的一种可悲的浪费。

第 20 章　生命的价值

疫情开始之初，患者和医生都迫切希望能找到有效的治疗方法，以缓解艾滋病迅速而不可避免的死亡宿命。就像在苦难和战争时期一样，一些人试图利用人们的绝望而谋取利益。特别是在抗逆转录病毒疗法广泛使用之前，许多国家都在推广虚假治疗，一些无良或是受蒙骗的政府官员还会高度支持这些虚假疗法。我无奈地卷入了许多类似的案件，而不得不公开反对科学欺诈和政商勾结的利益。

早在 1987 年，扎伊尔政府召集我和 SIDA 项目主任罗宾·赖德一起，出席一项新闻发布会，向全世界宣布 2 位非洲研究人员找到了治疗艾滋病的方法，声称已经可以从患者体内清除这种病毒，甚至艾滋病毒抗体也呈阴性（这在生物学上是讲不通的）。这两位研究人员，一位是埃及外科医生，另一位是扎伊尔血液学家，他们均出生于扎伊尔。为了纪念他们出生地的总统，他们的疗法被称为"蒙博托·穆巴拉克 1 号"（Mobutu Mubarak Number 1，MM1）。我们被迫支持这种药物，但又无从了解它的成分，也从未拿到过这种天价的药物。此间，许多绝望的患者千里迢迢，奔赴此地，有些甚至来自于美国，就为了这种神奇却又完全虚假的药物。在蒙博托的要求下，非洲发展银行向金沙萨大学这种疗法的发明者，也就是血液学家卢鲁马（Lurhuma）捐赠了数百万美元的经费，因此有一段时间我们 SIDA 项目的人员，由于没有提供任何治疗方法，而不得不在金沙萨保持低调。

肯尼亚也发生了类似的事情：1990年1月我访问内罗毕。此间，卫生部邀请我出席一项新闻发布会。发布会上，来自肯尼亚医学研究所（Kenya Medical Research Institute，KEMRI；一个备受尊敬的组织）的达维·科赫（Davy Koech）博士宣布，低剂量的干扰素α"克摩伦"（Kemron）治愈了艾滋病毒感染者。据他们所说，某些患者在治疗后也出现了艾滋病毒抗体阴性。他们没有公布试验设计的详细信息，也没有设置对照组来评估这一疗法是否优于安慰剂组。虽然该种疗法被誉为非洲的发明，但实际上是起源于美国的得克萨斯州，诞生于一位名叫约瑟夫·卡明（Joseph Cummins）医生的实验室里。

这一疗法再次吸引了来自世界各地的患者，他们付出了巨大的代价却没有好转，当然也没有治愈艾滋病毒感染。科赫博士获得了当权者的支持，再加上α干扰素疗法可能有一定的生物学依据。因此，几项极其昂贵的临床试验获得了资金支持，WHO就是金主之一。1998年，乌干达艾滋病研究人员埃利·卡塔比拉独立证明"克摩伦"疗法并不优于安慰剂组。

南非也有其特有的虚假疗法，并且还得到了姆贝基总统的政治支持。1997年，在担任副总统期间，姆贝基就安排与比勒陀利亚（Pretoria）心血管研究人员举行了一次全体内阁会议，他们声称非洲发现的"Virodene PO58"可以治愈艾滋病。他们不仅没有可信的科学证据，而且还在没有伦理审查的情况下就进行了人体试验。Virodene（译者注：N，N-二甲基甲酰胺）含有一种有毒的工业溶剂二甲基甲酰胺。继任南非药物控制委员会主席的彼得·福尔布（Peter Folb）和海伦·里斯（Helen Rees）非常勇敢，他们拒绝向政治压力低头，拒绝批准人体试验。（即使受到死亡威胁，里斯都没有动摇）。他们得到了著名的医学研究委员会主席马莱加普鲁·马克戈巴

（Malegapuru Makgoba）教授的支持。尽管如此，在南非政府的支持下，研究者们还是于2000年在坦桑尼亚军队进行了临床实验。南非政府也支持德国医生马蒂亚斯·雷特（Matthias Rath）的说法，他认为自己的营养补充剂可以治疗艾滋病。2005年在约翰内斯堡召开的新闻发布会上，我不得不谴责这些说法，这是在拿患者的生命冒险。

冈比亚（Gambia）总统叶海亚·贾梅（Yahya Jammeh）更加过分，他竟然在2007年声称他个人可以用天然草药治愈艾滋病、哮喘和高血压。叶海亚积极地推广他的草药疗法，成为抗逆转录病毒疗法的替代方法。（具有讽刺意味的是，冈比亚拥有久负盛名的医学研究委员会实验室，这些实验室为非洲的健康事业做出了重大贡献。）叶海亚甚至因为联合国驻地协调员法德扎伊·格瓦拉津巴（Fadzai Gwaradzimba）对治疗方案表示了怀疑，而将他驱逐出境。邻国达喀尔的苏莱曼·姆布普（Souleymane Mboup）教授带领非洲科学家们在一封公开信中强烈谴责了他的这些做法。

* * *

1996年联合国艾滋病规划署的成立恰逢抗逆转录病毒疗法的发明，但5年后我们依旧停滞不前。在发展中国家，患上艾滋病就相当于被宣判了死刑。20世纪90年代，时局对我们不利，我们无法想象一种专利药物，而且是一类全新的药物，会提供给世界上最贫穷、甚至连基本医疗都没有的人。我们没有先例可以参考，但是我们别无选择，只能尽一切努力把抗逆转录病毒疗法带到最需要的地方：非洲首当其冲。我们不能坐等常规的市场机制将它带向非洲。

这些难题是巨大而又多元的。阻力从何而来？不是来自病毒，而是来自于机构和专家们。迄今为止，还从未将所有相关的各方人员聚集在一起进行讨论。起初，导致发展中国家艾滋病治疗不可行的因素是由那些一直站在抗击艾滋病第一线的人员列出的。当然，他们是正确的，尤其是在非洲这种糟糕的医疗服务条件和极低的医疗支出的情况下。但是过度地关注这些难题，让他们的智力和观念都陷入僵局。甚至在 2002 年之前，WHO 还一直拒绝将抗逆转录病毒药物列入基本的药物清单。

发展经济学家和公共卫生专家一样，顽固地认为艾滋病的治疗是不可能的。直到 1998 年 5 月世界银行的经济学家比尔·麦克格雷维（Bill McGreevy）在一份备忘录中写道：残酷的事实是，那些能够对非洲伸以援手的人很难被说服，例如可以降低艾滋病治疗药物价格的制药工业，还有富裕国家的纳税人进行的海外援助等（巴顿·热尔曼在《华盛顿邮报》中援引此句）。的确，为什么政客们要把纳税人的钱投给贫穷的非洲人、吸毒者或妓女呢？ 1997 年 12 月，法国总统雅克·希拉克在阿比让呼吁为非洲提供艾滋病治疗的药物，这是政治家中一个孤独的声音，也与其它富裕国家的口径大相径庭。而法国的实际行动也仅限于口头宣传，直到 2002 年全球基金成立。

因此，国际发展机构拒绝响应我们对艾滋病治疗的广泛可及性的呼吁。在这方面，他们也有合理的理由，那就是将富裕国家的公共资金用于别国疾病的终身治疗之中，这是有风险的，而且在理论上这种疾病也无药可治，这与其他大多数形式的发展援助不同。此外，制药行业更倾向于维持这种新型药物的高价格，并且担心由于药物的不当使用而产生的耐药性会使药物失效。但无论合理与否，知识产权是制药行业商业模式的基础。我们不得不与大型制药公司打交道，因为多年来，这些新药还未出现真正的可用的仿制药。

非洲许多卫生部长都对艾滋病的治疗摇摆不定。一方面，由于艾滋病，他们面临着日益增加的患者负担和医疗费用，他们可以将廉价药物物尽其用。但是，他们的预算甚至不够解决国民中其他简单的健康问题，他们担心自己无法兑现治疗艾滋病的承诺。另一方面，南非卫生部长查巴拉拉·梅森博士长期对该地区的同事们宣扬她的观点，认为抗逆转录病毒药物是有毒的，而且不能真正地治疗艾滋病，这就像她在开普敦的南非议会面前所做的一样。当时，在没有任何证据的情况下，她宣称奈韦拉平杀死了几位女性。

无国界医生组织和美国健康获得项目（US Health Gap）等活动人士是联合国艾滋病规划署的重要盟友，他们发起了普及艾滋病治疗的运动。但与此同时，他们在知识产权问题上的极端立场（他们拒绝承认知识产权），疏远了工业界和许多政府官员，使得双方的对话异常困难。

我对此也进行了分析。在非洲工作时我就亲身经历，即便是短期的、看似简单的卫生服务管理也非常困难。到底怎样才能成功地把艾滋病疗法带给非洲人民呢？我的想法是：第一，要让艾滋病毒的检测变得更加普及，更容易获取。在他们得到治疗之前，人们应该了解到自己已经被感染了，并且他们也不必担心一旦艾滋病毒检测呈阳性，就会丢掉工作或社交圈。几年前，在内罗毕，我和马琳·特默曼（Marleen Temmerman）遇到了大量的孕妇，当发现自己的艾滋病毒检测结果呈阳性时，她们遭受到丈夫殴打，甚至被赶出家门。第二，要有负担得起的、并且容易获得的医疗和实验室检测，来评估患者处于何种患病阶段，并确定后续的治疗方案。第三，普及负担得起的、有效的治疗药物。第四，帮助患者正确服用药物。当时，为了使抗逆转录病毒药物发挥药效，关键一点就是要按时服用大约12粒药物，人们带着闹钟在纽约城走来走去。无论如何，我坚信应该采用公共卫生途径，对艾滋病的治疗实施统一的治疗方案，这不仅可以确保治疗的持续性，也可以保证把出现耐药性的风险降到最低。

许多人认为，仅仅是按时吃药的问题就会让非洲地区的抗逆转录病毒治疗行不通。美国国际开发署主任安德鲁·纳齐奥斯（Andrew Natsios）对此发表了评论：许多非洲人一辈子都没见过时钟或是手表，如果你说"下午 1 时"，他们可能都不知道你在说什么。许多人（WHO 的公共卫生专家和国际发展机构的工作人员）列出了他们能想到的每一个难题，他们的结论总是认为这是不可能的。这些难题罗列得合理清晰，令人遗憾的是，直到现在这张列表上的难题仍旧是难题。但今天，700 万人在接受抗逆转录病毒治疗，也给了他们一条生路。

我想，解决整个非洲的卫生体系问题已经超出了联合国艾滋病规划署的能力范围。在没有可服用的药物的情况下，促进更多的检测根本不起作用。因此，我的结论是，降低药物价格是我们的首要任务，要先于其他问题而进行解决。

我对此相当执着。基本上每天我都会问自己，怎样才能把抗逆转录病毒治疗的价格降下来。我没有这方面的经验，但是已经有一些疫苗的先例。通过联合国儿童基金会，一些疫苗以低于西方的价格供应给几个国家。此外，我还知道，法国药店里售卖的几乎所有药物，即使药物产自瑞士，其价格也会比瑞士售价便宜。这是因为法国通过谈判压低了药物价格。而乘坐飞机时，邻座的票价很可能只有你的 1/3。所以差别定价并没有那么不寻常，只是以前我们从未以这样的方式处理过这个问题罢了。

这里有一个成功的案例：默克（Merck）公司以前有一种利润丰厚的药物——伊维菌素（Ivermectin），最初是用来治疗动物的寄生虫感染。但是随后当伊维菌素被证明可以治愈人类的河盲症时，默克公司就将其免费提供给了西非国家。在那里，大片的、尚未耕种的肥沃土壤里滋生了黑蝇，正是这种黑蝇传播的寄生虫导致人患上了河盲症。这个案例可供参考吗？我和一些参与其中的人谈过这个问题，比如 WHO 的易卜拉欣・桑巴（Ebrahim Samba）博士。但是他的答案是否定的。在一家公司还等着投资回报时，为什么要免费提供新开发的、价格昂贵的、终身治疗的药物呢？默克公司的伊维菌素在发达国家是没有人群消费市场的，但抗逆转录病毒药物并非如此。同时，就艾滋病而言，我们在讨论的是在低收入和中等收入国家中基本上就有超过 3000 万人须终身服用药物，而不是像河盲症那样的短期使用。艾滋病问题面临的巨大挑战，远远超过了这种方法能解决的问题范围。我们要可承受的药物价格，再考虑到贫困水平、发展中国家的资助能力以及问题的规模，这就意味着要大幅度地降低药物的价格。即使是在 1 万美元的基础上降价 50%，对于世界上的大多数国家来说，这仍是遥不可及的。

早在 1991 年，WHO 负责人中岛博士就在日内瓦召开会议，与 18 位制药公司高管讨论艾滋病和机会性感染的治疗药物的可及性问题。然而，制药公司基本上拒绝商讨价格，他们需要用利润来资助研发，而且他们也认为无论如何，非洲的医疗服务都不能匹配复杂的治疗方法，因此会议没有取得任何进展。在 1992 年的一次会议上，制药公司甚至反对在文本中使用"负担得起"这个词。双方都存在敌意，WHO 也无法提供任何资金，谈判于 1993 年结束。

此时，也正是克林顿政府在世界范围内推广更大的专利保护的时期，副总统阿尔・戈尔主张制药公司应该就仿制药问题起诉纳尔逊・曼德拉。1995 年，世界贸易组织成立，并制定了与贸易相关的知识产权的新协定，禁止发展中国家生产或购买仿制药。

我决定通过几种途径，将艾滋病的治疗带到最需要它的地方。第一就是证明向贫穷国家的人们提供抗逆转录病毒疗法是可行的，用事实来平息怀疑论者们的言论。第二是通过谈判来降低药物的价格。第三是让活动家们与其他人士一道，向制药界、资助者和卫生部长们施加公众压力，因为我知道在道德水平上，我们的情况非常有利。

不过，首先，我需要让联合国艾滋病规划署的官员们也参与进来，因为如果没有委员会的同意，我就不能合法地将资金花费在解决抗逆转录病毒治疗药物的可及性上。1996 年 12 月，我将本应在日内瓦召开的委员会会议挪到了内罗毕。在讨论正式议题前，他们用了 2 天的时间参观贫民窟，视察艾滋病项目。我想让他们看到这个问题的紧迫性，以及他们无法在白皮书中看到的人性的一面。我也想让他们看到普通的肯尼亚人正在组织起来对抗艾滋病。一些外交官们眼含热泪。然而，尽管大多数捐助国的委员会成员都有同感，但他们不愿支持联合国艾滋病规划署采取行动，促进治疗的可及性，而非政府组织的代表也在大力游说，希望获得支持。

因此，我说："咱们做个试验吧，仅仅是一个试点——就为了调查可行性。"如果我们能证明发展中国家可以合理地分配和使用药物，那么，我认为在道德立场上对药物予以支持将会无懈可击。委员会同意了。我们将其称之为"药物倡议行动"，并与乌干达、越南、智利和科特迪瓦展开合作。在爱尔兰的前任制药经理、同时又有着丰富的非洲生活经验的布里安·埃利奥特（Brian Elliott）的帮助下，阿瓦·科尔·赛克派人到这 4 个国家启动试点研究，这些研究各不相同。例如，在乌干达，我们支付了 15 万美元来成立一个被称为医疗访问有限公司（Medical Access Ltd.）的企业来进口抗逆转录病毒药物，因为制药公司对乌干达的中央制药机制没有信心（该公司仍在蓬勃发展）。因为没有先例可循，这一切都进行得非常缓慢。同时我们还不得不说服制药公司降低价格。

制药公司面临越来越大的来自公众舆论的压力，公众开始对抗逆转录病毒药物的高额利润产生了质疑。1997年初，葛兰素惠康（在当时，一家生产2种抗逆转录病毒药物的公司）的强硬的首席执行官理查德·赛克斯是第一个同意进行适度降价的人。这也让他自己的经理们感到非常意外。最后，在1997年12月，彼得·穆吉尼（Peter Mugyenyi）医生，这位来自坎帕拉的平易近人的军人医生没有给出否定答案。他开始在坎帕拉的"联合临床研究中心"，他看病的帐篷里进行第一例治疗。

我们为"药物倡议行动"降低了40%的药物价格，每人每年花费7200美元。但是对于任何发展中国家来说，这仍然是极其昂贵的，这仅是一个开始，还算不上解决方案。不过联合国艾滋病规划署已经启动了非洲的第一个抗逆转录病毒治疗项目，以及在刚果布拉柴维尔（Congo Brazzaville）由法国红十字会协助的一个项目，之后还有许多非政府组织加入，特别是无国界医生组织。

1997年12月，在科特迪瓦阿比让举行的一次艾滋病会议上，法国总统雅克·希拉克建议成立一个国际基金，为非洲提供抗逆转录病毒药物。晚宴上，我们一边吃着烧烤的"poulet bicyclette"（在科特迪瓦，自由放养的鸡称为poulet bicyclette），一边与著名的无国界医生组织创始人、充满激情的人道主义事业的代言人贝尔纳·库什内尔（Bernard Kouchner）医生，围绕着希拉克宣布的"国际治疗团结基金"将如何运作，进行了讨论。但不幸的是，法国没有提供足够的资金。除了小小的卢森堡以外，其他捐助国也拒绝加入这个项目，因为这样的事情太超前了，远远领先于当时的时代。

我加强了与制药行业资深人士的交流。首先是通过本·普拉姆利，他是葛兰素惠康公司的一项"积极行动"的项目负责人，他们通过各种尝试，希望与激进组织建立更好的关系，其中就包括对他们进行的资助。这些交流并不容易。制药公司的高管们对联合国非常怀疑，担心我们会低估他们的专利价值。要引起他们的注意也不容易。在世纪之交，90%以上的抗逆转录病毒药物被销往5个西方国家，而非洲对他们来说是未知之地。但我要想办法解决这个问题。没有一家公司同时生产治疗艾滋病所需的所有3种药物，所以我想促使葛兰素惠康公司、默克公司和百时美施贵宝公司合作，默克公司也有一款抗逆转录病毒药物，并因其高昂的价格而受到美国活动家的猛烈抨击。那是1997年到1998年的事情，当时还没有仿制药。但出于反垄断法，几家公司不愿坐在同一间屋子里讨论价格。我没有法律头脑，但我一直认为反垄断法的意义在于防止价格上涨，而不是我们所要达成的目标，那就是降低药物价格。

期间我还几次到访巴西。1998年，里约热内卢的国有企业法曼金霍斯（Farmanguinhos）开始生产仿制的抗逆转录病毒药物。当我第一次拜访他们时，很明显他们还在努力应对国际药品生产标准，但很快他们就解决了这些问题。随着谈判的进展，巴西用当地生产的仿制药来治疗艾滋病，随后就被纳入了支持专利药物差别定价的证据中。

WHO明确表示不希望与我们有所瓜葛。WHO基本药物计划的专家们认为，在发展中国家，他们还在挣扎着使用抗疟疾的基本药物，此时引入高科技药物是愚蠢的行为。药品制造商仍然坚决反对差别定价的提议。他们声称最主要的原因是发展中国家的患者对治疗的依从性不足，这可能会产生耐药性。他们也担心，如果在非洲打折销售这些药品，他们可能被重新出口，以低于市场的价格销往美国和欧洲国家，从而损害他们的利益。

到1998年底，在发展中国家进行抗逆转录病毒治疗的4个试点项目中，第一批结果呼之欲出。我们让独立机构，也就是美国CDC和法国国家艾滋病研究机构（French National Agency）对结果进行了极其严格地评估。结论是，许多发展中国家的患者对治疗的依从性实际上可能比欧洲和北美的患者更好。而且在非洲，人们完全能够看得懂时间，而且非常清楚地知道药物可以救他们的命，所以他们非常积极地遵守治疗方案。只要投入少量资金重建当地卫生系统和培训医务人员，即使是非常复杂的治疗程序也是可行的，并且可以治病救人。真正的问题仍然是资金，没有人愿意捐钱，后勤保障也是问题。在科特迪瓦，频繁缺货造成了极危险的治疗中断。我每天每时每刻都能接到来自阿比让的愤怒的艾滋病活动家的报警电话，要求我解决这个问题。所有的这一切意味着在第 1 年中只有 4000 名患者在这项试点计划中受益。

这些试点项目迅速推翻了制药公司和捐助者的主要论据：因为发展中国家患者不可能遵守治疗方案，因此降低治疗价格没有意义。从那时起，他们的观点都是从经济角度考虑，也因此暴露了很多人内心的贪婪。

到了 1999 年，乌干达和科特迪瓦进口了少量的来自印度西普拉（CIPLA）公司和西班牙联合制药（Combino Pharma）公司的第一批抗逆转录病毒仿制药。印度仿制药行业的密探优素福·哈米德（Yusuf Hamied）突然登上世界舞台。一头白发的哈米德是西普拉公司的首席执行官，也是这家公司的主要所有人，西普拉公司是他的父亲在孟买创立的。多亏了印度的专利法，他和其他人才能建立起稳固的药品生产能力，仿制仍在专利保护期的药品，而这种做法在其他国家是非法的。西普拉公司现在是世界上最大的抗逆转录病毒药物供应商（我在非洲最偏远的地区看到过他们的产品）。这些印度公司的出现改变了广泛推行的艾滋病治疗的游戏规则。然而，我同样认识到简单地以"好"和"坏"定义仿制药生产商和具有知识产权的医药公司，这样的观点也是错误的。这两家公司只是采用了不同的商业模式，从定义上讲，如果没有最初的药品，仿制药就不会存在。

激进主义、媒体的关注、来自联合国的压力、对非洲艾滋病治疗的可行性的证明，以及来自优质的仿制药的竞争，这些因素综合起来，营造了一种适宜的、可以与制药公司进行认真谈判的环境。令我震惊的是，许多高管对发展中国家一无所知。我理解他们，这些市场对他们来说太小了，但我认为必须让他们了解发展中国家发生的事情，这对我们的事业至关重要。所以我们建议他们去非洲旅行，和患者座谈，参观几项进展比较好的项目。百时美施贵宝公司的总裁肯·万高（Ken Weg），是我认为受到这次经历影响较大的人，就如同默克公司的雷·吉尔马丁（Ray Gilmartin）一样。尽管其他的一些制药公司的人只关注与利润和股票相关的言论，除此以外的任何事情都不能影响他们，但我能感觉到他们2人都挣扎于道德困境之中。

WHO新任主席格罗·哈莱姆·布伦特兰（Gro Harlem Brundtland）博士帮助我完成了这些会谈，这是WHO立场上的一个重大而且深受欢迎的转变。科菲·安南变得非常主动。如果借用联合国常用的词语，他把艾滋病看成是一项个人事业，这远远超出了他的职权范围。他与制药公司的首席执行官们召开了数次会议，第一次是2001年4月在阿姆斯特丹；第二次是在纽约，之后他在住所举行了私人晚宴。准备这些会议是我和联合国艾滋病规划署同事们的工作。这很伤脑筋，因为这些公司拥有专利，有反垄断律师，也有经验丰富的公共事务人员，而我们却没有这种支持。在阿姆斯特丹会议上，一位律师甚至援引反垄断法打断了安南的讲话。我发现了一个重要的策略，就是让首席执行官们自己坐到谈判桌前，这样他们就会更加愿意对话，并能做出非正统的决定。

谈判持续进行了多年。在这个过程中，联合国艾滋病规划署受到很多攻击。1999年，当仿制药公司开始以更具有影响力的方式抢占市场时，一些活动人士批评联合国艾滋病规划署只与大型制药公司合作。我坦率地承认，最初我们确实对将仿制药引入到项目中感到担忧。它们的产品并不总是符合国际标准，使用仿制药的法律框架仍不稳固。类似无国界医生组织、美国健康获得项目，和杰米·洛夫（Jamie Love）领导的知识生态学国际组织（这个组织认为专利产权使得药物更加昂贵，因此是邪恶的，应该被淘汰）等，他们的观点在理想世界中还有一定的合理性，但是他们既没有考虑到现实的紧迫性，也没有意识到在旧的艾滋病毒药物失效时，我们需要新的艾滋病毒药物来替代，这几乎是不可避免的。

我们应该为一个共同的目标，那就是立刻战胜艾滋病而暂时搁置分歧。只要就几项基本的原则问题达成一致，任何团体，从宗教组织到工业领袖，乃至活动家们，都受到欢迎，实际上我们需要他们坐在谈判桌旁。因此，如果ActUp不想与邪恶的大型药企坐下来谈判，那就随他去吧，但是我们仍然会邀请大型药企，当然也会与ActUp继续商谈。也许这听起来有些投机取巧，但是我记得邓小平在向资本主义开放中国市场时说过的话：不管是黑猫还是白猫，只要能捉到老鼠就是好猫。我只看结果。实际上，我确实认为，知识产权作为创新的动力，从根本上来说是必需的。尽管你也可以争辩，在类似药物和疫苗的公共商品方面，建立法律条款，保证穷人也可以享受到这些商品。当时在这一点上，争议非常大，我与艾滋病活动家有一些分歧。这只是展现变色龙启发的另一个例子：我应该将目光锁定在目标上，那就是最大限度地达到治疗的可及性，越快越好。

我向制药企业提议建立一种新的社会契约：在高收入国家的市场获得合理的利润，并且对新药物实现垄断（换句话说，就是达到功能性的专利），对此的回报就是，制药公司要进行投资，用于研发急需的新药物，并以成本价（加上一点点的利润）立刻向发展中国家提供新的基础药物，而不是等待着专利的到期。我强烈地认为，穷人不应该为造福全世界的创新来买单。

我成为达沃斯年度世界经济论坛（World Economic Forum）的常客，并在马克·福斯特（Mark Foster）手下担任全球卫生副主席，他也是埃森哲咨询公司（Accenture）的杰出的执行官，向我介绍了许多医疗保健领域的高管。我和格罗·布伦特兰（Gro Brundtland）利用这个机会在 2001 年 1 月的论坛上直接提出我们的诉求，降低艾滋病治疗药物的价格。格罗曾任挪威首相，是达沃斯圈子里备受尊敬的人物。我们拜访多位制药公司的高管。有一次，我们在山上一家被大雪困住的酒店里，同默克公司的首席执行官雷·吉尔马丁会面，随行的还有公司的副总裁杰夫·斯图尔基奥（Jeff Sturchio）。这位副总裁是即将进行的谈判的核心人物。戴维·纳巴罗担任布伦特兰的参谋长，同时也在联合国艾滋病规划署的成立中发挥了重要作用，还有本·普拉姆利也出席了会议。本曾在葛兰素史克公司工作，目前与我共事。由于默克公司曾为西非消灭了河盲症，因此我们满怀希望。我和格罗提出了我们的观点，吉尔马丁告诉我们，他的股东永远不会赞同协议，按成本价出售公司昂贵的新药。当默克公司的团队在大雪中越走越远时，我和格罗互相对视，说道："又是徒劳无功了。"但我们仍决心继续我们的战役，毕竟太多的人受到了艾滋病的威胁。

几周后，雷·吉尔马丁专程飞往日内瓦与布伦特兰会面。与此同时，施贵宝公司的肯·万高也给我们打了电话。他们意见一致，准备商讨药物价格，以及如何在低收入国家提供药物。我们在达沃斯会议的努力终究获得了回报。

这些公司希望得到保证，不会让廉价的药品重新出口到高收入国家的市场，还有新融资的保证。我的立场是，我们应该根据巴西，现在还包括泰国的制造商为其仿制药制定的价格来提出一个公平的药物价格，因为这些仿制药的价格指示出药物生产的实际成本。与此同时，代表制药公司专利所有权的日内瓦 IFPMA 组织（译者注：International Federation of Pharmaceutical Manufacturers & Associations，国际药品制造商协会联合会）试图通过强行对知识产权的公开声明和反对分级定价来破坏这一过程。企业们的意见不再统一了，我们的机会来了。

我们异常努力地与 WHO 进行罕见的合作，乔纳森·曼的旧部下达尼埃尔·塔兰托拉同本·普拉姆利以及我的参谋长朱莉娅·克利夫斯一起领导了这项工作。2000 年中期，我们与制药公司的谈判终于取得了成果。5 家公司，分别为勃林格殷格翰公司（Boehringer Ingelheim）、施贵宝公司、瑞士罗氏制药（Hofman–La Roche）、葛兰素惠康公司和默克公司，同意在受到艾滋病疫情影响严重的地区大幅削减药物的价格。我们于 2000 年 5 月启动了"加速进入行动"（Accelerating Access Initiative），与 1997 年的"药物倡议行动"不同，这次是与 WHO、联合国儿童基金会、联合国人口基金会（UN Population Fund，UNFPA）和世界银行之间的合作。这是一种思考模式的转变，尽管药物价格定在每位患者每年 1200 美元（比欧洲价格低 90%），但是对大多数发展中国家来说仍然过于昂贵。

这份协议得到了全球主要媒体的广泛报道，人们对它的期望值如此之高，令人感到恐惧。然而我们的巨大缺陷仍然在于缺乏融资机制：即使价格大打折扣，仍需要有人为此买单。我敢打赌，在药物价格急剧下降之后，现在我们可以说服捐赠者们支付治疗费用了。我再一次地感受到"好心没有好报"。2000 年，同样是 5 月，在日内瓦举行的世界卫生大会上,非洲的卫生部长们,在一贯唱反调的南非卫生部长曼托·查巴拉拉·梅森的领导下,竟然拒绝了这项倡议,并向我们抗议没有征求他们的意见,就好像与在座的这45位卫生部长们谈判就能降低价格一样。显然我们面临着巨大的沟通难题。当无国界医生组织的贝尔纳·佩库尔(Bernard Pécoul)把这个项目比作"大象生出来的小老鼠"时,我真的感到腹背受敌。

这些事情的直接影响就是沮丧。在缺乏国际资助的情况下,接受倡议的国家很少。塞内加尔、乌干达和卢旺达是最早使用这种机制的国家。塞内加尔获得治疗的机会迅速增加,但是该国治疗的人数赶不上其他两国。我们犯了一个错误,接受了最终价格谈判必须逐国进行的条件,因为制药公司希望对敏感的药物成本结构保持控制。我派遣了经验丰富的工作人员如朱利安·弗利特(Julian Fleet)、若斯·佩里安(曾在金沙萨与我一起工作)和巴达拉·山姆(Badara Sam)去帮助感兴趣的国家。私下里我们互通了获得的所有保密的价格信息,这样X国谈判时就可以知道Y国支付的价格,这是讨价还价的重要条件。

随后,在比利时流行病学家莉芙·弗朗桑的推动下,欧盟委员会采取了自己的行动。弗朗桑曾在肯尼亚和安特卫普与我共事。2000年9月,我们与他们合作,召开了一次非同寻常的圆桌会议,大型制药公司的首席执行官们与优素福·哈米德,以及其他仿制药生产商聚在一起。仿制药不再是禁忌。我很惊讶,欧盟委员会主席罗马尼·普罗迪(Romani Prodi)出席了这次史无前例的会议,并全程参与为期半天的讨论。与他同行的还有几名委员,其中包括帕斯卡尔·拉米(Pascal Lamy)。拉米是法国笛卡尔哲学思想的杰出代表,也是我所见过的头脑最敏锐的人之一,后来成为世界贸易组织的负责人。与会的所有公司代表都同意差别定价的倡议,他们只要求更好地预测药物的需求量，以便制订生产计划，确保廉价药品不会重新进入高收入国家，并在高收入国家提供价格保护。如果欧洲国家要求与发展中国家一样，降低药物价格，那么很明显整个协议就会土崩瓦解。

尽管召开了这些会议，我还继续在世界各地奔走，来争取各方的支持和资助。非洲有机会接受治疗的患者数目仍然很少。我们与WHO 和无国界医生组织建立了一个系统，监测全球抗逆转录病毒药物的价格。这是一项非常有意义但却令人崩溃的工作：一般而言，交易双方不会公开过多的价格信息，然而我们不得不经常介入其中。例如，2000 年 12 月，葛兰素公司就企图阻止加纳（Ghana）进口仿制药，尽管西普拉公司仿制药的价格（每天 1.74 美元）仅略低于葛兰素公司（每天 2 美元）。在一些低收入和中等收入国家，特别是中美洲、中东和东欧地区，经常因为中间商而出现艾滋病药物的价格甚至高于美国。因此，在乌干达，2001 年我们发现一种名为塞昔那韦（Sequinavir）的药物价格比美国高出 17%。此外，制药公司还在起诉，反对南非政府进口仿制药。只要这个问题得不到解决，我们就无法确信他们会真正致力于为发展中国家提供负担得起的治疗药物。

科菲·安南认为这是一种全球性的难题，开始促成两家公司接受与南非政府的和解方案。一些制药公司的首席执行官们也明白，这起官司给他们的声誉造成的损害，要远远大于带来的利益。让·皮埃尔·加尼耶（Jean-Pierre Garnier），也就是合并后的葛兰素史克（GlaxoSmithKline）公司的新任首席执行官，首先在众多公司之中跳脱出来，在 2001 年 2 月撤回了申诉。这是南非政府和艾滋病运动的重大胜利。治疗行动运动为此欢呼雀跃，医疗保健领域的掌权者之间的关系也略有转变。

对我来说，这意味着在任务前勾上了对号，解决了这个让我头痛的难题，我可以有更多的时间进行艾滋病宣传。制药行业的环境正在发生各种变化。当年的晚些时候，德国勃林格殷格翰公司的董事长罗尔夫·克雷布斯（Rolf Krebs）教授告诉我，他取消了公司对艺术和文化的捐赠，并将其全部用于解决艾滋病的问题。随后在2001年1月，印度的西普拉仿制药公司宣布将以每位患者每年350美元的价格销售一种一线抗逆转录病毒治疗药物，价格降幅非常大。优素福·哈米德也逐渐成为主要的参与者，尽管他的价格在不同国家之间也有很大的差异，这主要取决于市场和谈判者的沟通能力。因此不同国家可比韦（Combivir）的价格浮动在95～195美元之间。在这一重大举措之后，市场机制发挥了作用，迫使价格继续下跌。到2001年2月，乌干达一年的治疗费用降低到400美元，7月份降到300美元：每天不足1美元。与以往相比，现在真正的问题是资金缺口。

专利权方面的国际法律障碍和不确定性开始减弱。2001年在卡塔尔多哈举行的会议上，世界贸易组织成员国一致同意，贫穷的国家有权签发"强制许可"，在艾滋病等突发的公共卫生紧急事件中无视药物的专利权。这让贫穷的国家获得了生产低成本仿制药的合法权利，前提是它们要补偿专利持有者。2003年，缺乏生产能力的低收入国家又获得了额外的豁免权，可以从国外进口仿制药。在美国人权律师朱利安·弗利特的帮助下，我们积极地参与了这些突破。这位律师令人惊叹的忍耐力，使他熬过了常常出现的拜占庭式的讨论，这一点我是做不到的。他的主要任务是向发展中国家的代表团提供最新的技术资料，他们的行政人员中没有这方面的专家。

但美国、欧洲和日本随后企图通过实施双边自由贸易协定，来规避这些有利的多边协议。这些双边自由贸易协定往往将专利扩展到超出国际协议的范围，而且谈判过程也没有公共卫生官员的参与，发展中国家又顺理成章地将关注点放在其主要的出口行业，而非药品进口。但是我们对这些谈判的影响非常有限，我担心未来这些双边协定可能会损害在推广可承受的药物方面取得的进展。

从那时起，我们在许多方面都取得了进展。2002年，抗逆转录病毒药物最终被 WHO 纳入基本药物目录，在一些国家，这是公共部门使用这些药物的先决条件。克林顿基金会巧妙地削减了抗逆转录病毒药物在生产过程中的成本，同仿制药制造商一同宣告，进一步降低药物的价格，随后儿科配方药也是如此。印度仿制药制造商在市场上推出了一种药丸，含有固定剂量的 3 种药物的组合，这极大地改善了患者的生活质量和治疗依从性：从每天 10 到 15 粒，到现在患者只需服用 2 粒。

然而，大多数捐助者仍然非常不愿意资助发展中国家，不愿意为他们提供终身治疗艾滋病毒感染的资金。10 月份，我受邀与荷兰所有主要的捐款人会面，他们正在重新考虑在艾滋病治疗中的立场。然而他们仍然使用相同的论点，加拿大国际开发署甚至分发了一份关于艾滋病的战略文件，里面几乎没有提到治疗。有些讨论几乎是完全脱离了现实：有些人竟然真的以为在一个每天都有数百人死于艾滋病的国家里，我们对艾滋病的预防和治疗还有选择的余地。2002 年，全世界每天有超过 8000 人死于艾滋病。然而，酒过三巡，许多援助官员告诉我，他们个人其实对自己国家的官方立场感到非常不满意，请求我帮助他们改变这种情况。因此，我去了欧洲、加拿大和日本，与当地的国际发展部长会面，以争取他们对艾滋病治疗的支持。一个明显的例外就是英国，其他大多数国家都愿意打破禁忌，资助发展中国家的长期治疗。

2002 年全球抗击艾滋病、结核病和疟疾的基金启动了，真正的突破到来了。2003 年 1 月，布什总统要求国会批准一项援助艾滋病的紧急计划，目标是为 200 万人提供抗逆转录病毒治疗，这大大地加速了进程。他们都是改变游戏规则的人。

如今，抗逆转录病毒治疗的费用已经从每人每年 1.4 万美元降至不足 100 美元。2000 年，发展中国家只有不到 20 万人能够接受抗逆转录病毒的治疗，其中大部分在巴西。到 2011 年，这个数目已经上升至大约 700 万。2000 年时，只有 0.1% 的非洲艾滋病患者能够接受治疗，现在数目已经达到约 40%。

几乎所有国家的艾滋病病死率都在急剧下降。无论如何，这都是一项惊人的进步，在国际发展的过程中是无与伦比的。但这还不是完美的状态：所有感染艾滋病的人中仍然有一半人无法获得治疗，因此，在 2010 年，本来可以获救的 180 万人死亡了。但是，全世界对抗逆转录病毒治疗的广泛的可及性的承诺，一直是现代国际公共卫生领域最广泛的承诺，它改变了制药业的商业模式：如今，当新的抗逆转录病毒治疗方法上市时，发展中国家可以直接以较低的价格获得，而不是迫于压力，延迟或不情愿地推出分层的定价系统。一位经济学家说，因为艾滋病，仍受到专利权保护的新药不再是有钱人或是富裕国家的私有产品，而是成为惠及每个人的"公益品"。

显而易见，艾滋病改变了发展中国家的健康状况。我自己的贡献只是其中之一，但往往每一步的进展都有联合国艾滋病规划署的领导和运作。今天，困扰我的问题是我们是否可以更早、更快地达到这一步。

第 21 章 艾滋病专项基金

现在，在遏制艾滋病的疫情中，我们拥有了政治力量的领导，多多少少可以负担得起的治疗药物，也有切实可行的计划，但是我们仍没有真正的资金资助。2001 年 4 月 26 日，在尼日利亚的阿布贾，在几乎所有的非洲总统面前，科菲·安南强调说："没有专项基金，就打不赢艾滋病这场仗。"在联合国艾滋病规划署成立时，大约有 2 亿美元用于遏制发展中国家的艾滋病疫情，然而在世纪之交，这项花费仍然低于 10 亿美元。只用这点钱是不可能阻止如此复杂的、世界范围的流行病的。

我们的想法根本就不够大胆，在国际健康领域没有这样的先例，突然承诺进行长期的、多达数十亿美元的资助，并且捐助国政府还一直在强调他们没有这些资金。我仍然无法忘怀 1998 年 6 月 10 日收到的一封来自所有捐助者的信件，信中的结论是警告我，在未来几年内，为艾滋病毒 / 艾滋病活动提供资金并非易事。但是至少有 4 大要素是他们没有掌握的：不断壮大的艾滋病活动的影响；非洲部分地区由于艾滋病引发死亡的灾难性的影响，这使越来越多的非洲领导人呼吁援助；治疗艾滋病的药物价格的下降；以及多年官方发展援助下滑之后的增长。

捐助者们"遏制需求"的策略在慢慢地土崩瓦解，他们只是还没有意识到而已。1993 年，时任 WHO 艾滋病项目负责人的米夏埃尔·梅尔松提出每年需要 25 亿美元，来预防半数的新增感染病例时，人们感到震惊。然而这个数字还没有包括治疗的费用，因为 1993 年还没有艾滋病的治疗措施。2001 年，在准备联合国艾滋病峰会时，在假设治疗药物价格会持续下降的情况下，我们得到了一个更为精确的估计值，接近 100 亿美元。由于 20 世纪 90 年代后期，世界经济处于增长阶段，所以这些要求并非无法实现，更大的蛋糕意味着我们不会将用于其他重要问题的资金夺走，进而用于解决艾滋病问题。在筹款时，你必须清楚需求是什么，现在需求非常明确，但却令人生畏。

还有另一个重要的，或许是决定性的因素，使得天平一端向着支持筹备大规模艾滋病资助的方向倾斜：政策制定者们认为我们现在有了解决的方案，尽管客观上并没有。抗逆转录病毒疗法的"拉撒路"（Lazarus；译者注：拉撒路是圣经人物，被耶稣从坟墓中唤醒复活。在此用来比作起死回生）效应让垂死的人重生，创造了壮丽而凄美的人类故事，同时也相对更容易对药物的效果进行衡量和量化。与学者们的想法相反，政策的制定并不是总是纯粹地受到指标和证据的驱使。我曾偶然在南非位于约翰内斯堡总部内的矿业巨头英美资源集团（Anglo American），与这家公司的董事们相遇。我一直在游说他们，既然当时政府不为他们的矿工提供艾滋病的治疗，他们自己应该为此买单。集团的医疗服务负责人布里安·布林克（Brian Brink）是一位说话温和的内科医生。他是我们强有力的支持者，随后在全球基金中也扮演了重要的角色。这次会议非常轻松：我根本不必完整地提出我的诉求。首席执行官和董事会主席宣布他们决定向所有有需要的员工提供抗逆转录病毒治疗。现在面临的难题是该如何处理他们的家人，他们中的很多人也感染了艾滋病，而且雇佣合同结束后，这些矿工就要返回家乡，那里没有治疗药物又该怎么办。当我问到是否可以看一看他们在做出如此重要的决定时所参考的经济分析数据时，首席执行官托尼·特拉哈尔（Tony Trahar）告诉我他们曾经想要对此进行分析，但是太复杂了。简单地说，他们只是认为这是正确的做法，因为艾滋病影响了他们的生产力，也触及了他们的底线，艾滋病增加了他们的生产成本，生产一盎司黄金的成本增加了 70 兰特。但他们会仔细监察这一计划的影响和花销。

这是一家拥有约 10 万名员工的发展成熟的公司，在没有详细的经济分析的情况下，他们做出了合理的决定。相反，捐助机构们则在不断地催促我提供经济论证，以说明为什么在整个国家乃至整个地球上，对艾滋病进行治疗是划算的。

我的挫败感在不断地增加。我知道单靠治疗是不能阻止这种流行病的。但是，我认为如果没有大量的治疗资金，真正的解决方案，也就是预防运动，在艾滋病造成大量死亡的社区中毫无用武之地。

* * *

美国国会代表芭芭拉·李（Barbara Lee，民主党人）和吉姆·利奇（Jim Leach，共和党人）试图在 2000 年创建艾滋病和结核病的专项基金。我的政策顾问吉姆·谢里与国会工作人员一起努力为将要讨论的法案提供技术支持。该法案提议在世界银行设立一个特别的基金，向发展中国家提供资金资助。当时没有更好的机制，并且我的原则是，应该利用现有的机构，而不是创建另一个新的国际机构。这项法案被通过了，但随后却悄无声息地消失了，最主要的原因是受到了美国财政部的反对。

英国国际发展部（UK Department for International Development）的戴维·纳巴罗首次提出与联合国艾滋病规划署合作，建议设立一个"专项基金"，主要用于支付所有的药品和安全套的费用。然而，我清楚在实际操作中，在转移巨额资金方面我们无法进行任何有效的操作，因为我们依赖于 WHO 和联合开发计划署的行政系统。这些机构受到繁文缛节的束缚，办事效率都很低。我也知道布什政府和美国国会并非联合国的拥护者，还担心他们似乎不会接受这样一个庞大的新的联合国基金会。除了政治上非常精明的联合国发展计划负责人马克·马裸赫·布朗外，其他的共同发起机构都热衷于联合国基金会。

幸运的是，科菲·安南和他的副手路易斯·弗雷谢特持有与我相同的观点。路易丝对联合国效率的看法比我更加悲观，安南觉得美国国会不会投票支持数十亿美元的新资金用于与联合国有关的任何事情。因此，在商讨更低的抗逆转录病毒药物价格时，我们也在2001 年启动了一项针对艾滋病特别筹资机制的坚定而自信的行动。

2001 年初，不同的捐助方提出了许多建议，为发展中国家的艾滋病、疟疾、结核病和其他传染病设立特殊的多边资助。这非常混乱，受这些疾病影响最严重的发展中国家没有参加会议，甚至未询问过此事。2008 年在日本的 G8（由最富有的 8 个国家组成）峰会上，G8 承诺将设法为发展中国家的传染病问题筹集资金，我们可以在此基础上再接再厉。然而，2001 年 3 月前后，我们达成一致，认为建立多项基金是无稽之谈，我们应该共同努力建立一项单一基金。尽管当年 4 月份，WHO 在伦敦召开的捐助国和联合国机构会议上宣布：不赞同联合国就此达成的共识。这一声明在与会者中引起了恐慌。安南和布伦特兰在阿布贾举行的非洲艾滋病峰会上相遇，仅 1 周后WHO 就加入了我们的队伍，之后在整个过程中与联合国艾滋病规划署密切合作。来自欧盟委员会的莉芙·弗朗桑开始担任召集人。同月，科菲·安南提出与美国总统乔治·W·布什一起创建全球艾滋病基金的必要性。乔治·W·布什支持这项提议，但要求我们制订方案，并明确说明可完成的指标。

从那时起，事态进展急剧加速，看似天真的梦想突然就变成了现实。2001 年 6 月联合国大会特别会议期间，我们进行了大力地游说，每个国家都在申请成立特别基金的文件上签字。这使其具有了广泛的合法性。现在我们有权向前推进，建立一个特别机制，让大量资金的转移变得更加迅速。

我没有时间为 6 月份纽约艾滋病峰会的成功而沾沾自喜，也没有任何休息的时间。首先，我必须让联合国艾滋病规划署的董事会通过预算申请（这时总是会在巨大的压力下度过 1 周的时间），然后我们必须立即开始着手准备创建基金。我们负担不起浪费时间的后果，我甚至无法理会令人难以想象的 9 月 11 日的袭击，总是担心政治风向会突然离我们而去。我曾与谈判中我们所代表的科菲·安南讨论过我们的议程。我们意见完全一致，认为新基金将独立于联合国，并且侧重于艾滋病。我们将会设立一个小型的秘书处，并在其董事会中包含发展中国家、私营部门和非政府组织，而不仅仅是捐助国。这一基金将提供额外的资源，而不是简单地削减其他健康或发展项目的资金。这项基金本身不会去实施计划，而是与现有的机构进行合作。

自 2001 年 7 月在布鲁塞尔开始，工作组召开了一系列的长时间的会议，以寻找最佳的解决方案。我让吉姆·谢里和茱莉亚·克利夫斯也参与到这项极具挑战的任务中。茱莉亚的丈夫安德鲁·卡塞尔斯（Andrew Cassells）代表着 WHO。这对夫妇合作密切，对他们来说，这也是一次不寻常的压力测试。由于各国之间的利益和政治观点分歧很大，讨论进行得异常激烈。但主要的捐助国和欧盟就一件事达成了一致：他们正走在向联合国宣战的道路上。然而经常出现一些状况，比如法国提议由制药公司代表取代联合国艾滋病规划署；英国表示对联合国艾滋病规划署没有退出工作组而遗憾，并指责我们增加了这一组织的规模。此时我不得不忍气吞声。

比尔·施泰格尔（Bill Steiger）企图将联合国艾滋病规划署和WHO完全踢出工作小组。他代表美国，是布什的追随者。作为全球卫生事务办公室主任，他对美国国际健康关系进行微观管理，其中包括对所有作为顾问出席WHO会议的美国科学家和公共卫生专家进行审查。比尔思维敏锐，每次会议之前，他都会仔细检查所有文件的细节。尽管在与人交往中他非常讨人喜欢，但是在对联合国和WHO的无休止的攻击中却表现得非常凶悍。不过，我确实赞同他坚持严格追究特别基金的财务状况这一做法。

在仔细查看我自己记录的会议的详细笔记时，我吃惊地发现一些认真的外交官们可以提出一些我们所考虑的方案。有人建议洛克菲勒基金会来分配资金，我怀疑是否有人已经费心询问过基金会是否会考虑这个问题。在会议室外，艾滋病活动家们也对我们施加了非常大的压力。主要的争议在于，这个基金是独立运行还是由世界银行主持？建立的基础是什么？由谁领导？除了艾滋病之外还应该资助哪些健康问题？哪些国家可以受益？是否只负责药品和安全套等商品的费用，或者也要资助实际的计划？谁将决定这些钱的去向？还有很多很多的问题。

但是我们成功地在规定时间内为这种国际事业敲定了一个全新的组织，我肯定这会成为几篇博士论文的研究内容。2002年1月，在乌干达卫生部长克里斯珀斯·勇伽（Chrispus Kyonga）博士的支持下，抗击艾滋病、结核病和疟疾的全球基金会（Global Fund）在日内瓦启动，科菲·安南指定克里斯珀斯·勇伽博士担任基金会的主席。然而，通知南非卫生部长落选的任务就落到了我的头上。此前他一直在竞选这一光荣的职位。毋庸置疑，这并没有改善我们之间已经摇摇欲坠的关系，但是这就是世界运行的方式：老板带给你工作机会这一类的好消息，而像我一样的人则传递坏消息。

作为一个多边组织，全球基金会有其独特之处。其董事会成员中，有 3 人是非政府组织的代表，拥有充分的投票权，对私营部门的代表们也是如此安排，同时，将艾滋病毒携带者群体从活动家转变成了决策者。联合国艾滋病规划署、世界银行和 WHO 一起，是董事会的非投票官方成员，从而避免了利益上的冲突。因此在随后的 7 年里，我一直是这个令人着迷的组织的董事会成员。该委员会的成员来自政府、企业、非政府组织、活动组织和学术界，只有通过这一国家委员会的批准，各国才可以获得资金资助。这种自下而上的方法是一个突破。许多国家没有民主社会与政府对话的民主传统。我认为，在一些国家，通过全球基金会的"国家协调机制"（Country Coordination Mechanisms）以及联合国艾滋病规划署为增加艾滋病毒感染者的参与度而进行的运动，对艾滋病的响应促使这些国家更加民主，更加透明。

2002 年 4 月在纽约哥伦比亚大学举行的董事会会议上，理查德·费切姆（Richard Feachem），这位加州大学旧金山分校的英国全球健康领域的教授，当选全球基金会的首任执行董事，即使他曾以成本效应为依据，反对资助发展中国家的艾滋病治疗。另一位美国候选人乔治·穆尔（George Moore）非常有才能，曾任驻日内瓦联合国大使，因美国代表团缺乏外交经验而受阻。英国、欧盟以及非政府组织都在激烈地拉拢费切姆。而费切姆在世界银行的任职经历，也在建立基金体系的过程中显示出了重要的价值。

世界正在发生转变。在非常短的时间内，联合国艾滋病规划署赢得了巨大的声誉。尽管 2001 年 9 月发生了可怕的恐怖袭击事件，人们开始关注恐怖主义问题，然而艾滋病问题已经超过其他问题，飙升至世界议程的首位。该基金会的首批立项项目就是资助仿制药。我们的策略，是建立专门的资助机制来促进艾滋病的财政资助，这已经奏效了，但我们也面临风险，成为自己成功促成的组织的受害者。矛盾的是，全球基金会的建立意味着联合国艾滋病规划署不再是世界上唯一的主导力量，这也意味着我们没办法控制这笔资金。我们的许多员工都感受到了威胁，一些媒体和日内瓦外交官（再次）预言了联合国艾滋病规划署的终结。发展中国家拉拢全球基金会，捐助者们则就我们的附属作用向我提出了尖锐的问题。

艾滋病规划署的员工已经发展到 600 多人，在 60 多个国家设有办事处。我告诉员工们我们的职责是协助各个国家准备极具竞争力的申请书，向全球基金会申请资助，然后协助项目的具体实施。在每个国家，我们的团体都是艾滋病领域最权威的专家。基金会有资金——这项工作可能很令人头疼，但我们是艾滋病政策的全球守卫者，由我们来评估实地运行的项目的效果，也是我们来开展亟须面向高层政治的宣传工作。因此，在这个层面上我重新定位了我们的工作。一番犹豫之后，捐助者最终决定继续支持我们。

尽管如此，维持艾滋病规划署与全球基金会之间的良好关系并不总是那么容易。最初基金会相当得傲慢，拒绝任何以前做过的事情。我反思在联合国艾滋病规划署成立的初期，我们对待 WHO 可能也有一点类似这样的行为，也许艾滋病规划署有点过度保护自己的地盘。有几次，一些琐碎而愚蠢的行为使得局势极为紧张。2004年，在曼谷举办的超大型的国际艾滋病大会上，我丢失了一沓文件夹。（这是我的重大失误，孩提时母亲就训斥我，如此丢三落四，下一个要丢的就是脑袋了。）我把文件放在了洗手间的洗手池旁边，里面有一份我写给科菲·安南的保密笔记，记录了最近一次召开的基金会董事会的会议情况。我的笔记非常客观，太过坦率而不适合直接用于外交报道，但是那些过度美化的、需要读懂文字背后隐藏含义的报告又是为了什么呢？我在备忘录中讨论了一些关于基金会的业绩及问责制的艰难问题。然而不到 30 分钟的时间，我的笔记就出现在了一贯喜欢争议的媒体中心。基金会觉得我在打压他们，有一段时间我们之间的关系变得扭曲，直到在日内瓦我最喜欢的日本餐厅与费切姆共进午餐后才得以缓解，这真是小题大做。只是我可怜的新任宣传和沟通主任阿赫马特·丹戈尔（Achmat Dangor），在他的首次国际艾滋病大会上（往往很混乱），就要应对损失，控制媒体。

从那时起，我对带入男洗手间的东西变得格外的小心翼翼，但是我没有改变我汇报的风格。阿赫马特是南非伟大的作家之一，我最喜欢的一本小说就是他的《苦果》（Bitter Fruit），令人激动的是，当他还在艾滋病规划署工作时，这本小说入围了 2004 年的曼布克奖（Man Booker prize）。他很沉着，说话轻声细语，考虑周到。他了解国内和国际的政治，参与了反对叛乱的斗争。现在他是约翰内斯堡纳尔逊·曼德拉基金会（Nelson Mandela Foundation）的首席执行官。

在出席人数和政治影响方面，国际艾滋病会议在不断地壮大。2002 年 7 月，西班牙巴塞罗那举行了第十八次会议，吸引了 1.7 万多名参会者，并且国家元首和政治首脑们出席了这次会议，这尚属首次。会议总体上比较乐观。巴塞罗那是我最喜欢的一座地中海城镇，这里有古怪的建筑、好客的百姓和小吃吧。然而，由于警察拦截了一些带有对我进行死亡威胁信息的电子邮件，我的出勤率就只能下降了，我只能在一名保镖的陪同下在会上走一走。

为了进一步推动这一势头，我在开幕式上，在集结的杰出人士面前发表了激烈的演讲。我说："让我们一起努力带来这样的一天——那些兑现艾滋病诺言的领导者们会得到回报，反之，无作为者将失去他们的工作。这不容质疑！"在那 1 周里，在那条走廊，人们对我大喊"不容质疑",但有些人的做法有些感情用事,这也在我的意料之中。在活动家阻止美国卫生和公共服务部部长汤米·汤普森(Tommy Thompson)发表演说之后,这位部长把责任归咎于我,他严重高估了我对艾滋病活动家的影响力,其实他们偶尔也会向我发难。接下来,由于《纽约时报》引用了我的话,报道我不赞成活动家们对汤普森的诘难,活动家们开始对我越发地不满。我强烈地认为,即便我们不同意对方的观点,也不应该禁止他们发声。

在抗击艾滋病的行动中,有一点非常重要:不能打破广泛的联盟,我们仍须调动资金,不能指望通过对金主们大吼大叫来实现。在巴塞罗那会议期间,比尔·克林顿首次作为针对艾滋病行动的主要参与者亮相,他宣布在他的基金会的努力斡旋之下,抗逆转录病毒药物的价格将进一步降低,他将与熟人一起开展高曝光度的活动。另一个比尔,我的朋友比尔·罗迪,与年轻人一起组织了MTV辩论,不但为克林顿提供了机会,展示了他独特的受人欢迎的魅力,也将艾滋病的信息带给了全世界数亿名青少年。

在一次更为私密的活动中,克林顿政府的前任艾滋病掌事官员桑迪·瑟曼组织了一次早餐聚会,参加早餐的有曼德拉和他的妻子格拉萨·马谢尔(Graca Machel,她是唯一一位嫁给两位总统的女性);葡萄牙总统若热·桑帕约(Jorge Sampaio),他是一位深思熟虑的智者,是2001年艾滋病特别会议上唯一一位欧洲国家元首;卢旺达的战略家保罗·卡加梅总统;以及83岁高龄的印度前总理因德尔·库马尔·古杰拉尔(Inder Kumar Gujral)。我们讨论了如何让更多的高层领导人参与到防治艾滋病的斗争中,以及如何提高对全球基金的资助。联盟正在将艾滋病事务推广至任何健康问题都未企及的广度。

后来发生了一件令我震惊的事情。2002年8月23日,我和格罗·哈林·布伦特兰（Gro Harlem Brundtland）例行共进午餐，讨论我们之间的合作。当天，也就是星期五下午的晚些时候（一个典型的公布棘手问题的时间），格罗宣布了一件令所有职员和公共卫生团体都震惊的事情，她表示将不会申请 WHO 总干事的第二任期。在几个小时前的会议上，她没有对此做出任何暗示。在过去 5 年的任期内，她在 WHO 缔造了永久的传奇。她在宏观经济和健康事务的投入表明，投资于健康事务有利于经济的增长，而在此之前，人们还普遍认为情况恰好相反。最重要的是，她商定了《烟草控制框架公约》，这是一项具有约束力的条约，能够确保签约国政府采取行动，抵制我们这个时代最大的健康杀手。尽管如此，格罗仍未能扭转 WHO 陈旧的文化，也未能提高其在发展中国家的工作质量。要做到这些，还需要下一个 5 年的任期。

布伦特兰的辞职令人震惊。我们之间已经发展成一种极具建设性的相互支持的工作关系，即便我们没有就任何问题达成一致。她将有才干的专家聚集在自己的周围。但是据我所知，WHO 的官僚机构在很大程度上仍把联合国艾滋病规划署视为闯入者，我担心她的继任者可能会指导 WHO 重新回到前任政权不断骚扰的状态。联合国艾滋病规划署以外的人员开始建议我竞选 WHO 总干事的职位，说这将是确保 WHO 在艾滋病问题上发挥作用，并最终与联合国系统其他部门协调运作的最佳途径。但最初我并不感兴趣，我认为防治艾滋病还有许多工作要做。

我真的不在乎 WHO 的权力和威望，但我希望它的管理者能胜任这项工作，做到关心贫困人口的健康问题，并且真正地成为艾滋病事务的合作伙伴。很多时候，国际组织的行政人员的任命并非仅凭业绩，而是出于国际权力关系的博弈，最终达成的政治交易产物。当然，我理解国际政治必须发挥他的作用。人们用选票换取区域政治的支持、对发展的援助，甚至更糟糕的是换取平平常常的贿赂。自相矛盾的是，看似最不民主的由联合国秘书长进行的任命常常能让联合国系统产生比选举制更优秀的领导人（当然女性的比例也更多），这就是那些所谓的如 WHO 的专业机构的规则。

接替布伦特兰的主要候选人之一是莫桑比克总理帕斯库亚尔·莫昆比（Pascoal Mocumbi），他是一名医生，拥有良好的政府记录，顺便说一句，他也是我的朋友。莫昆比从一开始就处于竞选的领先地位，世界领先的医学杂志《柳叶刀》巧妙地为他助选。许多人说，现在轮到非洲来领导 WHO 了。我去会见年轻的比利时首相盖伊·霍夫施塔特（Guy Verhofstadt），并征求他的意见，因为如果我要参选，首先我必须要有本国的支持（只有本国提名的候选人才有资格参选）。弗霍夫施塔特非常棒，他说，比利时会支持我，但不会以任何交易的形式，或行贿来获得影响力。我为我的祖国感到骄傲，并正式成为候选人。

随后，墨西哥卫生部长胡利奥·弗伦克（Julio Frenk）也决定参选。他曾是布伦特兰的助理总干事之一，也是我的好朋友。老实说，他可能是最好的选择。但在最后一刻，李钟郁（Jong Wook Lee）博士，一位在 WHO 工作了 20 年的韩国人脱颖而出。

在 12 月初参加完里斯本举行的委员会会议之后，我向联合国艾滋病规划署请假，组织了一个竞选小组，并对可能参与 2003 年 1 月底投票的近乎所有 32 名 WHO 执行委员会成员进行了不屈不挠的游说。这可能是我一生中筋疲力尽的 8 周，圣诞节那天，我在埃及开罗几乎因为劳累而晕倒。竞选活动既是一项耐力测试，也是一项战略挑战，同时也是一项考验，在反抗分歧压力的同时又不能失去诚信。堕胎、专利权、食品行业的利益和 WHO 区域办事处的权力等问题被反复提及，但是几乎没有任何国家提出愿景，要求在不断变化的形势下巩固 WHO。

要经过 7 轮保密投票才能诞生新任总干事。投票期间，我坐在办公室里，填写过期未交的健康保险和其他表格，做些有用的事情。每一轮表决后，执行理事会非公开会议室的大使都会以西班牙语打电话给我，报告最新一轮投票的（机密）结果。据在场的一位外交官描述，在我和李第二次获得相同选票之后，由于美国代表的干预，一位支持我的国家代表改变了立场，我因此而失掉了这个职位。李钟郁成功上位，他的外交部一直在咄咄逼人地游说理事会成员。记得科菲·安南 1994 年的建议——"不要流血"，因此我是第一个在韩国电视摄像机前祝贺李的人。我累到无力，并且为自己感到难过，但我还是邀请了所有支持我的人，在自己家里举办了一个大型的聚会。后来，在日内瓦我和李养成了一个习惯，几乎每隔 1 个月就会在一起吃一顿饭，我们品尝着托斯卡纳的提格纳内洛（Tignanello），他向我讲述韩国如何协商获得选票。晚餐账单一直是留给我支付。

我确实很失望，但回顾过去，我不得不说，没有得到总干事的职位对我的生活并不是一件坏事。相反，这件事巩固了我的政治地位，因为我仅以一票之差失掉了竞选，而且联合国系统和外交圈的每个人都知道我是一位清清白白的候选人。他们看到了发展中国家对我的支持，除了厄立特里亚（Eritrea）之外，董事会上的每一个非洲国家都投了我的票，尽管还有一位令人敬佩的非洲候选人莫昆比。选举失败也让我收回野心，正确定位自己。

投票结束后，我飞往尼泊尔，与身为盟友的儿童基金会负责人，也是一位工作狂，纽约人卡罗尔·贝拉米一道，组织了一次儿童基金会工作人员与来自亚洲的年轻人的聚会。在加德满都（尼泊尔首都）的时候，我坐在地上（双腿交叉地坐在地板上，1 小时后我几乎站不起来），与 25 名性工作者交谈，她们是一个叫"守望者"

（WATCH）的组织成员。这些人向我讲述生活的艰辛，以及日常忍受的来自顾客、警察或丈夫的暴力。她们的遭遇令人动容，也是一剂解药，让我从竞选活动的宿醉中恢复清醒。然后我做了自己一直想做的事：我去了危地马拉美丽的殖民小镇安提瓜岛（Antigua），在2周的时间里完全沉浸在西班牙语的世界里，了解当地土著人的历史和困苦。这是我给自己的安慰奖。

* * *

在此期间，乔治·W·布什总统在2003年1月28日国情咨文中提出请求，投入150亿美元用于缓解艾滋病疫情，这几乎让所有人都感到意外，包括他所在的政党。几乎没有人预料到保守派总统能在一直被视为"自由派"的问题上，迈出如此大胆和真正改变游戏规则的一步。我意识到一些事情正在酝酿之中。我任命迈克尔·伊斯科维茨（Michael Iskowitz）为艾滋病规划署驻华盛顿代表。他是一名同性恋，梳着马尾辫。伊斯科维茨是一位看上去不像，但实际上却非常灵活的管理者，曾为特德·肯尼迪（Ted Kennedy）和国会其他民主党人效力。我对国会工作人员产生了很深的敬意，例如，他们是为激烈的国会听证会撰写问题的人，往往对一系列令人惊讶的问题有着深刻的理解，伊斯科维茨就是其中之一。除了百科全书般的才智外，伊斯科维茨还与一些共和党参议员维持着非常牢固的联系。仅举一个例子：他说服了来自北卡罗莱纳州（North Carolina）的保守派杰西·赫尔姆斯（Jesse Helms）共同参与抗击非洲艾滋病的立法，并说服了犹他州参议员奥林·哈奇（Orrin Hatch）支持参议院向联合国艾滋病规划署捐助。

一段时间以来，我们一直保持着与安东尼·福奇（Anthony Fauci）的密切合作，他曾是我所在的SIDA项目的监管人之一，也是位于贝塞斯达的美国国家过敏和传染病研究所（National Institute for Allergy and Infectious Diseases in Bethesda，NIAID）的负责人。关于这一流行病和资金需求的数据大部分是由我们提供的，我们在统计专业知识方面的投入得到了回报。到 2002 年底，福奇对更多信息的需求开始变得密集而急切，因此我越来越确信一些大事正在筹谋之中。后来我才知道我们的数据在设定美国新的资助水平方面发挥了重要的作用。政治中心华盛顿开始大展拳脚：心脏外科医生比尔·弗里斯特（Bill Frist），成为参议院多数党领袖；参议员约翰·凯丽（John Kerry）在华盛顿战略和国际研究中心成立了一个权势强大的艾滋病工作组（AIDS Task Force），我也是其中一员。艾滋病成为（现在仍然是）美国政治中罕见的两党联立问题。

在布什总统发表国情咨文演讲的前一天，伊斯科维茨打电话给我说："明天将会宣布一项重大的决定，我们要确保已为此做好了准备。"然后公告出来了：创建总统防治艾滋病紧急救援计划（President's Emergency Plan for AIDS Relief，PEPAR）。这是一项为期 5 年、耗资 150 亿美元的倡议，旨在抵抗全球艾滋病。除了美国现有的承诺以外，其中的 100 亿美元是全新的资助。这是一个国家为解决一种疾病而发起的最大规模的健康倡议，这使我大吃一惊，不仅是资助的数额，还有资金的一半以上指定用于治疗。总统防治艾滋病紧急救援计划 2010 年的目标是向贫穷国家的 200 万艾滋病患者提供抗逆转录病毒治疗，预防 700 万例的新发感染，支持 1000 万人的护理，即"2-7-10"目标。

相较于美国以往驳回对发展中国家进行艾滋病治疗的所有方案，这是一种惊天的大逆转。我淹没在解脱和喜悦的情感之中。我知道我们终于开创了这项事业：杰出的联盟已经完成了使命，因为这是科菲·安南为战胜艾滋病筹措的基金。因此，就在我输掉 WHO 竞选的同一天，布什总统把抗击艾滋病战争推向了前所未有的高度。于我而言，这远远比一份有声望的工作要有意义。

在艾滋病感染的大部分地区，总统防治艾滋病紧急救援计划受到了质疑和批评。这是另一个"管中窥豹"的例子；在许多活动家和欧洲人看来，似乎乔治·W·布什所做的一切都肯定是坏事。就我个人而言，布什在某些方面的政策我是不赞成的，但在艾滋病这一点上，我认为他完全正确。我当然更希望美国加入多边努力如全球基金会，但我对美国政治有足够的了解，明白这不在美国国会的考虑范围内。最终，美国增加对全球艾滋病的资助也将大大有利于全球基金会。截至目前美国是全球基金会中资助金额最高的国家。福音派基督徒，例如布什的首席讲稿撰写人迈克尔·格尔森（Michael Gerson）和加利福尼亚马鞍峰教会的里克·沃伦（Rick Warren），在启动总统防治艾滋病紧急救援计划中扮演了重要的角色。并且通过他当时的副参谋长，后来的参谋长乔舒亚·博尔顿（Joshua Bolton），使得这项新的救援计划几乎可以直接接触总统，这可是华盛顿残酷丛林中的宝贵杠杆。让我的一些朋友失望的是，我赞同总统防治艾滋病紧急救援计划的倡议，并指示伊斯科维茨尽他所能地确保我们与新计划达成合作。

礼来医药公司的前任首席执行官兰迪·托拜厄斯（Randy Tobias）被任命为总统防治艾滋病紧急救援计划的负责人。在华盛顿的一次午餐中，我们迅速找到了彼此的共同点：也许这在一个脚踏实地的中西部人和一个弗拉芒人之间是很自然的事情。托拜厄斯在通讯和制药行业赚得了大笔的财富，他是一位共和党人，想要回报世界。他对艾滋病知之甚少，但是懂得商业。他已经走遍了世界各地，可以直接进入白宫。但同样，处处是猜疑。据说，他只是布什的救援计划被卖给工业界的又一个象征，只是用来向大制药公司输送资金等等。但是艾滋病的防治需要这笔钱，我们在联合国艾滋病规划署和总统防治艾滋病紧急救援计划之间建立了一个非常强大的联盟。在奥巴马执政期间，在总统防治艾滋病紧急救援计划活跃的负责人埃里克·古斯比（Eric Goosby）的领导下，这一联盟继续向前发展。

我们很快发现，在机构间的竞争方面，托拜厄斯和我面临着类似的挑战，但最大的区别是，他控制了资金，并拥有真正的行政和政治权利。他在创纪录的时间内，在优先国家通过对许多计划和实施自下而上、权力下放的方式，迅速地推出了超级计划。最初，总统防治艾滋病紧急救援计划主要是通过美国的非政府组织和大学实施，这一组织也成为这些机构的主要收入来源——有时我认为这种做法是以牺牲这所大学的核心使命为代价。然而，正如往常那样，美国国会对援助计划的许多方面进行了微观管理，这导致了效率低下和意识形态优先的现象。

在巴黎的一次晚宴上，我和马克·迪布尔（Mark Dybul）参加了一个比较有趣的会议。我和马克主持了第一个环节的讨论，听听彼此关于如何结束这场疫情的见解，至今这一话题仍在讨论之中。马克是托拜厄斯的副手，当兰迪在2006年辞职时，他成为美国全球艾滋病协调员，那年他43岁。他是第一个公开承认自己是同性恋的国务卿助理。他拥有着非同寻常的复合特质——科学和政治智慧、艺术和精神敏锐性以及街头斗士的胆量。我们是坚定的战友，让我非常难过的是在2009年1月奥巴马就职后的第一天，马克就被解雇了，尽管过渡团队最初邀请他继续留任。他是狭隘政策的牺牲品，因美国国会以往的政策而备受指责，但这些政策不一定是出自他之手。

有时我们陷入困境：首先，总统防治艾滋病紧急救援计划没有为仿制药提供资金，这不仅浪费了纳税人的钱，而且在一些国家造成了治疗混乱。例如，在坦桑尼亚，所有由美国资助的抗逆转录病毒药物方面的处方药曾一度不同于其他地区的项目，因为美国选择了更便宜的仿制药。2004年，只要抗逆转录病毒药物的仿制药物能够得到FDA的批准，即便不在美国销售，美国政府也会同意他们从世界任何地方购买过来。此后，这种情况才逐渐改善。艾滋病再次改写了游戏的规则，这一次绕过了1933年的"美国采购法案"（Buy American Act）和国内的制药政策。

在其他问题上，政府和国会表现得很死板，常忽视一些科学证据。兰迪和我达成一致，不赞同他们：他们禁止联邦政府资助针头和注射器以旧换新项目（这一项目可追溯至克林顿时代）；反对卖淫的忠诚誓言；花费了1/3的艾滋病防治资金来宣传禁欲，并且有证据表明，这种做法不仅是无效的，而且在现实中还会适得其反。美国的研究发现，接受"禁欲"训练的青少年往往比他们的同龄人晚一点发生性行为，但他们很少会使用避孕套，而且实际上会有更多的性伴侣。虽然布什总统免除了总统防治艾滋病紧急救援计划在堕胎和计划生育方面的"全球遏制政策"（global gag rule），但这一领域的混乱依然存在，许多宗教组织成为总统防治艾滋病紧急救援计划资助的主要受益者，他们只提倡禁欲和忠诚。然而，提供一系列预防艾滋病性传播的措施才是关键（称为"联合预防"）。极少数发展中国家拒绝了美国资助的附加条件，据我所知，巴西是唯一的一个。矛盾的是，当时美国政府也是世界上最大的避孕套供应商！

虽然我在采访、演讲以及同立法者的会晤中不断地批评这些适得其反的政策，我们也设法绕过了科学和意识形态的分歧，斡旋定向资金的布局，使总统防治艾滋病紧急救援计划能够资助获批的项目，而其他捐助方，如荷兰、英国和北欧国家，则在更有争议的地区接管了项目。捐助国的这种选择性捐助，可能会导致不受欢迎的地区被遗漏，因而是危险的。但是联合国艾滋病规划署的国家协调员处理得很好，制定了合理的整体国家计划，极少有资助缺口。

最重要的是，总统防治艾滋病紧急救援计划投入了大量的资金，广泛用于提供抗逆转录病毒药物的工作，挽救了数百万人的生命。在许多方面，美国仍是制定世界议程的领头羊，因此也带领其他国家建立了更多的资金资助。2003 年 7 月，托尼·布莱尔（Tony Blair）承诺提供 15 亿英镑（约合 30 亿美元）的资金，这是继布什之后的第一个跟随者。

2003 年 9 月，我同来自全球基金会的理查德·费切姆、WHO 新任总干事李钟郁一起发起了"3 by 5"倡议。这是他的标志性倡议：截至 2005 年为发展中国家的 300 万名患者提供抗逆转录病毒治疗。李的前任格罗·布伦特兰于 2002 年在巴塞罗那艾滋病会议上首次提出了这一倡议，但是 WHO 没有跟进。直到李的创意顾问美国人吉姆·金（Jim Kim）和巴西艾滋病事务主任保罗·特谢拉（Paolo Teixeira）才把这一倡议变成了一场充满活力的运动。但这并非没有风险，因为这给人留下了不再需要美国人投入的印象，差点破坏了总统防治艾滋病紧急救援计划的启动。即使资金在别处（在美国或是全球基金会），"3 by 5"对捐助国和发展中国家的卫生部施加了压力，没有人喜欢这样的挑战。短期内，WHO 再次非常积极地开展艾滋病的治疗，这是非常受欢迎的，但它却常常单独行动，并且再次重复着更适合其他机构做的工作。似乎机构们从来不学习。

4 年后，300 万艾滋病毒感染者接受了治疗。"3 by 5"倡议未能及时兑现承诺，但这一目标发挥了作用，而且比许多其他倡议执行得更好，比如 WHO 在 1978 年的目标是"到 2000 年人人享有健康"。

* * *

我与捐助国的关系很复杂。一些是改革派，一些与我是真正的盟友。然而，我认为我最重要的服务对象是那些最脆弱的人群和受疫情影响最严重的国家——所有的发展中国家，而且大多数在非洲。所以无论何时需要做出选择时，我都是为了他们而非捐助国的利益。在有关艾滋病治疗的不必要的长期辩论中，这样的选择原则是最为精明的。

联合国艾滋病规划署在联合国没有获得定期的预算，每一分钱都必须年复一年地申请。由于是以绩效为基础，因而非常公平。但这也意味着当我需要投入所有精力来抗击艾滋病时，我还必须花费大约 1/3 的精力来筹集资金。而且，在某种程度上，我们一开始就出师不利。相比于过去必须常常向 WHO 前全球艾滋病规划的捐款数额，一些捐助国将联合国艾滋病规划署的创立视为一个减少其捐款的机会。对于一些捐赠者，特别是美国和英国来说，他们是"爱之深，责之切"：英国国际发展部是非常好的政治支持者，尤其是希拉里·本（Hilary Benn）出任国务卿时，但同时又是无休止的发明新的绩效目标，要求一个又一个的报告，沉迷在"全球架构"和"物有所值"的证据旋涡中，拼命地试图对协作进行量化。他们的干预有时近乎折磨，但它迫使我们更加注重问责制，因而其中一些也是有建设性意义的。在联合国艾滋病规划署成立初期，我们在美国的资金来自美国国际开发署（USAID），它对待我们就像对待任何其他承包商一样，是美国非政府组织的竞争对手。这个情况在美国通过总统防治艾滋病紧急救援计划提供资金时得到了大大的改善。

美国面临的挑战是国会对联邦预算的微观管理，其程度远远超过我在其他任何国家所看到的。所以我不得不花很多时间与国会议员和他们的职员会面，试图说服他们，我们是值得资助的。我们创建后不到 1 年，美国国会的调查机构，也就是美国政府问责办公室（Government Accountability Office）公布了一份报告，宣称联合国艾滋病规划署没有兑现承诺。我不得不出席国会听证会，这真是难熬的一刻。但当天结束之后，大家一致认为，这样的结论不成熟，我们不可能在 1 年内就遏制艾滋病的流行。

但是，我更喜欢英国和美国的"爱之深责之切"，而不是其他一些国家的口是心非，他们话多钱少。作为八国集团成员国之一的法国，仅是我们的第 17 大捐助国，这远远落后于卢森堡，而且还一直在努力雇佣法国公民。当法国人米歇尔·卡扎奇金（Michel Kazatchkine）成为全球基金会的第二任执行董事时，法国确实成为了该基金会的主要捐助国。意大利可能是做出承诺最少、又不付出任何代价的国家。在我作为 WHO 总干事候选人期间，意大利官员毫不掩饰地交给我 5 名资历尚浅的意大利人的简历，作为他们投票支持我的条件。

每个国家在政治和社会文化职能方面都应该有一个具体的方案。因此在与我最喜欢的捐助国荷兰（一直是联合国艾滋病规划署最大的捐助者）和北欧国家的年会上，我不得不把所有的问题像忏悔似的摆在台面上（不管怎样他们已经知道了），几乎是道歉一样地解释我接下来的行动，以改善我们的业绩，同时设置一些目标。在非常直接的讨论后，他们宣布捐款数，并立即进行支付。在他们的文化中，试图花言巧语或过于圆滑只会适得其反。相反，我也学会了在华盛顿等其他地方不表现出任何的问题，因为那样会被解读为软弱。自始至终，我都在召唤我内心的变色龙：披上保护色，左右观察，但是保持头部一定永远指向真正的目标。

第 22 章　未完成的议程

　　截至 2004 年，我们已经解决了政治、资金和各个国家的项目问题，也知道该怎么做，此时艾滋病的传播也已经开始减缓了，但是每天仍然有成千上万的人在垂死挣扎，仍然有数千例的新增感染。我们得从初创组织向规模化管理转型。联合国艾滋病规划署今后 5 年的主要挑战是要脚踏实地地让资金服务于人民，确保资金和活动的可持续性，还要解决一些难题，这些难题涉及从预防注射吸毒人群的艾滋病感染，到艾滋病有关的侵犯人权的行为等的各个方面。

　　有数以千计的小人物，还有数量可观的大人物加入了抗击艾滋病的大军，发展中国家面临着处理事务的花费、重复的工作、相互矛盾的政策、活动中的断层等问题。尽管在 2002 年蒙特利尔和 2004 年巴黎的会议上，捐助者们达成了明确的协议，来协调规程和各国的工作，但是为数不多的官员每年还得接受来自捐助者和多边体系的数百项任务。即使是职位比较低的代表团，他们也都希望能见一见内阁部长。这并非是艾滋病领域所特有的，但是突然入账的资助基金尤其加重了政府的负担，特别是非洲那些能力本就较弱的国家。当收到的来自非洲的投诉越来越多时，我知道我应该出面了——艾滋病的治疗和预防急需的资源正在遭受浪费，而死亡的人数也仍在增加。

　　我让西格伦·莫赫达尔（Sigrun Mogedal）把发生的事情记录下来，并提出一些解决的办法。西格伦是一位经验丰富、备受尊敬的国际发展领域的专家，在她的祖国挪威担任过负责国际发展的国务秘书。她本人也非常积极地参与路德教会的艾滋病活动，我欣赏她简单直接的为人处世的方式。西格伦在非洲和捐助国的首都，同各类的参与者进行了广泛的商谈。之后，2003 年 9 月她发给我一份报告。报告分析得很精准，但是建议太多了。我几次拿起来，又放下了。直到几周后我再次拿起报告读了下去，尝试提炼出改善艾滋病国际援助的重要的行动要点。突然，我眼前一亮，"一个国家级的与所有的合作者制定的防治策略""一个国家级的防治协调机构""一个国家级的监督和评价系统"（每一个捐助者都试图把自己的体系和指标强加给国家）。我刚刚看到一张中国的宣传海报，在页面的上方，我写下了"三个一"！这是一个简单的概念，能让发展中国家的艾滋病井然有序地、更加高效地响应。2004 年 4 月 23 日，世界银行/国际货币基金组织在华盛顿举行了春季会议，这是聚集了财政部和经济官员的颇有影响力的盛会。会议的间隙，在我和美国的兰迪·托拜厄斯、英国的希拉里·本恩（Hilary Benn）共同主持下，所有的捐助国和一些发展中国家都签署通过了"三个一"。艾滋病开始影响国际发展实践，略显荒谬的是，这种影响是通过新型独特的筹资机制（总统防治艾滋病紧急救援计划和全球基金会）和新型的合作方式共同实现的。这些原则虽然是明确的，但是由于一些非洲国家的治理能力薄弱，以及许多捐助国的法律受到限制，实际上进展得很缓慢。

到 2005 年，艾滋病的治疗和预防项目步入了正轨，中低收入国家中有 100 多万人接受了治疗。这是一项重大的进步，但是前路漫长，荆棘丛生。英国政府热切地希望能推动捐助者之间更强的协作，并在联合国艾滋病规划署的各个共同发起机构之间实行分工。这倒不是一个坏主意，但是正如我所了解到的那样，这不可能仅仅通过一次会议或是试图从外部强加干涉就能解决。我们也认同英国议会下院负责国际发展事务的加雷思·托马斯（Gareth Thomas）和他的艾滋病事物的主管、艾滋病活动家罗宾·戈尔纳（Robin Gorna）的提议，利用"三个一"平台就国际艾滋病的资助达成一个共同的金融框架。本应是例行公事的、非常技术性的活动，结果却变成了一场噩梦，让我目睹了联合国的工作人员、捐助者和活动家们最恶劣的行为。问题出在哪里？联合国艾滋病规划署已经精确了防控艾滋病的预算。我也首次提出两项要求：一是去掉与艾滋病没有直接关联的因素，例如照顾世界上所有的孤儿，支付发展医疗设施和培训工作人员的费用；二是准备不同的方案，其中也将逐步提高发展中国家的执行能力考虑在内（而不是假设他们能够完成所有必要的服务和干预），这基本上是良好的规划做法。我还补充到，我们必须要改进对艾滋病资助的使用，因为资源并不是无限的。就在此时，一切都乱了套，我受到了各种人的各种攻击，联合国的同事指责我出于他们口中的特殊意图而蓄意破坏资金的募集；全球基金会的人员指责我暗中阻碍他们调动资源；活动家们指责我贬低对资源的需求，暗示可以克勤克俭；捐款人指责我夸大资金的需求，想摆脱联合国的控制。一时间，我接连地让几乎所有的人都感到不安，可怜的阿赫马特·丹戈尔、吉姆·谢里和本·普拉姆利与罗宾·戈尔纳一起，每天夜以继日地工作，来弥补损失，尽力达成共识。

2005 年 3 月 9 日，在伦敦即将召开"让钱发挥作用"会议之际，我定期地收到来自美国活动家们大量的仇视性的电子邮件，其中最好的邮件标题是：彼得·皮奥特，捐助者的牵线木偶——尽管 2007 年我们筹集到了 140 亿美元的艾滋病援助基金，几乎是 2005 年金额（80 亿美金）的 2 倍（2007 年的实际支出是 100 亿美金）。那段时间，有些人除了鼓吹多多花钱之外，对其他事情都无法容忍，而非艾滋病利益集团声称艾滋病获得的资助太多了，他们努力地游说，希望将他们的问题也纳入艾滋病的预算，并且他们常常能如愿以偿。几个月间，联合国艾滋病规划署共同发起人之间的信任消失殆尽。而我与一些共同发起人之间的谈话不可避免地、立刻就泄露给了活动家们，他们又将所有的内容都发布到了网络上，这让共识更加难以达成。科学证据、专业机构的忠诚度和行动主义之间的联系变得模糊不清。最终，我们不必在工作的技术基础上让步，很高兴我们开展了关于优化资源的讨论，而不仅仅是调动资源。我仍然不明白是什么引起了如此暴力的反应，但是这些事情清楚地展示出了从事艾滋病工作的人的热情，还有国际关系中进行有理有据的、透明的对话的难度。同样引人注目的是，整个争论都是在北半球的人民和机构之间进行的，而那些直接相关的人却没有参与——他们都在干活。我经常幻想着下面的事情：一队年轻的非洲经济学家去伦敦或者华盛顿，告诉政府他们必须如何做才能减少政府债务或者改革医疗保健。媒体、国会和议会中经常有强烈的呼吁声音，但是这不正是低收入国家每天都在发生的事情吗？

　　许多发展中国家都面临着严重的卫生人力资源的危机，现在仍是如此，这是提供艾滋病治疗的巨大障碍。2004年，在与英国国际发展部常任秘书苏马·查克拉巴蒂一起访问马拉维时，我强烈地意识到这个问题。苏马在很多方面都非常出色，很年轻就当上了常任秘书长，并致力于国际发展政策和联合国系统的改革。我们在莫斯科首次碰面，当时我曾要求他亲自参与艾滋病的应对行动，我们商量好要定期一起出差，那将是大脑的盛宴。每次同行我都能从他那里学到一些东西。在目睹了马拉维医生和护士的严重短缺与向国外移民的情况后，我们动员了政府和所有的捐助者，在当年发起了一项为期6年、耗资2.73亿美元的"紧急人力资源救济方案"。现在，这项资助使得马拉维医生和护士的人数有所增加。这一事务急切需要各国的关注，但很少有国家会出系统性的解决方案，埃塞俄比亚就是如此。特德罗斯·阿达诺姆博士是埃塞俄比亚的卫生部长，也是非洲最有活力的一位部长，他着手进行大规模的医疗和辅助医疗的培训，这些钱通常来自于资助艾滋病的基金。

我认为应该在这方面开展更多的工作，所以我尽力支持各种倡议，来加强卫生人力资源。因为培训足够多的医生和护士（并把他们留在本国）需要几十年的时间，显然，任务分配是一条可行之路，执行医疗任务的人不必受到高等的教育，只须培训他们进行几项特定的任务即可。乌干达的研究表明，经过专门培训的助手在艾滋病的后续治疗方面表现得和正式的专业人员一样出色。然而，不幸的是，我发现从事艾滋病工作的人和从事加强卫生服务工作的人意见常常不一致。2008 年 3 月，在乌干达坎帕拉举行的"卫生人力资源"会议上，我呼吁在两个行动之间建立真正的伙伴关系时，大约有 1/4 的观众对我喝倒彩。我很吃惊，但也明白我们彼此之间还需要更好的交流。

* * *

我在工作中遇到的最困难的部分是让联合国系统协调工作，这方面我认为我们的进展还不够。联合国艾滋病规划署的体制建设基于每个机构的共同努力，一些半约束性的机制，如全球资金的渠道、机构之间的分工以及对彼此全球活动的联合审查等。这样的方式在一定程度上发挥了作用，而且肯定比联合国系统中任何其他机构间的合作都要好得多。然而，银行、技术和规范性机构还有运营组织，这些机构的性质各不相同，因此采用统一路径是一项重大挑战。每个机构都必须筹集资金以求正常运转，这造成了它们之间的相互竞争，而且彼此之间的交流也充满了挑衅的味道。理论上讲，如果捐助国把钱花在他们许诺的地方，这很容易解决，但实际上，他们经常言不由衷。在联合国艾滋病规划署委员会上，他们强调联合国对艾滋病的统一应对是多么得重要，但在下次 WHO 的理事会上，他们又推动 WHO 从事艾滋病相关的所有活动，尽管其他机构可能更适合这项工作。此外，捐助国向联合国各组织的国家办事处施加压力，要求他们商定一份带有劳动分工的联合行动计划（这通常要耗费几个月的时间才能完成）。之后，捐助国自己却对商定框架之外的活动也进行了资助。很明显，这些行为反映出国家的不同行政部门是非常独立的个体，彼此之间缺乏沟通，就像联合国系统一样。对我们来说，另一项挑战是，职业发展取决于为自己的组织做出的贡献，而不是取决于对联合国整体贡献的努力。联合国艾滋病规划署的伙伴关系意味着每个成员都必须放弃一点自己的权力，最终才能产生更大的影响。

但令人苦恼的不仅仅是权力的问题，整个联合国和世界银行中感染艾滋病的同事不能公开他们的状况，因为害怕受到歧视或侮辱——实际情况也往往如此。WHO 是世界公共卫生的卫士，它通过了几项决议，谴责与艾滋病有关的歧视，但是它要求世界其他地区遵守的决议，自己却拒绝执行。数年之后，他们才被说服，允许雇用艾滋病毒感染者。在一些国家的办事处，想要秘密地获得抗逆转录病毒治疗也是一件难事。科菲·安南和他的继任者潘基文多次会见一个名为 UN+ 的小组，该小组是整个联合国系统中艾滋病毒感染者兴趣小组和支持小组。随后潘基文成了联合国艾滋病规划署坚定的支持者，但是最初，他在外交圈的活动要比在充满大量各色人物的艾滋病运动中轻松得多。我希望新任秘书长了解艾滋病对人们的生活意味着什么，所以在他任期最开始的时候，我组织了他与 UN+

成员的首次会议，这些成员都感染了艾滋病毒。我预先向这位新上司简单地介绍了围绕在机构中艾滋病毒阳性职员的敏感话题，也与这些感染者预先排练了一遍，让他们向秘书长进行简洁的、有建设性的汇报。在铺有木地板的、庄严的秘书长会议室里，大家聚集在一起。此时，我以为一切都在控制之中。但是潘基文慢慢地环顾四周说："你们看起来不像生病了……你们看起来很健康……"此时，你甚至能听到针落地的声音。人们盯着我，通过眼神询问我该说什么。我想：这真是糟透了！我已经在思考如何应对艾滋病活动家的反应，但这时，潘继续说道："你们受到的歧视如此令人震惊，请告诉我，我能做些什么。"会议结束之前，我们确实听到了联合国艾滋病毒感染者在日常生活中遇到的大大小小的问题，潘基文宣布他将向所有的联合国工作人员发出信息，称这是他一生中最重要的一次会议，他不容忍发生在工作场所的歧视。而且，他在当天就完成了这件事。说到底，其实我更喜欢直抒胸臆的人，而不是通过一纸简报，尽管那是非政治手段中最正确的方式。另一个场合是在纽约的一次报告发布会上，联合国艾滋病规划署亚洲主任普拉萨达·拉奥以他一贯的高效率发表了亚洲艾滋病问题高级别委员会报告。我就坐在潘基文的旁边，屏住呼吸，思忖他是否会支持委员会的建议。但是，在亚洲驻联合国大使的面前，他毫不犹豫地向惊讶的听众发表讲话，呼吁停止歧视同性恋和卖淫者。

* * *

我们面临的另一项挑战是 WHO 工作人员的高流动性，每一位艾滋病项目的新任主管对优先事项的观点都不同，对于如何与我们合作的看法也不同。在联合国艾滋病规划署成立的最初 14 年里，WHO 就任命了至少 9 名艾滋病项目的主任。

总体来说，联合国和多边主义也有困难时期。由于伊拉克（Iraq）战争，还有之前的食品换石油的丑闻，联合国与美国的关系处于历史的最低点，这在很大程度上也削弱了科菲·安南和整个联合国系统的影响力。尽管安南承受着巨大的压力，但他对艾滋病的防控仍然保持着浓厚的兴趣，并在他的办公室主任和时任副秘书长、同样支持他的马克·马裸赫·布朗的大力协助下，坚持不懈地为这一事业奔走游说。2005 年 12 月，安南向所有的联合国成员国发出一份不同寻常的通知，要求他们基于同一个联合资助方案……建立一个联合国艾滋病联合小组。换句话说，安南指导联合国成员国进行的工作本应该由联合国艾滋病规划署负责。安南努力地竖起联合国改革报告的标题——"共同发声"的大旗。对联合国来说，这是一项大胆的举动，因为在形式上，秘书长对专门的机构没有任何的权力。一些评论员继续将联合国艾滋病规划署描述为一个"成功的故事"。在外界看来，联合国艾滋病规划署是联合国改革和联合行动的榜样。这听起来很不错，但我感觉在这个领域，我们还有很长的路要走。

* * *

并不是所有的事情都能像从长远角度看到的那样顺利。如果说预防艾滋病毒的性传播充满了情感、道德审判和激烈的学术辩论，而这与讨论药物滥用时面临的偏执和非理性的思考相比，简直不值得一提。海洛因的吸食，混杂着艾滋病的流行，这也许是我面临的最大的政策挑战。如果说我们没能促成某一个国家对这种流行病做出充分响应，那就是苏联了。20 世纪 90 年代末，由于海洛因的滥用，俄罗斯艾滋病毒的数量呈爆炸式增长。在此前的流行病防控中我们从未预计到这样的情况，因此，疫情被严重低估了。不过，尽管有勇敢无畏的流行病学家，例如俄罗斯艾滋病中心的主任瓦季姆·波克罗夫斯基，也就是我在 1988 年对俄罗斯进行短暂访问期间，遇到的那位说话温和的教授，他接连发文警告，但是难以理解的是，俄罗斯政府拒不承认被揭露出的真相。所以像往常一样，我决定进入"虎穴"。1998 年 11 月底，我飞往莫斯科，为世界艾滋病日发表了关于全球艾滋病状况的年度报告，这个纪念日自 1988 年确立，在每年的 12 月 1 日举行纪念仪式。这极大地引起了国内外媒体的兴趣，真是筋疲力尽的一天啊。接近午夜时，我接受了最后一家媒体——法国电视 2 台（Antenne2）的现场采访。这是我接受过的最可怕的采访——在位于红场附近的一家俄罗斯酒店里，我坐在 11 楼光滑冰冷的窗台上，窗户是敞开的，这样法国的电视观众在背景里就能看到克里姆林宫。我有严重的恐高症，真的很难把精力集中在摄像机上。但是，当想到一群妓女，还有带着自动手枪的士兵们，大笑地走过楼下酒店的门口，我可能跌落在他们的头上而结束一生时，我笑了。担任联合国艾滋病规划署执行主任需要许多种技能。无论如何，我们的努力得到了回报，全球媒体第一次报道了在苏联发生的猖獗的艾滋病毒的传播。

实际上，我非常喜欢莫斯科，喜欢它的历史、博物馆还有地铁，甚至更喜欢俄罗斯人本身。他们举止文雅，待人热情，极富幽默感，还夹杂着一些特殊形式的悲观主义和不被世人理解的气质，尽管在不得不参加的无数的宴会上，伏特加的味道让我无法忍受。我面临的最大的难题是与所有的 12 位独联体国家的卫生部长共进晚餐，这些国家均是苏联的加盟共和国，我只能等所有的国家代表都讲完祝酒词后再敬酒。然而，尽管我热爱俄罗斯的经典作家，也有一些关系相当不错的朋友，但是我与政府的关系却总是非常紧张。

我们接触最多的是俄罗斯联邦的首席卫生医师根纳季·奥尼先科（Gennady Onishchenko）。他与我年纪相仿，具有浓重的老式苏联的风格，留着 GI 式（译者注：GI 是 Government Issue 的缩写，表示政府发放品。常见于美军，类似寸头，这种发型干净利落，英气逼人，后来成为美国士兵的俗称）的发型，和他说话简直是对牛弹琴。俄罗斯是一个非常仇视同性恋的社会，对吸毒者也是如此，当局者甚至不理解我们为什么要关心他们的死活。我参加了 2005—2008 年东欧艾滋病会议的预备会议，奥尼先科公开地恐吓非政府组织和同性恋。当时的联合国艾滋病规划署代表贝蒂尔·林德布拉德（Bertil Lindblad）是一位经验丰富的瑞典外交官，在本国享有盛誉，还在联合国艾滋病特别会议上给予我很大的帮助。他精通俄语，建立了一个庞大的关系网，囊括了具有影响力的俄罗斯人和民间的社会活动家，这正是我期望的。贝蒂尔住在斯大林地区巨大的地标性的婚礼蛋糕般的建筑里，他专门在那里设宴款待我，以便让我了解到不同版本的俄罗斯艾滋病的情况，而不仅仅是官方的说辞。艾滋病活动家们是一群非常勇敢的男男女女们，他们在一个几乎无法容忍不同意见的制度下运作，而且甚少获得资助。

苏联拥有一套相当不错的公共卫生系统和卫生基础设施，此外还有一个巨大的、通常是强制性的传染病监测体系。但在柏林墙倒塌后，公共卫生部门的资金突然中断了，自由市场经济野蛮地兴起，传统社会的准则也纷纷崩塌。到 20 世纪 90 年代，各种流行病层出不穷：不仅有艾滋病，还有白喉、肝炎、伤寒和性传播感染。除了个别的散发病例，其他的感染几乎都是从国外输入的。然而 1988 年，在苏联由于重复使用未经消毒的注射器和针管，大约有 250 名儿童被自己的医生和护士感染了艾滋病毒，这些孩子大部分集中在卡尔米基亚（Kalmykia）埃利斯塔（Elista）的一家医院。一些婴儿甚至将艾滋病毒传染给了母亲，推测是在哺乳时通过破裂的乳头传染的。其他地方也有类似的小规模暴发。1998 年 4 月，我访问了圣彼得堡近郊的一家研究所，去探望那里感染了艾滋病的儿童，许多孩子都是因为不当的医疗而感染的，他们基本上都被遗弃了。在医院，他们已经出现了营养不良的状况，护士和孩子们恳求我的帮助，但我能做什么呢？这是一段令我非常沮丧的经历，长久地萦绕在我的脑海。我认为官方对此事如此保密，部分原因在于这对俄罗斯医疗体系是一种切实的控诉。

在医院发生儿童间的艾滋病毒传播是一场悲剧。但是在世纪之交，成人间的艾滋病疫情也失去了控制。截止到 2005 年，约有 100 万人，也就是略高于 1% 的成年人感染了艾滋病毒，尽管俄罗斯当局否认了联合国艾滋病规划署的这一估值（他们只接受基于官方记录的估值，约 30 万人）。艾滋病依然是一种年轻的流行病，在年轻人中广泛地流行：80% 的艾滋病毒阳性患者年龄在 29 岁以下，其中 40% 是女性。最初，绝大多数的艾滋病毒感染者是注射吸毒者。因此，上瘾和社会动荡是俄罗斯和其他苏联国家（如波罗的海国家和乌克兰）流行病的核心问题。然而，通过共用受到污染的针头和注射器而被感染的人，主要是年轻人，其中许多人并不是典型的吸毒者，而且他们吸食的不仅仅是来自阿富汗的海洛因 [在阿富汗（Afghanistan）战争中，退伍军人带回来的]。这些人更多的是偶尔的吸毒者，他们在周末与朋友们共享当地生产的普通的阿片类药物，如康波特（Kompott），这使得艾滋病的传播更加难以控制。如针头和注射器以旧换新和阿片类药物的替代治疗，这类减少伤害的方法，不太可能对偶尔吸毒者起作用。

在俄罗斯有一大群医生被称为戒瘾科医生，他们专门从事成瘾的治疗——不是对酒精和香烟的成瘾，而是对阿片类药物的成瘾。这些人遇到了很大的障碍，没办法合理地服用药物，这就意味着必须采取一种综合的教育方法：阻止人们吸食毒品、治疗成瘾、遏制毒品交易、提供干净的针头和注射器，还有口服替代疗法，包括美沙酮和其他替代药物。这些医生的做法基本上是把瘾君子关在一个冰冷的房间里，经常殴打他们，如果他们有任何方式的反抗，就把他们绑在紧身衣里：我绝对没有夸大。俄罗斯政府直到今天还在全力地支持这种做法，根本不提供任何的医疗服务，而这种单纯的惩罚吸毒者的做法只会让他们转入地下。戒瘾科医生尤其坚决反对通过使用美沙酮逐步治疗成瘾，而美沙酮自 50 年代初以来一直是美国治疗阿片类药物成瘾的基石。口服这种成瘾的物质美沙酮，人们不会感受到娱乐性毒品带来的快感，但是确实会消除对那些毒品的渴望，美沙酮促成了与成瘾者交流的开始，接下来就可以开始艰难的治疗过程，还有让他们再融入社会的教育了。这也使他们远离了因注射毒品而感染艾滋病毒的风险，远离因感染而导致自己和他人的死亡。尤其值得一提的是，俄罗斯的监狱太拥挤了，里面还有强奸和共用针头的情况，这使得那里成了疾病的温床，不仅仅是艾滋病，还有肺结核，这是由于艾滋病患者免疫系统脆弱而伴发的感染性疾病。更严重的是，大部分的结核病是耐药结核杆菌引起的。

俄罗斯是我访问次数最多的国家之一，但却收效甚微。我知道俄罗斯领导人对人口问题很敏感。自苏联解体以来，尽管有移民移入，但是由于低出生率和高死亡率，尤其是男性，俄罗斯的人口数量一直在下降。几乎从任何一个角度来看，这都影响了军队的质量、工业的生产力，甚至是国家的未来。即使俄罗斯的艾滋病毒感染率仅为 1.1%，但这依然加剧了人口的下降，其影响程度甚至超过了非洲国家。尽管非洲国家的艾滋病毒感染率比俄罗斯高得多，但是每年人口以 2%～3% 的速度增长。我原以为这是我与俄罗斯官员谈判取得突破的切入点，但事实并非如此。几乎每一位我提出要求会见的国家元首都接见了我。与此相反，我从未获得与时任俄罗斯总统的弗拉基米尔·普京（Vladimir Putin）会面的许可。我也不确定即使会面了，事情是否会有所不同呢。民主国家里有一个反应灵敏的管理体系，没有必要真正地会见国家的最高领导人。但是我已经了解到，在更加专制的体系中，即使是在相当小的事情上，国家领导人也有巨大的话语权。然而，在 2006 年圣彼得堡 G8 峰会（这是俄罗斯历史上首次举行这一峰会）召开的前夕，我会见了时任第一副总理的德米特里·阿纳托利耶维奇·梅德韦杰夫（Dmitri Anatolyevich Medvedev），他后来成了普京的继任者。梅德韦杰夫仔细地倾听，意识到了国家存在的艾滋病问题，并宣布国家杜马主席团刚刚决定，要成立一个全国性的艾滋病协调机构。这是一项突破，但也证实了政府认为美沙酮"不科学"进而抵制它。这令人非常失望，但是我没有放弃，并且继续与各色人物密切地合作，提倡更好的、更人道的艾滋病预防措施，包括：新闻人物瓦季姆·波克罗夫斯基、俄罗斯的发言人米歇尔·卡扎奇金、全球基金会的新任法国主管、艾滋病信息共享（AIDS InfoShare）组织，无国界医生组织、开放健康研究所、俄罗斯东正教会等。有一次，在拜见亚力克西二世（Alexy Ⅱ）大牧师时，我同意资助一项针对牧师的艾滋病培训计划，因为自苏联解体以来，东正教逐渐填补了道德和意识形态上的空缺。我还参与了媒体组织的街头走访，了解性工作者和注射吸毒者们艾滋病的预防工作。他们的生活条件、个人痛苦，还有警察不断地骚扰，这些情况简直令人触目惊心。可悲的是，这些访问都没有对官方的政策产生影响，尽管它确实对地方举措发挥了一定的作用。然而，当时俄罗斯已经在为艾滋病患者提供抗逆转录病毒治疗，但是基本上只是向"好公民"提供，费用也往往高于西方国家，这可能是由多个中间商的介入而造成的。

2006 年 4 月，在莫斯科召开的 G8 卫生部长会议结束时，WHO

总干事李钟郁和我在酒店大堂里有说有笑地聊着这次事先编排的荒谬的会议。这是我和李一起度过的最后一段社交活动，他精神还不错，尽管看起来非常疲惫。2006年5月22日，他毫无征兆地去世了，死因是硬脑膜下血肿，彼时世界卫生大会年会即将开幕。虽然在竞选他的职位时我们是竞争对手，但是我们已经建立了良好的关系，我为他的离世而感到难过。（正如事后很多人告诉我的那样，我也想到了这一职位所要承受的极大的压力。）颇具讽刺意味的是，在从莫斯科返回日内瓦的飞机上，我的身旁坐着的就是那位健谈的陈冯富珍（Margaret Chan）。10年前我们在香港见过面，当时她是香港卫生署署长，现在负责WHO大流感工作，WHO急需一位像陈冯富珍这样的开拓型的女性。但在李的葬礼仪式上，仍有几个国家游说我再次竞选这个职位，我对此感到震惊。但是我很快就做出了不参选的决定：我对WHO的选举过程没有信心，而且认为至少有2名更优秀的候选人，即胡利奥·弗兰克（Julio Frenk）和陈冯富珍。最终陈获胜了，成了首位领导联合国特别机构的中国人。

俄罗斯的西部邻国乌克兰是欧洲受艾滋病影响最严重的国家，该国有50万人携带艾滋病毒，1.5%的成年人是艾滋病毒阳性，比法国、德国和英国的总和还要多。世纪之交，在东欧国家中，乌克兰实施了最先进的艾滋病政策，2003年官方开始允许使用药物替代品。我多次访问乌克兰历史悠久的首都基辅，以确保这个政局不稳定的国家能继续开展更加开放的艾滋病活动，每次都几乎是与新任的卫生部长从零做起。我还专注于缩小国家政策和地方实践之间的差距——尽管国家政策明确反对，但在敖德萨这样的城市，艾滋病预防工作者们又开始受到警察的恐吓甚至是起诉，而那里半数以上的注射吸毒者艾滋病毒都呈阳性。每一次访问都是由联合国艾滋病规划署的格鲁吉亚代表安娜·沙卡里什维利（Anna Shakarishvili）

精心安排的，协助她的有来自全乌克兰艾滋病毒感染者网络的弗拉基米尔·若夫季亚克（Vladimir Zhovtyak）和纳塔莉娅·列昂丘克（Natalia Leonchuk）等人，我曾在这个网络的成立大会上发过言，还有来自英国布莱顿的国际艾滋病毒/艾滋病联盟，他们是艾滋病项目主要的外国支持者。像往常一样，我并没有把自己限制在官方的会议中，而是在寒冷的气温下漫步于基辅郊区的公寓大楼里，观察由曾经吸毒的瘾君子管理的针头和注射器以旧换新项目。这些干净针头的主要需求人员并不是人们想象中的瘾君子，有时是一位正在遛狗的职业女性，有时是一位骑着自行车、拿着杂货的男人，也有可能是你在街上经常遇到的其他人。这些经历成了我与官员交流时宝贵的信息来源。我最后一次访问基辅是在 2008 年，当时同行的还有挪威皇家公主梅特·马里特（MetteMarit）。她是一位非常活跃的联合国艾滋病规划署大使，正如比利时皇家公主马蒂尔德（Mathilde）一样，她们是我最喜欢的公主，非常聪明，具有与生俱来的同情心和高贵气质，却能委身于平民中间，平易近人，尽管与他们共同出行需要忍受众多的安保和流程的约束。她们是我的重要盟友，将艾滋病的信息传递给公众，并且间接地传递给政策决策者们。公主对民众产生的作用总是让我惊讶。

* * *

在印度，大多数艾滋病毒的感染是由性传播引起的，而在东北部各国，注射毒品则是罪魁祸首。在与缅甸毗邻的纳加兰（Nagaland）、曼尼普尔（Manipur）和米佐拉姆（Mizoram）等国家，大约 1.5% 的成年人携带艾滋病毒，海洛因很容易从毗邻的缅甸获得。在年轻人中，还存在另一种特别令人讨厌的上瘾形式，服用合法的药物——盐酸二环氯维林（Spasmoproxyvon），这种药物有时用来治疗肠绞痛，与水混合后，像海洛因一样地注射到体内。由于粉末不会溶解在水里，在注射的时候会积聚起来，堵塞血液流动，这使得他们的静脉变得坚硬。我能感觉到他们胳膊和腿上流过的血管，就像是石头做成的一样。身体还会出现脓肿，部分被切除，并最终死于感染。因为在印度拥有针头是一种犯罪行为，他们也共用针头，因而导致许多人感染艾滋病。

盐酸二环氯维林是一种合法的药物，尽管其附加值很值得怀疑，政府本可以轻易地责令其退出市场。此外，人们还瞄向了其他非处方药，如丁丙诺啡（Buprenorphine）和右丙氧酚（Dextropropoxyphene），还有在缅甸大量生产的安非他命（Amphetamines）。在我与印度高级官员、联邦，还有国家立法机构的成员一起访问这个地区之后，印度政府承诺将美沙酮替代品项目合法化，并限制盐酸二环氯维林的销售，但是却耗费了数年时间，印度才履行这一承诺。

无论从哪方面来看，在对这类事件的理性论点的响应中，印度都比俄罗斯更加积极。虽然有点慢，但最终民主总是能取得胜利。在一次关于艾滋病的全议会论坛上，一贯微笑和平静的奥斯卡·费尔南德斯（Oscar Fernandes），这位精通瑜伽、国会党的天主教国王的缔造者，同其他党派的少数盟友一起，启动了在不同党派之间达成的共识。我曾多次访问过新德里和这个大国的许多个州。起初，我被许多印度人咄咄逼人的气势压得喘不过气来，但一段时间以后，我爱上了这个国家和它丰富的文化。真正的问题变成了如何应对越来越多的、来自热情好客的朋友们的邀请，还要控制好自己的体重。因此，2003 年 7 月，我在印度有史以来规模最大的艾滋病活动上发表演讲，与当时的印度总理阿塔尔·比哈里·瓦杰帕伊（A. B. Vajpayee）、反对党领袖索尼娅·甘地（Sonia Gandhi）以及未来的印度总理曼莫汉·辛格（Manmohan Singh）一起同台。在印度残酷的政治丛林中达成这样的共识是一个不小的成就，但是正如在美国国会一样，艾滋病是所有党派的共同敌人。在最初强烈地否认艾滋病之后，印度行政部门强大的机器开始运转，建立了国家艾滋病控制组织（National AIDS Control Organization，NACO），这个组织得到了世界银行的贷款支持。这一组织涌现出一批杰出的领导者：普拉萨德·拉奥（Prasada Rao），他赋予了 NACO 坚实的基础和战略；雅各布·库雷希（S. Yacoov Quraishi），伟大的艾滋病沟通者，后来成为了印度首席选举委员（我偶尔在他的摇滚乐队里唱歌）；精力旺盛的苏亚塔·拉奥（Sujata Rao），他与社区团体合作，在每个邦都牢牢地掌控着管理权。这些社区团体变得非常热情，尤其是女性团体，比如"积极女性网络"（Positive Women Network，PWN+）。这个网络是由一名身材矮小的女性创建的，她是来自泰米尔纳德邦（Tamil Nadu）的库萨里亚（Kousalya），在 20 岁时被丈夫感染了艾滋病。这位丈夫是她之前为维持家庭产业而不得不下嫁的。她的故事是许多印度妇女感染艾滋病毒的典型例子，但是她为印度被传染的妇女的生存、权利的认可、需求而努力奋斗。当我第一次见到她时，很难理解她的英语，但后来她成为了全球基金会的董事会成员，并经常在国际活动上发言。印度的另一项关键举措是 Avahan 计划（在梵语意思为"行动呼吁"），这是一个非常大的艾滋病预防项目，由麦肯锡在德里的前主管阿肖克·亚历山大领导，由比尔和梅林达·盖茨基金会资助，旨在预防最高危人群的艾滋病毒感染。这些努力共同促成了实质性的成就，艾滋病毒新增感染病例数显著降低，获得艾滋病治疗的机会在增加。运转得更加良好的全国艾滋病项目也意味着更准确的流行病学数据，很明显，2007 年初联合国艾滋病规划署高估了艾滋病在印度的流行规模。现在在这个幅员辽阔的国家里，我们有超过 1000 个监测点的经验数据，远远多于最初的 100 多个。

而且，同样重要的是，我们有来自印度庞大的乡村人口的数据，这些人感染艾滋病的情况比我们最初想象的要少得多。尽管我知道我们必将因此面临一些艰难的时刻，我仍然毫不犹豫地公开了向下修正的艾滋病毒感染人数的估值。联合国艾滋病规划署确实受到了攻击，一些阴谋论者认为我故意夸大了艾滋病毒感染人数的估值，以便为艾滋病筹集到更多的资金。当他们想方设法，拿到了一份不完整的报告草稿时，甚至在《华盛顿邮报》的头版上刊登了他们的观点。这又是一个艰难的时刻，但我们向世界传达的信息、科学证据高于政治沟通。并且无论如何我们都没有办法干预流行病学的估值，因为联合国艾滋病规划署的流行病学数据的产生过程涉及上百名专家。我们的工作没有什么是见不得人的。

* * *

成瘾不仅会影响吸毒者的生活，还会影响家庭和环境。我参加的最感人的一次会议是2003年在印尼混乱的首都雅加达，当时艾滋病开始在这个国家的吸毒者之间传播。由于艾滋病带来的巨大污名，艾滋病毒感染者甚至无法租到开会的地方，因此联合国艾滋病规划署办公室为各种社区团体创造了一个安全的空间。其中一个团体是由年轻的注射吸毒者的父母——实际上是母亲组成的。她们的故事讲述着人类的苦难，讲述着她们贿赂警察，好让孩子们离开监狱的事情，讲述着她们的财务危机，这些都令人心碎，我再次感到无能为力，但也比以往任何时候都更加坚定地要为药物滥用者争取到仁慈的政策。在那次旅行中，我还遇到了另一位令人瞩目的年轻女性，她就是来自亚洲的艾滋病毒携带者弗里卡·介·伊斯坎德尔（Frika Chia Iskander）。17岁时，她在雅加达吸毒而感染了艾滋病毒。弗里卡当时很害羞，作为一名艾滋病毒感染者，她一直在为自己的身份而抗争，但她逐渐成为世界上最知名、最受人尊敬的艾滋病活动家之一，同时也是一位伟大的艾滋病发言人。

* * *

艾滋病存在于一个吸毒者（无论是否感染艾滋病毒）的真实世界中，通常还存在于一个凌驾于现实之上的毒品政策制定者的世界，他们中的许多人甚至从未与吸毒者、社会工作者、监狱看守者或是治疗吸毒者的医生交谈过。尽管我很讨厌这样做，但我认为在我的位置上，我必须把人类使用毒品的现实情况提交给麻醉药品委员会——一个自1946年以来每年负责审查全球毒品状况的全球药物机构。它是联合国毒品和犯罪办公室的管理委员会，是联合国艾滋病规划署的第7个共同发起机构。2003年4月，管理委员会在这个时节去维也纳开会，其中大多数成员都来自于执法机构。司法与治安同公共健康的较量。在我详细地讲述了艾滋病在吸毒者中肆虐的情况，还有通过科学证实的方法来控制艾滋病在吸毒者之间传播之后，我受到了多方人士的攻击，但是部分欧洲国家和澳大利亚除外。一位日本副大臣对我非常不满意，几乎是对我吼着说："你会给你儿子针头吗？"就是对这种问题的辩论。当我说要尽一切努力，阻止人们使用有害的药物，还有治疗毒瘾时，一些"减少伤害"活动家们认为这是一种纯粹的警察对付毒品的方法，同时也对我提出了质疑。我想，真是一群井底之蛙。联合国毒品和犯罪办公室主任、意大利经济学家安东尼奥·玛丽亚·科斯塔（Antonio Maria Costa）对减少危害的态度很模棱两可，因为他的两个主要捐助国——美国和瑞典坚决反对这种做法。许多国家仍然没有接受减少伤害的方法，因此平添了数以千计的痛苦和完全可以避免的死亡。脱离了政治力量支持的科学证据几乎不能左右人们的生活，然而与科学证据相悖的政策则可能会对人们造成伤害。

* * *

就像在中国发生的任何一件事情一样，艾滋病需要特事特办。多年来，领导人没有与流行病的现实进行抗争，尽管出现了大量因有偿献血而感染的案例（几乎可以肯定，感染的人数超过了 10 万人，政府承认的数字不超过 3.5 万，但这仍是一个巨大的群体），这主要发生在河南省。南方省份中也存在因为吸毒而感染艾滋病毒的情况，并在推动中国经济发展的最具开拓精神的地区还有性传播的艾滋病毒感染。这些地区以"3M"著称——流动（Mobile）的有钱（Money）男人（Men），这是广州一家酒吧里的人告诉我的。20 世纪 90 年代，中国的艾滋病患者被发现携带艾滋病毒时，往往会受到惩罚或监禁，并承受着巨大的歧视。

2002 年 6 月，我们发表了一份题为《艾滋病毒 / 艾滋病：中国的巨大危险》的报告，以警示中国正面临着难以置信的比例的艾滋病流行。联合国艾滋病规划署驻中国——这个世界上最大国家的代表是埃米尔·福克斯（Emile Fox）。他喜欢恶作剧，来自世界上最小的国家之一，卢森堡。他在报告的副标题中引用了拿破仑的话，"当中国觉醒时，世界将会颤抖"。这触碰了中国的红线，我们几乎不得不关闭在北京的办事处：事实上，在一个周日的下午，科菲·安南打电话给我，警告我改变策略。他说："彼得，你很勇敢，但从来没有人打败过中国。我们需要中国的参与，所以开始搭建沟通的桥梁吧，而你之前的做法并不是改变事情的正确方式。"安南是对的，而且无论如何，我们自己的流行病学家对中国在不久的将来会出现多达 100 万例艾滋病病例的预测都不满意——这样的估值并不是基于严格的证据。我每年至少去中国一次，试图与各种官员建立信任关系，敦促他们采取更有力、更负责任的方式，基本上我就像一只猎狐小狗。我在卫生部先会见了一些低级别的官员，然后会见的级别逐渐升高，许多次的宴会之后我们建立了一种友谊。与此同时，我还竭力地同公安部、外交部、劳动部、几个重点省份以及与党委官员打交道，让他们熟悉我的面孔。一旦熟悉了以后，你就能建立信任，知道谁在发号施令，可以更好地理解他们主要关心的是什么。我在北京的法国朋友塞尔日·迪蒙（Serge Dumont）是一位难得的顾问，懂得如何在中国经营。他能讲一口流利的普通话，是一位绅士，被认为是 20 世纪 80 年代中国公共关系行业的创始人，而那时西方国家还没有在中国经商的兴趣。作为奥姆尼康亚洲区的总裁，他似乎认识每一位参与和组织了中国首个艾滋病私人筹款活动的人。2006 年，我任命他为亚洲的亲善大使。

转机发生在 2003 年的世界艾滋病日，时任总理的温家宝访问了北京一家医院并与艾滋病患者握了手。2003 年的非典（SARS）疫情造成了巨大的经济损失（尽管受害者人数非常有限），但是这给中国人敲响了警钟，"铁娘子"副总理吴仪临时被任命为卫生部部长。中国政府还宣布，将为无力支付治疗费用的艾滋病患者提供免费的抗逆转录病毒治疗，并承诺提供免费的艾滋病毒检测、免费的预防母婴传播的治疗、免费的婴儿艾滋病毒检测以及向艾滋病孤儿提供财政援助（即所谓的"四免一关怀"政策）。然而，这项政策仍主要停留在文件的层面，几乎没有迹象表明情况正在发生根本的变化。然而，我逐渐地找到了更多的途径来提出敏感的问题。因此，2004 年5 月当我在人民大会堂与吴仪女士会面后，她让我汇报了我的观察结果，还准许我参观广东省（靠近香港）的劳教中心。这次的经历促使我认清现实：数百名被指控卖淫或反社会行为的女性在大型的工厂里工作，制作小手镯和廉价的装饰物，一言不发，甚至连头都不抬。在现场，人们要求我给这些妇女们演讲。我问了她们几个问题，来了解她们对艾滋病的认识。2 个人的回答很得体，我所能想到的就是让主管官员能提前释放她们。每当看到这些小饰品，我还是忍不住想知道它出自哪位中国（犯）人之手。

每个主要的城镇都有艾滋病毒携带者，每次我都和他们在一起坐一坐。在社会上他们仍然非常孤立，面临着警察和其他骚扰的危险。像在任何地方一样，他们互相支持，有时用艺术来表达他们的存在感。其中之一，李某某，北京"爱心家园"的成员，赠送给我一幅行书作品，他用一首诗来表达发现自己感染艾滋病毒时的感受：……我站在现代化的城市里，却感觉不到阳光，也看不到希望，站在人前，销蚀得只剩下一团悲伤……我终于明白，生活本来没有太多答案……提醒我的尊严和坚强，即使没有了翅膀，目光依然会飞翔……来吧，我的战友，擦去眼泪，手拉起手，让我们登上高山之巅……这再次提醒我们，不仅仅诗歌具有普适性，大家的苦难和对摆脱危机的渴望也是相似的。

如果说全球应对艾滋病肇始于 2001 年，那么 2005 年就是中国应对艾滋病的元年。2005 年 6 月，美国全球协调员兰迪·托拜厄斯、联合国艾滋病规划署驻北京代表冷漠的约埃尔·伦斯特伦（Joel Rehnstrom）和我一起前往云南省。这里是中国艾滋病毒感染率最高的省份，据估计全省 4400 万人口中，艾滋病毒感染者高达 8 万人。云南景色优美，高山林立，多个少数民族聚居在此。省会城市昆明，仅城区就生活着超过 300 万人。许多人每晚都会聚集在浪漫的翠湖公园湖边，饮着当地古老的普洱茶，成群地唱歌、跳舞。就像我们在靠近缅甸的个旧市看到的那样，云南省在 1 年前就出台了相当激进的艾滋病政策。我们参观了美沙酮治疗和针头更换诊所，这改变了传统残忍的突然强制性戒毒和体罚的方式，尽管体罚仍然存在。

我们在云南警察学院资助了一个关于艾滋病和毒品滥用的教育项目，第二天我们前往学院。一到那里，有趣的一幕发生了，我不得不在乐队演奏的军乐声中，检阅仪仗队。虽然我没有料到会有这样一个仪式，但我认为这棒极了，因为就连安全部队也开始认真地对待艾滋病了。

最重要的是，国务院总理温家宝于一周后的周一，也就是6月13日接见了我，这也成了我一生中最有趣的会议之一。会面地点在中南海的紫光阁（紫光大厅），这里是真正意义上的"紫禁城"，未经允许不得进入，它就坐落在著名的故宫博物院的旁边。这是一处混搭的建筑——既有中国的传统建筑，也有更具斯大林特色的楼阁，还有一个人工湖，周围是精心修剪的花园。这里是中国共产党的高层领导生活和工作的地方。我做好了心理准备，要进行一场相当艰难的谈话。我想谈谈妓女和吸毒者们感染艾滋病毒的问题，还有对艾滋病毒阳性群体和艾滋病活动家们正在进行的严重的侵犯人权的行为的看法，其中一些人还遭到了殴打或逮捕。因此，像往常一样，我在袖子里藏了一张小纸条，上面写着一些谈话要点，都是一些不受欢迎的话题。

温总理没有把时间浪费在外交辞令上，而是直入主题——毕竟他的出身是地质学家。他说的话大意是：我知道问题是什么，直接告诉我如何有效地抗击艾滋病吧，要具体些。忘记我们的身份，我只想知道怎样才能起作用，然后再聊聊在目前的情况下可以做些什么。我知道，这些吸毒者不仅仅是罪犯，也是患者，我们应该把他们当作患者来对待。

一瞬间，我的任务变得容易了。在称赞了温家宝总理对艾滋病的领导，并夸赞了我很尊敬也很喜欢的新任卫生部部长高强之后，我们进入了正题。我提到，在这个问题上应该更加开放一些，虽然

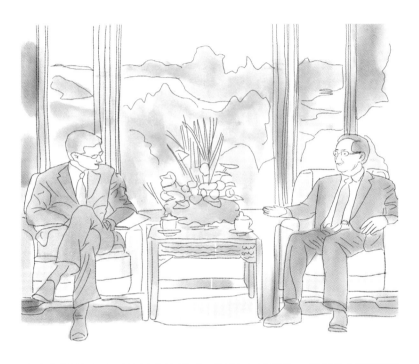

病毒传播的方式可能是非法的或不被社会接受的，但是为了保护整个社会，确保小康社会（和谐社会），我们应该与被感染者们合作，而不仅仅是监禁他们。对于那些吸食毒品的人来说，他们需要替代疗法，干净的针头和人道的、医学证实的替代治疗。我说过，决定是否对卖淫立法是中国的事情，我无权干涉。但自 20 世纪 80 年代末以来，我多次来到中国，我很惊讶我住过的很多宾馆里很明显有妓女。所以有必要确保这种交易的安全性，以保护妇女和其他人。我还请求为警力和公安部开展一项农村培训项目，因为尽管温总理已经亲自与艾滋病患者握手了，但警察仍做不到对感染者们一视同仁。

　　这是我与像他这样有声望的人进行的最公开、最直接的谈话之一。温总理令人印象深刻，1 小时讨论之后，他向我表示感谢并承诺会落实政策，在场的还有记录会议中每一个字的政府要员。2 天后，也就是周三，我被安排在中国共产党中央党校发表演讲——很少有外国政员获此殊荣，我是来自联合国的第一人。听众们是正统观念的守护者，他们将为未来所有最高领导人进行培训。我把艾滋病说成是社会面临的巨大挑战之一，还有解决这个"次要矛盾"的迫切需求，就像毛主席在他著名的论文和演讲中所写的那样——我专门针对这所学校做了功课。在我演讲之后的例行宴会上，党校的领导为我的演讲做了最后的祝酒词（用英语进行的），总结说："Party 在英语中有两个意思，我们在两方面都做得很好。干杯！"

第二天，中国国务院发布了一项新的关于艾滋病的循序渐进的法令，内容非常具体。有一些片段是逐字逐句地从联合国艾滋病规划署的文件中翻译过来的，因此这一定是非常迅速地拼凑在一起的，这是证明我们的影响力再好不过的例子了。这项法令强调了抵制对艾滋病毒阳性患者歧视的必要性，以及设立针具以旧换新计划和美沙酮治疗收容中心的必要性，明确了具体目标，还承诺拨付专项的预算。所有这些，他们都做到了。

在河南，通过医学操作而传播艾滋病的病例仍然是一个棘手的问题。我跟温总理说过这个问题。我谈到了血液的安全问题，还建议设立一项基金，以补偿那些被感染的患者和他们的孤儿。他承认在这个问题上他们一直不够开放。我明显地感觉到，他本人对这些统计数据并不清楚，中国远没有许多人想象的那么集权，地方官员权力很大。在河南，这些官员似乎城府更深，没有一位重要官员因此而受到惩罚，所以可以肯定一些有权势的人介入了，这些信息才会被压制。

早在 2001 年，我没有去河南，而是去了位于河南省北部边境的山西省夏县和闻喜县，虽然感染者规模较小，但问题与河南类似。在 20 世纪 90 年代中期，人们通过有偿献血获得报酬，其中一些血液在血浆被分离出来后再输回体内，在极不卫生的条件下混入了其他人的血液，其中一些人可能感染了艾滋病毒。献血者中有很大一部分人因感染了艾滋病毒而死亡。我在"温馨家园"（真不敢相信，这样的名字代表的是一栋被隔离的、非常寒冷的水泥建筑）遇到了 8 位这样的患者。2001 年时，他们仍然没有受到治疗，在没有抗逆转录病毒药物的情况下这相当于被判处了死刑。整个地区的自然景观被破坏殆尽，成了小煤矿和已被污染的工业荒地。由于烟雾，你几乎看不见天空，也几乎无法呼吸。当我在省会太原（又是一座超过 300 万居民的城市）与省长共进晚餐时，我说："嗯，我是来沟通艾滋病的，但我可以想象，您们可能还面临着其他几个重要的健康问题，比如呼吸系统疾病和肺癌等。他的回答是："不，没有的事情！您为什么这么想？"然后又点燃了一支烟。这是完全地否认。很多事不是简单地否认就真的没事了。直到 2007 年 7 月，我才获得许可，可以走访河南的村庄，大多数非法血液捐献的受害者此前都生活在这里，然而许多人已经病逝了。我惊讶地发现，血液贸易最初为这个地区带来了繁荣，但最终却带来了死亡。贪婪以最可怕的形式上演着。

尽管取得了这些令人鼓舞的进展，但在应对艾滋病方面，中国采取的是"一国两制"的政策（正如中国与香港的关系）。2006 年，我访问了另一个南部省份——贵州，在这个人口不足 5000 万的省份，建有 60 多个戒毒康复中心和美沙酮维持治疗门诊。在织金县，我和北京卫生部的一些官员一起参观了劳教中心（他们所有人之前都没有参观过这样的设施）。这是一个监狱，里面住着年轻人。他们面色苍白，穿着灰色的囚服。9 个人挤在 1 间牢房里，角落里有个开放式的马桶。他们一直被关在牢房里，直到下午 2 时才有机会出来放风，还得持续学习 6 个月，而内容是仅有一页纸的规定，这页纸是牢房墙上唯一的装饰。在我们谈话的时候，我看到几个人在颤抖，可能是由于毒品戒断引起的疼痛，还有一个在我说话的时候晕倒了。这里没有医疗措施，如果他们反抗，就会被绑起来。你可以看到这个地方的恐怖之处，这些人显然非常害怕看守。离开那儿以后，我们去了一个提供美沙酮治疗的西式医护中心，可以以旧换新获得针头和注射器。几乎所有的吸毒者都曾在戒毒中心里待过一段时间，他们害怕再被送回去。一个人告诉我，这是运气问题，或者是贿赂警察的能力问题，以此来决定最后是进美沙酮诊所还是进监狱。

但总体而言，中国开始以更加理性的方式迅速地应对疫情。第二年，当我在纽约会见中国驻纽约大使时，他拿出一份我在中央党校发表的演讲，上面用黄色的记号笔做了很多的标记。他询问我这些声明的确切含义，我吃了一惊。显然，所有的中国共产党党员都被要求学习了这份文件，毫无疑问，这是我受众最广的一次演讲。

* * *

2005 年年中，中国转变立场，开始理性地应对艾滋病疫情。不久之后，我发觉自己再也顶不住来自联合国艾滋病规划署委员会的压力，必须完成委员会的要求，拟定一份官方的艾滋病预防策略声明，这不仅会成为整个联合国系统的官方政策，还将为各个国家提供权威的指导。多年来，我一直在拖延这项任务。委员会的不同会员国之间的立场极为不同。因此，我担忧由这样的委员会产生的声明可能或多或少的会是一份毫无意义的、主题涣散的文件。然而我们需要的是一份明白无误的、举足轻重的声明。这份声明制定的预防策略，在同性恋、妇女权利、针具以旧换新、药物替代计划等方面，要有措辞强硬的立场，还要推出干预措施，保证性行为的安全，这其中也包括卖淫等行为的安全。我和普尔尼玛·马内、吉姆·谢里、本·普拉姆利通过高强度的幕后工作，终于使得我们的立场获得了压倒性的支持。我们还说服了反对者们，让他们正确地看待针具以旧换新项目，而我在准备委员会会议期间，在公开场合则故意保持沉默，这一度被减少危害活动家们解读为投降和软弱。对于这份声明的辩论持续了3天，直到深夜，最终除了俄罗斯和美国之外，其他国家，包括日本和瑞典，都同意了减少危害的政策。由于总统防治艾滋病紧急救援计划领导层的灵活性，美国最终没有阻止这项共识，只是要求我们在声明中加上一项注释，说明不能强制执行针头和注射器的以旧换新。这是全世界第一次就艾滋病的预防战略达成了一致意见，"联合预防"的基本原则，也就是需要多种干预措施才能阻止艾滋病的传播，被正式地纳入了全球政策。我曾希望这会打破关于预防艾滋病的灵丹妙药的虚假泡沫，但这最终只是我的一厢情愿。此外，就像艾滋病中的许多事情一样，多亏了持续的、大型的资助研究艾滋病的项目，我们在艾滋病方面的知识和技术一直在进步。近年来，减少艾滋病传播的医疗措施比2005年更加广泛多样，例如男性包皮环切术、预防艾滋病传播的抗逆转录病毒治疗、暴露前预防（在暴露于艾滋病毒之前使用抗逆转录病毒药物）和阴道杀菌剂。现在的挑战是为不同的人群制定最佳的医疗组合。

* * *

在研究艾滋病的过程中，人权问题一直不容忽视。这不仅是我们价值观的一部分，而且我们还认识到歧视和羞辱是预防和治疗艾滋病的主要障碍。因此，改善艾滋病相关的人权状况是我们工作的一个重要部分。感染艾滋病的妇女或是男同性恋们，遭遇了一些极端的暴力行为，甚至是谋杀。1998 年 12 月，古古·德拉米尼（Gugu Dlamini）在南非德班郊区的一个社区被残忍地杀害了，在此之前她曾在电视上公开谈论自己感染艾滋病毒的事情。这震惊了世界，但这绝不是孤案。与此类典型的案件情况相似，没有人因她的谋杀而获罪。艾滋病预防的另一个主要障碍是法律认定同性成年人之间的自愿性行为属于犯罪，76 个国家的法律都是如此，而且包括伊朗在内的 7 个国家中，这样的行为可被判处死刑。自 1979 年以来，在伊朗已经有 4000 多人因为同性行为而被处以死刑。因此，在与众多首相和总统的会晤中，我不得不提出这个问题，这并不总是那么容易。

当艾滋病预防工作者或活动家们再次受到骚扰、逮捕或监禁时，联合国艾滋病规划署往往不得不出面干预——通常他们在同性恋社区工作时会发生这样的事情，例如在几个非洲国家、中美洲或是尼泊尔，或是与吸毒者或妓女一起工作时。在中国，艾滋病活动家经常被公安人员带走，我们努力地找出关押他们的地方，然后进行谈判，要求释放他们。我们与当局进行了交涉，有几次甚至提供了法律援助。

曾发生过一件非常离奇、不幸但却真实的事件。1 名巴勒斯坦医生和 5 名保加利亚（Bulgarian）护士被指控在班加西（Benghazi）的一家医院蓄意让 400 多名儿童感染艾滋病毒，他们受到起诉并多次遭受酷刑折磨。和其他许多人一样，我试图说服利比亚当局释放医务人员，他们所谓的罪行完全没有证据。但是艾滋病传播的特性助长了卡扎菲政权的疯狂。随后 2005 年 12 月，在阿布扎——总统的官邸里，我与奥巴桑乔总统共进早餐。当时我以为找到了突破口，因为我觉得由非洲人提出的解决方案可能比源自西方的压力更能被卡扎菲接受。奥巴桑乔立即打电话给利比亚驻尼日利亚大使，要求与卡扎菲就此事进行讨论，并建议以某种形式补偿这些儿童，以换取这些医务人员的自由。直到 2007 年 7 月，在法国和欧盟的共同努力下，这 6 位被逮捕的人士才得以释放。

我在联合国艾滋病规划署任职期间必须要处理的另一个主要问题是，有 20 多个国家对艾滋病毒感染者实行旅行禁令，即便是短期旅行，例如前往美国等也受到限制。由于我们一直在邀请艾滋病毒携带者参加组织的活动，这也使得在纽约联合国的工作变得复杂。有些人不得不谎报自己的身份，而另一些人则被贴上了特殊身份的标签。这太不公平了，而且从公共卫生的角度来看，在一个已经有 100 多万人感染艾滋病毒的国家里，实施这样的限制是不合理的。这项旅行禁令可以追溯到里根总统时期，所以不能在美国举办任何的国际艾滋病会议。幸运的是，2009 年美国解除了这项旅行禁令。之后，其他国家也纷纷效仿。甚至在 2010 年中国也取消了这项限制，但是俄罗斯再一次地选择站在模糊政策的一边。

* * *

我的大部分时间和精力，一方面用在了更好地协调各个机构之间的艾滋病工作，另一方面则花在了抗击艾滋病、结核病和疟疾的全球基金会的众多委员会和相关会议上。不可避免，美国抗击艾滋病方面的努力只能惠及少数几个国家，因此如果没有全球基金会，许多国家都无法获得艾滋病的有效的治疗和预防。因此，确保稳定和持续的资助是我的首要任务之一，联合国艾滋病规划署的工作人员也会花费多达一半的时间，来处理全球基金会的提案，以确保在获得资助后项目得以顺利地执行。这项基金会能够在最短的时间内启动艾滋病的治疗——截至 2011 年，它已经在 150 个国家投入了220 亿美元。从任何角度思考，这都是一项了不起的成就。这要归功于草根活动家、全球基金会，还有像博诺（Bono）、纳尔逊·曼德拉、

403

比尔·盖茨和科菲·安南这样的公众人物，正是由于他们不间断地活动，才筹集到如此多的资金。作为一个全新的国际组织，全球基金会必须创造一种新的运作方式，当然，基金会也经常会在管理方面遇到困难。经过长时间的过渡，在发展中国家与高收入国家两次糟糕的、争论不休的会议之后，米歇尔·卡扎奇金于2007年2月以极小的优势击败了我的副手米歇尔·西迪贝，当选为基金会的第二任执行董事。米歇尔·卡扎奇金是一位具有纯正俄罗斯血统的知识分子，也是一名热情洋溢的艾滋病医生，早在他执掌法国国家艾滋病研究机构时我们就相识。所以我们是老朋友了，这也使得他可以很容易地协调我们之间的信息。我们合作紧密，在一系列的"补充"会议期间筹集资金，充实了基金会的金库。我钦佩全球基金会的透明度：你可以在他们的网站上找到资助来源、支出和审计报告的详细信息。他们是国际型组织的典范，勇敢地揭露出受助者中的腐败或是管理不善等问题，纵使这会对基金会产生消极的影响也在所不惜。然而，我对没能正常发挥功能的委员会感到沮丧，比如有的捐助国会对基金会的秘书处进行事无巨细地管控，却不提供战略性的指导，还将发展中国家置于他们的限制条件之下，而且委员会的成员中，很少人有胆量拒绝活动家们不断提高的资金需求，有些需求甚至是由之前获得资助，但还未实施的国家提出的。最近令我更加恼火的是，全球基金会还在所谓的中等收入国家资助艾滋病、结核病和疟疾活动，然而这些国家是有能力从本国的预算中支付这些活动的。管理上的失败，加上遇到的各种挑战和国际金融危机，最终导致卡扎奇金的下台。捍卫全球基金会，并且为它提供充足的资金资助，不仅对战胜艾滋病至关重要，还是战胜疟疾和结核病的关键。

2005年6月，当苏格兰（Summit）格伦伊格尔斯（Gleneagles）举行的G8首脑会议承诺"尽可能多地惠及全球，提供艾滋病的治疗和预防"时，我非常激动。但是心中愤世嫉俗的另一面告诉我，下一次峰会上将很难有更多的承诺了——无论如何，这是 G8 首脑会议上最后一次如此重视艾滋病了，而在 G20 集团首脑峰会中大家似乎对健康或社会问题并不感兴趣。

大家共同关心的一个问题是总统防治艾滋病紧急救援计划是否也得到了充分的资助。既然每一个组织都对全球的艾滋病应对具有各自的侧重，并且彼此补充，因此，每年在为联合国艾滋病规划署和全球基金会募集资助的同时，我都会敦促国会议员继续提高对总统防治艾滋病紧急救援计划的拨款。我经常和全球艾滋病协调员马克·迪布尔一起出席国会听证会和智囊团活动，甚至 2007 年在加利福尼亚州奥兰治县（Orange County）的里克·沃伦牧师的牧场教堂上，我和他还一同演讲，因为福音派教会的支持对于总统防治艾滋病紧急救援计划的推陈出新至关重要。虽然我曾在纽约市的圣约翰大教堂和秘鲁利马的旧金山教堂等地发表过演讲，但这些地方在艾滋病问题上始终扮演一定的角色。这一次，在一个真正的福音派教会上宣讲我的理论，特别是不得不谈论同性恋等敏感问题的时候，我感到非常紧张。在走进教堂广阔的大厅舞台之前，我深深地吸了一口气。我想起了家乡的达米安神父，想象自己是在家乡凯尔伯根进行演讲。30 分钟之后，里克·沃伦拥抱我说："胜利完成任务！"（也许经历这一切之后，我可能会成为一名优秀的牧师。）美国国会在 2008 年投票，同意为总统防治艾滋病紧急救援计划提供 480 亿美元的资助，这真是一个好消息，这也是在总统竞选年中，两党罕见地达成共识。我出席了在白宫与乔治·W·布什总统的签字仪式，随后这项计划也在奥巴马总统的领导下继续进行。

不过，后来我们也遇到了几次严重的挫折。问题出现在了最早取得成就的国家，也许这并不奇怪：2005 年后乌干达艾滋病毒的新增感染率上升了，而在泰国，男同性恋和注射吸毒者的艾滋病毒感染率也在上升，这也许是因为这些国家拒绝接受减少伤害的方案，也可能来自所谓的毒品战争，因为这更像是在总理他信·西那瓦（Thaksin Shinawatra）统治下的针对吸毒者的战争。2007年，联合国艾滋病规划署根据来自泰国卫生部的数据，给泰国发了一张评分很差的记分卡。泰国卫生部具有出色的流行病学数据，北部清迈艾滋病规划署方案协调委员会的泰国代表强烈反对我们的评级。他通常是问责制和独立评估制的忠实捍卫者，但显然在不涉及自己国家的时候他才是如此。当然由于事实无可争辩，我没有改变泰国的评分。这仅仅是一个例子，联合国作为一个政府间的组织，在发布某一国家的报告时，数据的真实性掌控在各自国家的手中，在比较不同国家的表现时更是如此。

艾滋病仍然是一个全球性的问题，全世界每天都有新增的感染者。从辩证的角度来看，高收入国家的艾滋病问题显然远低于非洲这样的低收入地区，但是在采用抗逆转录病毒治疗后，预防艾滋病的预算下降了，在大多数的欧洲国家，新增感染数量却在逐渐增加，尤其在男同性恋中愈演愈烈。在英格兰，尽管通过国家卫生服务机构进行艾滋病毒检测和免费治疗的比率很高，但新感染的数量在10年内还是翻了一番，而且几乎全部都是男同性恋以及来自艾滋病流行地区的移民。美国部分地区仍然面临着严重的艾滋病流行问题。我是华盛顿特区的常客，但活动范围基本上只限于国会山、乔治城和杜邦环岛之间的三角地带，偶尔会在这个区域以外的朋友家吃饭。在2005年的某一天，我们机构驻华盛顿特区的成员迈克尔·伊斯科维茨告诉我，哥伦比亚特区的艾滋病毒感染率为5%，这里的艾滋病问题比大多数的西非国家还要严重，并且提醒我除了国会议员、官员、学者和白人活动家之外，我还应该拜见其他人。他带我去了距离霍华德大学不远的华盛顿非洲裔美国人的 Women's Collective（译者注：华盛顿一个非营利性的妇女保健机构，专门为妇女提供医疗、护理服务）。霎时我仿佛置身于另外一个国家。这是一个穷人群体，主要是感染艾滋病毒的黑人妇女，这个组织由帕特里夏·纳尔斯（Patricia Nalls）创立。她是一位勇敢的女性，将自己感染艾滋病毒的经历转变为积极的行动——有点像诺琳·卡利巴在乌干达所做的那样。女士们一个接一个地向我们讲述了遭到父母虐待的事情，暴力、强奸、吸毒、离异、饥饿和贫困的故事几乎每天都在发生。一位瘦小的 40 岁妇女，看起来像是 60 多岁的样子，向我展示了她剩下的脚趾——被大鼠咬掉的伤痕还历历在目，她告诉我现在她必须睡在公寓的帐篷里，才能免受大鼠咬伤。另一位女士展示了一个小塑料袋，就像每次人们用来放置任何带有液体的小器皿通过机场安检那样地小心翼翼，里面装着 3 颗小粒子弹，她说这是在她居住的那条街上一次暴徒们火拼之后留下来的。我无言以对，我想知道一个人究竟能忍受到何种程度。自从会见了大屠杀的幸存者，还有卢旺达种族灭绝后感染艾滋病毒的寡妇之后，我了解到人类生存和探索生命意义的能力尽管不是无限的，但却超乎想象。来自几个大洲的故事说明，我们应该不懈地努力来维持艾滋病的预防和治疗，而不是过早地欢呼取得的胜利。

虽然在全世界范围内对抗艾滋病方面的努力已经变得越来越积极，但在非洲南部，艾滋病已经开始高度流行，这意味着艾滋病毒的新增感染率也将随之极大地提高，出现大量的增新感染者。我仍然无法理解在艾滋病的流行方面，是何种因素使得非洲南部与非洲以及世界上其他地区如此不同，但不管怎么说我都确信非洲南部需要有一个特殊的应对措施，才能真正地控制住这种流行病。除了大量地访问南非之外，我还去了周围的几个小国，这些国家的艾滋病流行状况也同样糟糕。在莱索托这个内陆的小山区里，2005年就有31%的成年人感染了艾滋病毒，有些地区甚至超过了60%！人平均寿命是35岁，然而在没有艾滋病毒感染的地区预期寿命是65岁。尽管如此，国际社会仍然完全忽视了这个国家，殊不知这里已经成为大多数中国企业的血汗工厂。这个国家面临着前所未有的3重人道主义的危机，把贫困、营养不良和艾滋病结合在一起的3重危机。因此，随后我联合了来自印第安纳州的世界粮食计划署负责人吉姆·莫里斯（Jim Morris）和来自联合国儿童基金会的卡罗尔·贝拉米的力量，共同获得了国际的支持，同时也见证了在全国范围内开创性地实行挨家挨户检测艾滋病毒的活动，这样的方式是如何在实践中发挥其真正作用的。感染艾滋病毒的速度惊人的快，你甚至可以清晰地觉察到艾滋病的影响。一个又一个的社区居民（主要是女性）自发地组织起来，应对各自家庭中的艾滋病问题。他们对待这种疾病的态度是开放的，然而在安全套的问题上就不同了。相反，政府则采用了官僚化的解决方式来处理艾滋病危机。我同国王莱齐三世（Letsie Ⅲ）探讨过这个问题。这位国王担忧国民的生死，宣布艾滋病是一场全国性的灾难。有同样问题的是一个稍微富裕一点的内陆国家斯威士兰——遥想1977年时我从WHO接到的使命，要"消除性病"。2004年为止，斯威士兰是世界上艾滋病毒感染率最高的国家，42%的孕妇都感染了艾滋病毒，这是一个惊人的数字。斯威士兰的流行病已经"女性化"，超过55%的艾滋病毒感染者是妇女。由于艾滋病，人出生时的预期寿命已经降至32岁。在一份预警报告中，联合国开发计划署得出结论是：斯威士兰这个国家存在的持久性，受到了严重的威胁。这让人想起了中世纪的鼠疫。很难想象，在如今的时代病毒还可以产生这样的影响，但是在2005年，斯威士兰120万的总人口中（这已经在减少了）已经有大约7万名孤儿了，儿童担任一家之主的现象非常普遍。在曼巴特韦尼（Mambatfweni）村，我看到社区如何努力地保护这些儿童，免遭包括性虐待在内的各种迫害，并且尽力地支持他们留在原来的家庭住所，而不是送往孤儿院。令人印象深刻的是，在资源非常有限的情况下，社区没有等待外界的帮助，而是联合起来，尽管让他们活命的治疗药是来自于国际援助的。我曾与非洲的最后一位独裁君主姆斯瓦蒂三世（Mswati Ⅲ）几次会面，他曾要求依照古老的贞操传统，禁止18岁以下的女性发生性行为，但是随后却很快地迎娶了一位17岁的女孩作为他的第13任妻子。他的政策与自己的行为之间存在巨大的差距。鉴于新增艾滋病毒感染的速度持续居高不下，以及斯威士兰男性缺乏割礼，我想这里是进行大规模男性包皮环切手术运动的理想国家。

另外，尽管博茨瓦纳面临着同样令人生畏的艾滋病流行病，但是这里却似乎正在走向复苏之路。这要归功于总统费斯图斯·莫哈埃及其整个内阁的卓越领导，还有大量的管理完善的钻石矿资源和国际上的支持，尤其是来自于总统防治艾滋病紧急救援计划、盖茨基金会、默克和一些美国大学的支持。

然而，博茨瓦纳在预防新增感染方面就没有那么成功了，性和性别关系在这个国家仍然是非常敏感的问题。

* * *

自1980年首次发现艾滋病毒以来，我们就简单地希望疫苗或者一种治疗方法可以清除艾滋病毒，让艾滋病在某一天能够消失。然而我们没有那么幸运，艾滋病毒已经牢牢地嵌入到了人类细胞中，也紧紧地扎根在了人类社会里。我非常担忧，我们的投入是否能持久地坚持下去：谁会愿意支付数十年的治疗费用呢？当病毒对当前的药物产生抗药性时，我们会不会有新药呢？如何负担得起二线抗逆转录病毒药物?(由于对二线药物的需求增加,巴西的艾滋病药品预算已经翻了一番。)如何维持政治上的领导和组织上的领导?如何维持预防工作?如何终身坚持治疗和安全的性行为?等等。正如费斯图斯·莫哈埃总统在我们讨论男性割礼时所说的那样,我们为什么只强调对青春期的男孩和成年男性进行割礼,而不是更多地强调对新出生的男孩进行割礼,因为这会保护下一代吗?我喜欢他的长期观点,而且强调要同时着眼于眼前和长期。不幸的是,国际政策仍然局限于眼前,我认为这是错误的,会错失很多机会。

因此,在2003年,我启动了几个项目来思考艾滋病的长期发展轨迹,特别是现阶段我们应该做些什么来确保获得最佳的长期结果。由于撒哈拉以南非洲地区的艾滋病处于优先级别,我们率先从这里开始行动,与位于伦敦的壳牌集团预测部门合作,数百名感兴趣的非洲人士也参与其中。在茉莉亚·克利夫斯的领导下,2005年我们发表了一份名为"2025年非洲艾滋病的3种情景"的报告。这份报告清楚地表明,在非洲南部和东部,艾滋病造成的影响可能更加糟糕。报告提出,仅仅为艾滋病的治疗和预防投入更多的资源仍是不够的,支持性的政策和良好的管理对于艾滋病流行的影响同样至关重要。这没有革命性的观点,但在一个所有的注意力都集中在筹集资金的时代,这样的观点对于国家来说非常重要。2年后,我发起了一项名为"aids2031"的倡议(自1981年第一篇关于艾滋病的报道以来,2031年是第50个年头,也就是半个世纪)。这是由海蒂·拉森和斯特凡诺·贝尔托齐领导的,再一次涉及数百名艾滋病专家和其他人的一项努力。海蒂·拉森曾研究亚洲地区艾滋病的未来走向。事实证明,这比我预想的要困难得多,也许是因为我们每天都在应对预防和治疗艾滋病的危机。高度政治化的艾滋病环境也可能使人们不敢跳出思维定式,一些艾滋病机构的人担心,长远的考虑会影响眼前急须采取的行动。毫不奇怪，年轻人才是能够构思出最具创新性想法的群体，尤其在谷歌总部（谷歌位于加州山景城的总部）开展"aids2031"运动期间，就促成了詹纳（Jenna）、芭芭拉·布什（Barbara Bush）和约翰尼·多塞特（Johnny Dorset）共同创建全球健康部门。此时，他们仅仅20多岁。这一组织将美国与发展中国家的年轻人紧密地连接在一起，共同致力于全球的健康事业。

"aids2031"呼吁重新设计艾滋病的应对方案，针对世界各地多种多样的艾滋病流行的具体情况，进行精准化的设计，通过多种方式优化艾滋病的治疗方案。到2010年这份报告发表时，多个资助者和艾滋病项目已经采纳了报告中的大部分建议，现在问题的关键是对资源的持续的最佳利用和长期影响。多亏了特德罗斯·阿达诺姆·盖布雷耶苏斯（Tedros Adhanom Ghebreyesus）部长和阿格内斯·比纳吉（Agnes Binagwaho）等人开明的领导，埃塞俄比亚和卢旺达等国家精明地使用了艾滋病的专项资助，全面地加强了本国的健康体系，但大多数国家都严格地遵守了捐助国定下的规则，因而丢失了进行长久应对的机会。在金融危机时期，所有这些问题都成了关键，未来几年也将如此。

2008年7月，在我的任期临近结束之时，就在潘基文出席墨西哥城艾滋病国际会议之前，我组织撰写了传统的半年一次的联合国艾滋病规划署报告。第一次，我宣布艾滋病引发的死亡数，还有新增艾滋病毒感染数都大幅降低（苏联国家除外）。最终，我也成了传达好消息的那个人。

* * *

2008年11月30日，星期日中午，金沙萨恩吉利机场。在刚果年轻的总统约瑟夫·卡比拉（Joseph Kabila）的私人住宅，我刚刚和

411

他一起享用了非正式的早餐。我同他讨论了如何解决刚果东部普遍存在的性暴力和不断上升的艾滋病毒感染问题，那里仍然处于全面武装的冲突之中。我们在嘈杂而混乱的贵宾室里等待南非航空公司飞往约翰内斯堡的航班，我将在那里发表我作为联合国艾滋病规划署负责人的最后一次世界艾滋病日讲话，这也是姆贝基总统今年9月辞职以来我在南非的第一次讲话。然后我的黑莓手机震动了："皮奥特先生，联合国秘书长想和您谈谈。请您稍等。"潘基文感谢我在继任者的遴选过程所做的贡献（我的任期即将结束，联合国同级别职位的最长任期是10年，我已经超过了10年），他在接受采访时告诉我，米歇尔·西迪贝（Michel Sidibé）给他留下了很深刻的印象。电话信号非常差，机场休息室的噪音和音乐就像在玛同格的酒吧里一样大。但是整个过程中，我听到潘基文用他柔和的声音庄严地说："我决定任命西迪贝先生为联合国艾滋病规划署执行主任，2009年1月1日起生效。你能不能给他致电，确保你和西迪贝先生之间有个平稳地过渡？"我感到如释重负，联合国艾滋病规划署将受到可靠之人的领导。我立即给日内瓦的米歇尔打了电话，几乎是在刚果人群中大喊，用手机大声地说："我的朋友，恭喜！潘基文刚刚任命了你。"我们将在本周晚些时候在巴马科庆祝。（不久前我们就计划一起去米歇尔的家乡马里。）连接突然中断了。最后，在刚果——我的职业生涯起步的地方，画上了圆满的句号。

后　记

2008 年 12 月 26 日，我关上了已经空空荡荡的办公室门，最后一次走进 9 米高的禅宗似的联合国艾滋病规划署大楼玻璃大厅，穿行在巨大的玛丽·费舍尔（Mary Fisher）雕塑和悬浮岩之间。我会想念早上和警卫们打招呼的情景，想念与那些跟我奋斗多年的同事们简短交谈的情景，包括玛丽·奥迪莱、西尔维（Sylvie）、卡伦（Karen）、卡罗琳（Caroline）、安雅（Anja）、朱莉娅、朱利安、本、罗杰（Roger）和蒂姆（Tim）等人，这些年来，正是有他们在我身边，才让我时刻保持清醒。然后，我匆匆地走过走廊两旁发人深省的当代非洲艺术作品。几天后，继任者米歇尔·西迪贝将接任，继续领导联合国艾滋病规划署和全球艾滋病工作进入下一个阶段。就像他会以不同的方式摆放办公室里的家具一样，他也将以不同的方式进行沟通和管理，折射出吉姆·格兰特领导下的马里、法国和儿童基金会的丰富遗产。让我感到自豪的是，有时接班人计划也能在联合国发生。

离开有影响力的联合国讲坛，或是多边政治的恐怖区，我既没有失落，也没有感到放松。远离工作中的巨大权力和最舒适的支持，我也没有出现戒断反应（当我再一次遭遇无望的电脑故障时除外），无论是精神上还是实际的工作中，我已经为自己的离开准备了 1 年的时间。我必须承认，不再为世界上任何地方的艾滋病问题负责是一种很棒的感觉。走出门的那一刻，一切都结束了，我的脑海里充满了对未来的憧憬。在年底前，我将从日内瓦飞往纽约的哈莱姆区，开启我人生的新篇章。

12月，日内瓦召开了一次告别晚宴。我询问科菲·安南明年1月该做些什么。他的回答迅速而简短："睡觉！尽可能多地睡觉。当责任从肩上卸下来的时候，你才会感觉到自己有多累。"一如往常，他是对的。10年里，身体里的每一个细胞都在持续不断的缺少睡眠和倒时差，更不用提那些大多是虚惊一场的紧急情况所造成的无休止的压力了。我经常在早上醒来就开始想，不知道哪个政府会抱怨，哪个活动人士会发送愤怒的电子邮件攻击我，哪个捐助者会宣布对联合国艾滋病规划署的第n次评估，哪个联合国机构会抱怨联合国艾滋病规划署像独立的机构在运转，哪篇令人困惑或令人讨厌的报纸文章我得面对。就像政治职位一样，这些都是高难度的工作。其他人可能比我处理得更好，但我很少可以休息，即使是在休假期间，美国政府会计办公室或是记者也会见缝插针地认为这是展开另一项调查的最佳时机。工作占据了生活中太多的时间，我的家庭也为此付出了很高的代价，我深感遗憾。如果没有他们的包容和支持，我不可能成功。

这也是一份孤独的差事，我几乎没有可以倾诉的对象，也几乎没有人能够理解艾滋病的危害性，我从事工作的环境是多么的复杂，必须与之打交道的人的行为是多么的怪异。想象着向朋友和家人们解释我是如何度过这些日子的，这可不是一件容易的事，因为我经常是80/20法则的受害者，听起来我所做的一切就是参加会议，每天做3次演讲，睡在飞机上。我最喜欢做的就是说服人们采取行动对付艾滋病，并就如何在全球和每个国家推动艾滋病议程制定战略。这首先必须对每一次重要的会面进行充分准备，对文化和政治环境进行充分了解，对即将遇到之人的背景进行全面掌握，信息量远远大于艾滋病情况。我牢记在西雅图的实验室工作时，导师斯坦利·福尔科告诉我的，细菌是如何引起疾病的。我想象自己处于即将会面之人的位置。在制定政策时，试图了解人们的需求，这也是一项指导原则，这一原则在卫生政策方面做得还不够。

在联合国系统工作（这是一个大家庭，有多种多样的成员）往往并不容易。连同人道主义援助，还有最近的妇女问题一起，联合国艾滋病规划署是联合国最先尝试"一体化"的组织。多年来，我越来越怀疑目前联合国的协调治理是否能够有效地运作，尽管许多员工（如果不是大多数的话）都表示出了善意。实现联合国一体化的两个主要障碍包括，其一是单一机构的机构利益不同，即职业、政治影响、预算的不同；其二是成员国的不一致和不稳定，它们不仅有不同的、有时是相互排斥的利益，而且由于不同的联合国机构各自代表的国家部门不同，他们推动的议程也不同，因而缺乏内部的一致性。我对联合国协作的结论是，这是一个集体性的失败，国际社会要么支持一些大胆的合并和并购，因为要运行过多的机构成本过于昂贵，或者认为多元主义也是一种优势，只要运行有效和管理良好的机构就可以获得支持，其他的机构就得关门。在联合国系统之外建立新的机构来解决联合国的问题并不是解决办法，正如我努力使全球防治艾滋病、结核病和疟疾的基金会取得成功一样。

尽管有种种的不完美之处，但是作为联合国的一名高级官员，我有很大的特权，可以影响全球的议程，很少有职位可以如此——尤其是像我一样，来自比利时这样的小国。我还在联合国系统的各个层面上遇到了一群非凡的同事，他们思维敏锐、关爱他人，有时在联合国秘书长首席执行委员会极其严肃的闭门会议期间，我们也能玩得很开心。联合国艾滋病规划署还提供了一个独特的平台，使得全球或是个别国家的各种艾滋病相关人员齐聚一堂，推动议程发展。因此，我们的成就不在于联合国系统内部，而在于整个世界，这才是最重要的。我一直认为，我得到酬劳是为了改变对抗艾滋病的现状，如果在这个过程中，我还能做出贡献，让联合国系统更好地运作，那就更好了。却不是反过来——"手术很成功，患者却死了"。

我早年作为一名科学家兼冒险家的成长经历与领导一家联合国机构的体验有天壤之别，但我完全享受这两种不同的生活。这种转变是循序渐进的，需要多年的时间，我没有丢弃研究员的方法，而是努力补充外交、管理和政治技能。我的科学背景也给了我一些帮助，对分析新出现的科学信息对政策的潜在影响很有用。我有两个口头禅：一是把艾滋病作为一个全球性问题，而不是贫穷的非洲问题；二是把科学、政治和项目同步推进。没有政治支持的科学是没有影响力的，没有科学依据的政治决策是危险的，没有实施计划，人们也不会从中受益。然而，当我被任命为联合国艾滋病规划署负责人时，我必须学习工作所需要的一切，艾滋病的信息则除外。我在医学院作为一名积极分子的经历，可能和我实际接受的医学培训一样没有用处。在写下这本回忆录的时候，我突然意识到，在我生命中的不同时刻，我遇到了众多改变我命运的人。没有他们的建议和支持，我就无法正常地运转。

塑造了艾滋病应对的历史环境有多独特，艾滋病的经验是否适用于其他健康或社会问题？在千禧年之际，经济蓬勃发展，官方发展援助不断地增加，全球各地的"我们"这一代年轻人通过社交媒体而连接在一起，尽管发生了"9·11"事件，发生了伊拉克、阿富汗、科特迪瓦、索马里、车臣（Chechnya）等国的战争，但是相对来说，乐观主义是主流。

此外，艾滋病是特殊的，这在于它是全球性的疾病，感染的是通常不会死亡的年轻人群体，这摧毁了整个国家，而且往往与社会上不被接受的行为有关。这与在公共汽车上感染的流感或是饮用受污染的水而得了霍乱不同。这一反应的标志是艾滋病毒携带者社会角色的转变，这远远超出了传统医学的范畴。瑞典国际艾滋病协会的创始主席拉尔斯·O·卡林斯（Lars O. Kallings）曾经说过，艾滋病的独特特征和全球范围内的活动者广泛参与使艾滋病成为第一个后现代流行病。因此，也许艾滋病的发展历程在历史上是独一无二的。当然，类似埃博拉病毒病一样短暂而致命的流行病，和同样致命、但却引发长期疫情的艾滋病之间也没有可比性，即使埃博拉的故事能拍出更好的电影。

艾滋病是一个例外，在如何看待性行为方面、医患关系方面、健康作为一个全球政治问题方面、社区在卫生政策和规划中的作用方面、药品定价方面、国际发展援助方面，艾滋病都产生了更为广泛的影响。它是"全球健康"成为一项主要的多学科研究和实践的催化剂，并催生了将主要资源用于对抗除艾滋病之外的两种导致数百万人死亡的传统传染病——疟疾和肺结核，这是艾滋病运动主要的额外获利。

非传染性疾病——心血管疾病、糖尿病、癌症、精神健康是21世纪的流行病，在很大程度上，这些疾病的诱因是吸烟、不健康的食物、缺少锻炼，还有环境因素。对于这些疾病的应对可能会从艾滋病的经验中受益。有史以来第一次，威胁全人类生存的健康问题不是一种传染病，而是由于不当的生活方式或不当的社会组织造成的。要控制非传染性疾病，需要一个联合起来的政府和更多的资源，这将比目前防治艾滋病取得的成就更加艰难。

虽然我们取得了良好的进展，但是在可预见的未来，艾滋病还不会终结。直到今天，我仍然被一个问题困扰着：在过去，我本可以更早、更快地做些什么？至于未来，我非常担忧对艾滋病的应对、对艾滋病毒携带者的资助的可持续性问题。艾滋病可能会伴随我们几代人，保持高度的政治投入和大量的资助，这必须要重新考虑政治战略，与此同时，还应在最需要预防艾滋病的人群中提供科学的新产品，但这些人往往最无力支付费用。

在我短暂的生命中，人类和动物身上发现了许多种新的病原体，毫无疑问，新的流行病将继续出现，可能通过食物链，也可能通过动物。我们能预测未来这些新的和未知的病原体暴发吗？就流感而言，在某种程度上我们可以做到，但意外的确会发生，就像甲型H1N1流感在墨西哥出现一样，而不是像人们预期的那样出现在东亚。投资和完善实验室的基础设施及监测体系，还有培训世界各地的相关科学家是早期预警和行动的最低要求，但这还不够，因为在非常不确定新发现病毒的潜在传播能力时，就要做出艰难的社会决定。我们必须资助或改善在不确定时期的政治决策。路易斯·巴斯德（Louis Pasteur）说的或许是对的，他说："Messieurs, c'est les microbes qui auront le dernier mot."（法语，先生们，是微生物最后说了算），即使是在我们这个科学和技术空前发达的时代。

总而言之，艾滋病的历史就是不断地抗争，抗争因缺乏治疗、战败、偏见和制度障碍而引起的不可避免的死亡，解决在陌生领域的一个又一个难题。是世界各地大大小小的英雄、少数的反面人物，还有众多没有肩负起自己责任的人，造就了艾滋病曾经的局面，现在仍然如此。它激发出了人类行为中最美好又最丑恶的一面，帮助我探索自我，让我意识到自己的活力，还有脆弱。

国际援助从根本上是外交政策和对外贸易的延伸，这是一项铁血政策。然而，艾滋病的全球应对却是罕见的例外，向贫穷的国家长期提供终身的治疗足以说明这一点。这种全球应对受到世界各地人民的广泛运动和强烈的道德力量地推动。巴黎巴斯德研究所前所长菲利普·库里斯基（Philippe Kourilsky）也如是说。在这个联系日益紧密的大环境中，出于理性需要，这也许是全球利他主义最有力的例子。

致　谢

在本书的写作过程中，吕特·马歇尔（Ruth Marshall）全程一直耐心地和我密切合作，包括长达数小时的面对面地交流。此外，她的研究还纠正了我笔记的错误和记忆的缺陷。感谢夏洛蒂·希迪（Charlotte Sheedy）、安吉拉·冯·德·利普（Angela von der Lippe）和劳拉·罗曼（Laura Romain）对我的信任，带领我走过曲曲折折的出版之路。

如果没有海蒂无尽的爱、支持和鼓励，我不可能完成本书。

我要把思念和感激之情献给格蕾塔，感谢她多年来对我的爱、关怀和理解，也献给孩子们布拉姆和萨拉，感谢他们在不断出现的困难时刻仍表现得如此出色。有时，我生活中令人兴奋的进展，于他们而言就是巨大的动荡。

随着年龄的增长，我意识到我应该特别感谢父母，感谢他们让我接受了复兴教育，感谢他们为我提供了探索世界的空间，感谢他们一路以来给予我的支持，即便是在不理解或者不认同的情况下。当我遇到困难时，我的兄弟姐妹——维姆、波尔和利维，他们总是陪在我的身边。当然，我们也赞美生活。

那些无与伦比、启发人心的杰出人士不断地影响着我，是他们共同创造了历史，他们也是这本回忆录的主角。首先，我要向同事和朋友们表示深切的感谢，他们来自安特卫普热带医学研究所、扎伊尔出血热国际委员会、金沙萨的 SIDA 项目、内罗毕大学、华盛顿大学、马尼托巴大学、国际艾滋病协会、非洲艾滋病协会、WHO 全球艾滋病规划、联合国艾滋病规划署、联合国艾滋病毒 / 艾滋病联合规划署、比尔和梅林达盖茨基金会、博杜安国王基金会，还有伦敦卫生与热带医学学院。

金·福尔摩斯、斯担利·福尔科、保罗·扬森、米歇尔·卡瑞尔、杰瑞·弗里德兰、玛丽·拉加、马克·戴布尔和米歇尔·西迪贝是我生命中不同阶段的导师，离开了玛丽·奥迪尔·埃蒙德，我无法在复杂的政治环境中存活。

要感谢的人太多了，恐有遗漏，我要感谢朋友们和同事们的支持 (+ 表示此人已去世): Zackie Achmat, Michel Alary, Ashok Alexander, George Alleyne, Larry Altman, Roy Anderson, Kofi Annan, Louise Arbour, Dirk Avonts, Yvette Baeten, Bai Bagasao, Madhu Balla Nath, Ron Ballard, Stephen Becker, Frieda Behets, Paul Benkimoun, Seth Berkley, Stefano Bertozzi, Agnes Binagwaho, Bono, Tina Bonto, Ngali Bosenge (+), Caroline Bournique, Joel Breman, Mario Bronfmann, Richard Bruczinsky, Gro Harlem Brundtland, Françoise Brun-Vézinet, Jean-Baptiste Brunet, Bob Brunham, Piers Campbell, Lisa Carty, Andrew Cassel, Joe Cerrell, Suma Chakrabarti, James Chau, Julia Cleves (+), Hillary Rodham Clinton, Nathan Clumeck, Myron Cohen, Bob Colebunders, Awa Coll-Seck, Larry Corey, David Corkery, Sally Cowal, Alex Coutinho, Kathleen Cravero, Jim Curran, Achmat Dangor, Kevin De Cock, Paul DeLaey, Chris Elias, Brian Elliott, Hiro Endo, Gunilla Ernberg, Jose Esparza, Marika Fahlen, Anthony Fauci, Eric Favereau, Oscar Fernandes, Mary Fielder, Julian Fleet, Mark Foster, Skip Francis, Lieve Fransen, Louise Frechette, Geoff Garnett, Laurie Garrett, Bill Gates, Helene Gayle, Jacob Gayle, Tedros Adhanom Ghebreyesus, Geno

Gysebrechts, Eric Goosby, Robin Gorna, Anand Grover, Meskerem Grunitzky–Bekele, Geeta Rao Gupta, Yusuf Hamied, Robert Hecht, Rajat Gupta, Robert Hemmer, Sylvie Herda, David Heymann, Mark Heywood, Lennarth Hjelmaker, Richard Holbrooke (+), Susan Holck, Karen Horton, Richard Horton, Chieko Ikeda, Michael Iskowitz, Aikichi Iwamoto, Carol Jacobs, P. J. Janssens (+), Francoise Jenskens, Karl M. Johnson, Noerine Kaleeba, Lars Olof Kallings, Joseph Bila Kapita, Nils–Arne Kastberg, Elly Katabira, Michel Kazatchkine, Jim Kim, Michael Kirby, David Klatzmann, Philippe Kourilsky, Richard Krause, Mathilde Krim, Ulf Kristoffersson, Cristian Kroll, Jean–Louis Lamboray, Peter Lamptey, Debbie Landey, Joep Lange, Geert Laleman, Michel Lechat, Stephen Lewis, David Mabey, Kambala Magazani, Marina Mahathir, Adel Mahmoud, Mark Malloch Brown, Purnima Mane, Elisabeth Manipoud, Jonathan Mann (+), Tim Martineau, Arnaud Marty–Lavauzel (+), Marta Mauras, HRH Mathilde van Belgie, Souleyman M'boup, Frances McCaul, HRH Mette–Marit of Norway, Joe McCormick, Andre Meheus, Michael Merson, Ren Minghui, Sheila Mitchell, Hans Moerkerk, Sigrun Mogedal, Rob Moody, Stephen Morrison, Pol Moyaert (+), Pierre Mpele, Peter Mugyinye, Luwy Museyi, Warren Naamara, David Nabarro, Jeckoniah O. Ndinya–Achola, Ibrahim Ndoye, Peter Ndumbe, Elisabeth Ngugi, Anja Nietzsche, Herbert Nsanze, Nzila Nzilambi, Thoraya Obaid, Olusegun Obasanjo, Sam Okware, Mead Over, Stefaan Pattyn (+), Martine Peeters, Jean Pegozzi, Greta Peits, Jos Perriens, Joy Phumaphi, Ben Plumley, Frank Plummer, Carole Presern, Y. S. Quarashi, Tom Quinn, Mamphela Ramphele, Prasada Rao, Sujata Rao, Olivier Raynaud, Helen Rees, Mary Robinson, Carlos Rommel, Alan Ronald, Christine Rouzioux, Jean–

François Ruppol, Robin Ryder, Nafis Sadik, Roger Salla-N'tounga, Jorge Sampaio, Eric Sawyer, Jean-Louis Schiltz, Bernhard Schwartlander, Jim Sherry, Frika Iskander Shia, Werasit Sittitrai, Martina Smedberg, Papa Salif Sow, Paul Stoffels, Patty Stonesifer, Jonas Store, Jeff Sturchio, Tod Summers, Elhadj As Sy, Sandy Thurman, Yuki Takemoto, Daniel Tarantola, Masayoshi Tarui, Luc Tayard de Borms, Henri Taelman (+), Marleen Temmerman, Lucy Thompkins, Randy Tobias, Luis Ubinas, Guido Van der Groen, Eddy Van Dyck, Simon Van Nieuwenhove, Jens Van Roey, Stefano Vella, Jan Vielfont, Mechai Viravaidya, Paul Volberding, Jean-Paul Warmoes, Judith Wasserheit, Jonathan Weber, Alice Welbourne, Jack Whitescarver, Alan Whiteside, Ross Widy-Wirsky (+), Marijke Wijnroks, David Wilson, Per Wold-Olson, Jim Wolfonsohn, Tachi Yamada, Elias Zerhouni, Debrework Zewdie, and Winston Zulu (+).

2009年，我在福特基金会（Ford Foundation）担任驻纽约学者，而这本书的出版离不开福特基金会的资助。

中 国 科 学 技 术 出 版 社

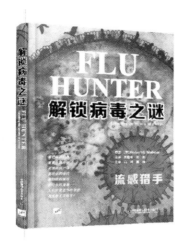

书　名：解锁病毒之谜

开　本：正16开，精装

原　著：[美] Robert G. Webster

主　译：孙业平　　刘　欢

主　审：高　峰　　高　福

定　价：98.00元

　　1918 年大流感无疑是迄今为止最具毁灭性的流感大流行，而罗伯特·G. 韦伯斯特博士毕生的工作就是找到其根源。韦伯斯特博士自 20 世纪 60 年代早期即开始他的研究，对数千只鸟类进行了艰苦的追踪和测试，最终从这些病毒宿主的身上找到了与人类流感大流行之间的联系。

　　一个多世纪过去了，作者以引人入胜的故事向读者展示了追寻致命病毒的缜密侦查过程，同时还介绍了不少令人着迷的科考工作，如从北极永久冻土中挖掘 1918 年大流感导致死亡的患者尸体，并采集含有病毒遗传物质的组织样本。

　　那么，全球流感大流行是否会再次发生？

　　答案或许正如韦伯斯特博士在书中所说的那样，"不仅仅是可能，而且只是时间问题。"